実践東洋医学

[第1巻 診断篇]

三浦於菟

東洋学術出版社

序

　本書は，あくまで東洋医学の考え方に立脚して，病気の見方・考え方をやさしく解説したものである。

　とかく医学は1つだと思い込みやすい。これは，明治より西洋医学的思考に慣らされたためであろう。たとえば学問的には動物であるが，社会的には魚と思われているクジラや，西洋画と日本画のように，世の中にはさまざまな見方・考え方がある。これは常識的とさえいえる。じつは，西洋医学と東洋医学も同様である。つまり，この両者は，まったく異なった医学体系である。東洋医学の存在理由はそのためといえる。

　幕末に，西洋医学が入ってきたとき，当時の漢方医たちは，まず漢方の考え方で西洋医学を理解しようとした。当時の漢方医にとって西洋医学の理論が難解であったことは想像に難くない。しかしそれでは非効率と気付き，すぐに西洋医学の考え方そのものを学習しようとした。日本で西洋医学が著しい発展を遂げたのは，よく知られるところである。西洋医学の考え方ではなく，東洋医学の考え方そのもので解説しようとしたのは，このためである。

　さて，たとえば「虚」という漢字をわれわれ日本人は，「うつろな」「むなしい」「よわよわしい」というふうに感じてしまう。故に虚証と聞くと，弱々しい人と思ってしまうのではないだろうか。本来はそういう意味ではなく，「あるべきものがなくなった」という意味である。漢字が出来てから数千年が経つうちに，漢字の意味が少しずつ変化しているからであろう。つまり，東洋医学理論が難しいと思う一つの理由は漢字にある。私たちはなまじ漢字を知っているが故に，漢字の意味を限定して考えていることに気づかない。

　そこで優しい言葉であったとしても，用語はその漢字の解説を施した。

また，症例をなるべく多く入れ，東洋医学的な病態理論・方剤の解説を心がけた。

　本書の出版にあたっては，新井悦子様をはじめ吉祥寺東方医院の職員の方々にたいへんお世話になった。心よりお礼を申し上げる。本書を父母，妻政子，清香，純香に捧げる。

　　　　　　　平成30年2月　そのなるをことほぐ日に　三浦於菟

本書を読むにあたって

　本書は，『実践東洋医学』全3巻シリーズの第1巻にあたる。本シリーズは，東洋医学の考え方にもとづく病気の見方・考え方を平易に解説したもので，チャート図や表を豊富に収載して視覚的に理解を助ける工夫をしたほか，適宜，症例を織り交ぜながら東洋医学の病態理論・方剤の解説を心がけた点に特長がある。

　第1巻では，まず東洋医学の特徴・診断方法について解説した後，主要症状（寒熱症状・発汗・疼痛・月経異常等）の診断について紹介する。

【記号・符号の意味】
† 　巻末の「用語解説」に解説がある用語を示す。
注　 注釈を示し，符号を記した節の最後に解説がある。
※　 注釈を示し，記号のすぐ近くに解説がある。
POINT　著者が特にポイントになると考えた箇所。
原文　古典の引用。
＊　医療用漢方製剤にない方剤を示す。巻末に組成を示している。

【第2巻の章立て】	【第3巻の章立て】
第1章　生理理論の基礎	第1章　臓腑理論
第2章　病態理論の基礎1	Ⅰ　臓腑総論
第3章　病態理論の基礎2	Ⅱ　各臓腑の生理と病態
第4章　治療理論	Ⅲ　臓腑合併病態
	第2章　傷寒と温病理論概説

目　次

序 …………………………………………………………………… i
本書を読むにあたって …………………………………………… iii

第1章　総論──東洋医学とはどのような医学なのか

1．東洋医学体系の特徴 …………………………………………… 3
　① 歴史的特徴 ……………………………………………………… 3
　② 理論体系の特徴 ………………………………………………… 8

2．東洋医学理論の特徴 …………………………………………… 16
　① 機能を重視する ………………………………………………… 17
　② 関連性を重視する ……………………………………………… 18
　③ 万物は移り変わり，循環している …………………………… 24

3．基本的病態──発病・邪と正気・虚実・証 ………………… 26
　① 発病の考え方と基本的病態像 ………………………………… 26
　② 病態の表現，証とはなにか──病気をどのように考えていくのか … 33

第2章　東洋医学の診断方法

1．診断の基礎 ……………………………………………………… 41
　① 診察方法 ………………………………………………………… 41

- ② 病とはなにか …………………………………………… 43
- ③ 証とはなにか …………………………………………… 45

2．四診の実際 …………………………………………… 52
A．自覚症状の把握 ── 問診について ………………… 52
B．身体状態の観察 ── 望・聞・切診について ……… 58
- ① 望診 ……………………………………………………… 59
- ② 聞診 ……………………………………………………… 72
- ③ 切診 ……………………………………………………… 75

3．舌診 …………………………………………………… 78
- ① 舌診の概要 ……………………………………………… 78
- ② 舌質の診断 ……………………………………………… 84
- ③ 舌苔の診断 ……………………………………………… 89

4．脈診 …………………………………………………… 100
- ① 脈診の方法 ……………………………………………… 100
- ② 正常な脈象 ……………………………………………… 104
- ③ 病的脈象 ………………………………………………… 108

第3章　主要症状の診断

Ⅰ　全身症状

1．寒熱症状 ……………………………………………… 129
- ① 寒症状と熱症状 ………………………………………… 129
- ② 寒熱症状の分類 ………………………………………… 133

2．発汗症状（汗証） …………………………………………… 143
1. 発汗の仕組みと病態 ……………………………………… 143
2. 病的発汗の病態 …………………………………………… 144

3．頭部顔面症状 …………………………………………………… 155
1. 眩暈と目昏 ………………………………………………… 155
2. 頭部・頭髪症状 …………………………………………… 158
3. 眼症状 ……………………………………………………… 159
4. 鼻症状 ……………………………………………………… 160
5. 耳症状 ……………………………………………………… 169
6. 咽頭口唇症状 ……………………………………………… 170
7. 歯と歯齦症状 ……………………………………………… 172

4．排便・排尿異常 ……………………………………………… 173

1．便秘
1. 便秘の基本病態 …………………………………………… 173
2. 便秘の各病態 ……………………………………………… 175

2．下痢
1. 下痢の基本的病態 ………………………………………… 183
2. 下痢の各病態 ……………………………………………… 186

3．排尿異常症状

5．胃腸症状 ………………………………………………………… 197
1. 食欲と味覚の異常 ………………………………………… 197
2. 悪心・嘔吐・噯気・吃逆 ………………………………… 201

③ 口燥・口渇と唾液異常 …………………… 206
④ 胸焼け …………………………………… 209

6．胸部症状 …………………………………… 210
① 咳嗽と痰 ………………………………… 210
② 動悸 ……………………………………… 210
③ 嗄声と失声 ……………………………… 217

7．睡眠異常 …………………………………… 219
① 不眠 ……………………………………… 219
② 嗜眠 ……………………………………… 238

II 疼痛症状

1．疼痛の基本病態 …………………………… 239
① 実証の疼痛 ……………………………… 240
② 虚証の疼痛 ……………………………… 243

2．重要疼痛の病態 …………………………… 248
① 胃痛（胃脘痛・心下痛）……………… 248
② 頭痛の病態と方剤 ……………………… 259
③ 痺証（痹証）…………………………… 279

3．各種疼痛の病態 …………………………… 293
① 胸痛 ……………………………………… 293
② 脇痛（季肋部痛）……………………… 294
③ 腹痛 ……………………………………… 295

- 4 身体全身痛 ………………………………………… 296
- 5 四肢痛 …………………………………………… 296
- 6 腰痛 ……………………………………………… 297

Ⅲ 月経異常

1．月経の生理 ……………………………………… 298
- 1 月経の問診 ……………………………………… 298
- 2 正常月経の生理 ………………………………… 299
- 3 月経周期の生体変化と治療原則 ……………… 302

2．月経異常の病態 ………………………………… 305
- 1 月経異常の基本的病態 ………………………… 305
- 2 月経痛 …………………………………………… 312
- 3 月経先期 ………………………………………… 318
- 4 月経後期 ………………………………………… 321
- 5 過多月経 ………………………………………… 326
- 6 過少月経 ………………………………………… 328
- 7 月経不定期 ……………………………………… 330

用語解説 ………………………………………………… 335
方剤の組成（医療用漢方製剤にないもの）………… 356
用語索引 ………………………………………………… 361
方剤索引 ………………………………………………… 371

column

- 中医学という言葉の意味するもの … 5
- わが国の伝統医学の名称について … 6
- 「物語能力をどう育てるか」
  という記事に寄せて ……… 11
- 西洋医学と医学用語 ……………… 13
- 「学」より「術」へ
  ―東洋医学の学習法……… 36
- 伝統的な診察方法 ………………… 42
- 弁証という言葉 …………………… 47
- 十問歌について …………………… 56
- 仮神の実例 ………………………… 62

- 「医は意なり」…………………… 62
- 脈診の習得 ……………………… 104
- 悪寒・さむけと冷え …………… 131
- ほてりとのぼせの違い ………… 133
- 盗汗という名称について ……… 149
- 西洋薬の睡眠薬と漢方薬 ……… 237
- 虚証疼痛の病理
  ―栄えざれば則ち痛むとは― 245
- 「痛」字の字義と「通」について … 247
- 更年期障害について …………… 312

第1章 総論——東洋医学とはどのような医学なのか

1 東洋医学体系の特徴

1 歴史的特徴

　周知のように東洋医学は中国で生まれ，それをわが国が受け入れ活用した医学である。中国大陸で発生した伝統医学（以後，中国医学）の歴史は古い。紀元前後には『黄帝内経』 注1 ，後漢代には薬物書『神農本草経』，発熱性疾患の治療書『傷寒論』，非発熱性疾患の治療書『金匱要略』などが記されたとされ，その成立は約2千年前に遡る。

　東洋医学は，これらの書物が基本・出発点となり，その不備を補いより深めるようにして発展してきた。たとえば『黄帝内経』に書かれている理論が東洋医学の根底をなす基本的理論であり，これに新たな考え方を加えて発展してきたのであるが，瘀血†を例にとれば，『黄帝内経』では畜血とあるのみで明瞭な説明はない。『傷寒論』『金匱要略』などで瘀血の名称と症状が登場し，後世になると出血も瘀血の症状であるという認識がみられるようになった。

　また，婦人の更年期障害に多用される加味逍遙散は，原典の『太平恵民和剤局方』では，血虚や陰虚による熱証がおもな治療病態であったが，清代になると気滞や脾虚も重要な治療病態として認識されていく。つまり，加味逍遙散の使用範囲が広がり適応病態がより詳細になったのである。

　このように東洋医学は古さを尊びつつも（尚古性），新しい知識や考え方を導入し知識が蓄積されて積み重なるようにして発展してきた。

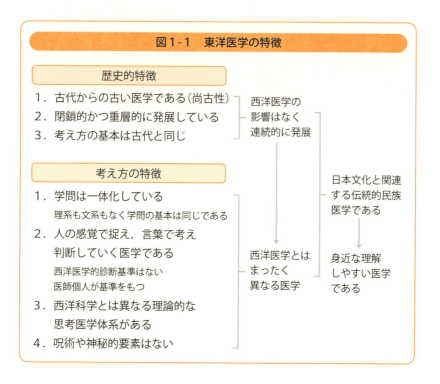

　また中国は，南にチベット，西にウイグル，北に蒙古と，周囲を異民族に囲まれた国である。当然これらの異民族とは交流があり，彼らから多くの漢方薬がもたらされた。柴胡・胡麻・胡椒など「胡」の字が付く生薬はその例といえる。ところが根本的な考え方は，ほとんど影響を受けることがなかった。

　西洋医学がわが国や中国大陸にもたらされたのは，16世紀のことであるが，西洋医学の考え方の影響を受けるのは，わが国では江戸時代中期，中国大陸では19世紀のことである。

　つまり東洋医学はほぼ2千年の長きにわたり，西洋医学や他の医学の影響を受けることなく，閉鎖的・連続的に発展してきた医学だといえる。換言すれば，基本的な考え方は古代と同じ医学体系であり，いわば古代

の医師と同じ考え方で討論が可能な医学というわけである。

　この中国医学がわが国に入った時期は古い。562年，舒明天皇の治世に，智聡（6世紀の渡来人）が医書を持参したとあるのが最も古い記録だといわれる。しかし実際はそれ以前から仏教とともにわが国に流入していたと推測される。いずれにしても古代から現代まで連綿として続く，古い医学体系であることに変わりはない。

> **注1** 『黄帝内経』：東洋医学理論の基本的理論が述べられている重要な書物。『素問』と『霊枢』の2部門から成る。『素問』とは医学の根本的な問題についての問答であり，『霊枢』とは人知でははかれない貴く重要なものという意味である。『素問』と『霊枢』は別の書物という学説もある。成立年代には諸説あるが，紀元前2世紀から紀元前後の間にあったいくつかの書物をまとめたものとされる。伝説上の皇帝（黄帝）と医師岐伯らとの問答で，生命観・疾病観・治療原則などが記されている。

column　中医学という言葉の意味するもの

　現在巷間，「中医学」あるいは「中医」という言葉が飛び交っている。一体中医学という言葉はなにを意味し，どう使用されているのだろうか。中医学あるいは中医という言葉が，中国伝統医学の略であることはいうまでもない。一見古くから使用されていたように思える。確かに1915年頃にその使用例はあるが，同時に古医学・漢医方・旧医学などの言葉も使用されていた。中華民国19年（1930），「中央国医館組織条例」によって国医と称することが決められている。じつは中医学という名称は，中華人民共和国（以後，共和国）成立（1949）以後に，共和国政府によって統一された言葉であり，古くからいわれていた言葉ではない。

　台湾（中華民国）では，筆者が台湾に留学した当時（1987～88年），先の国医，あるいは中国医学が使用されていた。

　最近，日本内経医学会の岩井祐泉先生から，中国人の日本思想研究者

である孫歌の書いた「漢方の哲学」という日本語の一文をいただいた 文1 。この文章は共和国での中国伝統医学の受診経験について書かれたものであるが，文中では，中国伝統医学のことを漢方医学，その医師のことを漢方医と訳して表記している。このように表記したのは，中医学と中医師は日本語ではなく中国語，つまり明らかに外国語として認識していたからであろう。

中医学という言葉は，西洋医学に対して中国伝統民族医学を指す用語として，共和国政府によって決められた名称である。つまり中医学とは本来，zhong yi xue と発音される中国語であり，われわれにとっては外国語だといえる。わが国の東洋医学あるいは漢方医学などに相当する言葉であり，日本語にはそもそも存在しなかった言葉で，医学をメディスンというが如しである。したがって，中医学という言葉を使用する場合には，その定義や内容を明確にする必要があろう。そして東洋医学や漢方医学とは，どう異なるのかをはっきりさせておくべきであろう。
（文献2を改変）

【文献】

文1 孫歌：漢方の哲学．図書10月号（通巻740号）：28-31, 2010

文2 三浦於菟：中医学のまぼろし―私は中医学派と呼ばれたくない―．漢方の臨床58（7）：1425-1429, 2011

column わが国の伝統医学の名称について

わが国の伝統医学の名称として，東洋医学・漢方医学以外にも，本朝医学・皇漢医学・和漢医学などが知られている。私の好みからすれば，天皇をいただくというわが国の国柄を表現している前二者，特に本朝医学がよいと思う。他文化の侵略を受けることなく，遙か縄文の昔よりわが国の伝統と文化は脈々と受け継がれているからである。しかし歴史的に長く使用されかつ人口に膾炙されているところからすれば，現時点では東洋医学が最もふさわしいと考えている。

秋葉も東洋医学という名称の使用開始時期と現在の使用実態から，わが国の伝統医学は東洋医学がよいと述べている 文1 。秋葉は，矢数道

明先生の文を引用し，明治25年（1892年）10月の帝国議会に提出した公文書に，西洋医学と対をなして東洋医学が使用されており，この言葉は当時から広く普及していたとしている。さらに漢方医学という名称は，現時点では鍼灸治療などを除外した医学のように受け取られるところからふさわしくないとしている。

　私もこの意見に全面的に賛成である。歴史的にみても，漢方医学は蘭方医学に対応する名称であり，東洋医学は明治時代の西洋医学に対する名称である。この2つには，時代背景から生み出された伝統医学への思い入れが反映されているからである。東洋医学という名称には，明治時代，伝統医学を凌駕すると思われた西洋医学に対抗して，日本の伝統医学の独自性と有用性の主張が込められているように思う。さらに，阿蘭陀という局所的な観点ではなく，全世界的な視野と誇りが感じられる。

　また漢語からみても，東洋医学がふさわしいといえる。1908年に書かれた陳援庵「医事批判・広東軍医学堂奏諮立案（医学衛生報）」という論文に，日本東洋医科を卒業した学士・山本三樹を招聘し，1905年に東医を教習したとある。時代からして当然だが，ここでの東洋医科・東医とは日本の西洋医学部や日本の西洋医学を指す。また中国語で東洋参とは日本産の人参，東洋鬼とは日本人の蔑称，東洋車は日本で発明された人力車を指す言葉である。

　このように，漢語の東洋は日本の意味であり，東洋医学とは日本の医学という意味となる。台湾を含めた中国という世界からみても，東洋医学という名称はわが国の伝統医学を意味する名称として違和感はなく，むしろわが国の民族の独自性と伝統性が感じられる名称といえはしないだろうか。

【文献】

文1　秋葉哲生：東洋医学会という歴史的名称を改名する動きに反対する―歴史を知らぬおぞましさ―．漢方の臨床58（2）：408-410, 2011

2 理論体系の特徴

学問の一体化

「良相たらずんば良医をなせ」という言葉が中国にはある。良い官僚になれなければ，医者になれという意味である。また貝原益軒は『養生訓』において，「医となるものはまず儒書を見，文義に通ずるべし」と述べている。かつての中国大陸や日本では，儒学が正統な学問であり，東洋医学も含めたすべての学問は，この儒学の考え方が土台となり成り立っていた。つまり，現在のように医学は理科系，哲学は文科系のように分かれておらず，学問は一体化していたのである。たとえば小青竜湯の名称は，水と東方を司る中国思想の神仙名に由来する。

ここで次のような疑問が生じよう。「儒学とは中国思想であり哲学なのだから，東洋医学も哲学なのか？」「東洋医学も哲学と同様に言葉で思考していくものなのか？」。その通りといえる。東洋医学とは，生命や病気の姿を，中国思想に基盤をもつ言葉で考えていこうという医学体系である。一体化しているとは，すべての学問の学術用語は共通しているということであり，どの分野の人とも対等に討論することが可能になるということでもある。

国を治めていくのが官僚だとすれば，人を治するのが医師である。「治」†とは調整してよい状態にするという意味で，その原理はともに同じというわけである。

理系も文系もなく，すべての学問は一体化しその基本は同じ。これが西洋医学にはみられない大きな特徴だといえる。しかしこのために，いわゆる科学的でない東洋医学独特の表現になってしまったことは否定できない。

感覚で捉え，言葉で考え判断していく医学

　患者の訴えを聞き，身体の異常症状を観察し，触れ，嗅ぎ，聞くなどの診察方法は西洋医学と同じである。しかし古代に萌芽した医学であるため，診察器具は使用されず，科学的検査も行われない。また西洋疫学のように，ある疾患を集計して集団的に考察することもあまりない。

　東洋医学の病態の判断基準は，上述のように古代の医書を基本にして，長年の経験の蓄積によって得られたものであり，その基準は言語で表現される。たとえば虚証（後述）とは，「元気がない状態であり，疲れやすい，症状は穏やか，さすられると気持よい」などの症状が出現する病態をいう。これは言語による人の性格評価，あるいは精神疾患の診断基準に類似している。つまり人の感覚で病気の状態を捉え，言葉で考え判断していく医学だといえる。

　疾病とは一人の個人が病むことであり，一人ひとり異なる状態が出現する。個別性がある疾病を正しく理解・把握するためには，現時点では言語による把握が最もふさわしいと思える。このことは疾病の基準を，各個人に置くことでもある。

　東洋医学の疾病把握の学習とは，たとえば虚証・熱証などのように疾病を把握するための言語（病態用語）の意味・内容を理解し，さらに実際の病人に当てはめる，つまり応用していくことである。言い換えれば，病態の状態を的確に把握し表現する言語力を磨いていくことともいえる。たとえば，胃が痛いという訴えに対し，これを体が弱い状態の胃痛（虚証の胃痛）と表現するためには，押して悪化するのか，空腹時にみられるのか，表情はどうかなどを把握してはじめて虚証の胃痛と表現することが可能となる。東洋医学の診断とは，いわば病人の東洋医学的物語を紡ぎ出していく作業といえるかもしれない。

　とはいえ，たとえば元気がないという基準は不明確であるように，言語による把握には，曖昧な要素がつきまとう。東洋医学の学習で最も難

しいのは，用語が曖昧であるがゆえに，病人に適応するということである。往々にして病態用語の理解が難しいという声を聞くが，用語は定義でありその理解は決して困難ではない。

　応用していくためには経験が必要となる。つまり診断の基準は，医師各自が経験によって構築していかねばならない。西洋医学は医学界全体が進歩する。しかし東洋医学は，西洋医学に比べ普遍性は低く，経験を積みながら，個人が進歩していく医学といえるかも知れない。

呪術や神秘的要素はない

　東洋医学の基本的理論書『黄帝内経』に「鬼神に拘わる者は，与に至徳を言うべからず」（『素問』五臓別論）」 原文 とある。至徳とは最上のものという意味で医学を指し，鬼神とは呪術や祈祷を指す。つまり体系的な医学理論を信じないで，呪術療法に頼っては治る病気も治らないという考え方である。

　これから理解できるように，東洋医学では呪術的要素を排除し，論理的かつ体系的に疾患を考えており，実証的態度を取ってきたといえる。しかし神頼みも人の常である。じつは理論的医学のほかに，漢民族には古くから道教医学があり，人びとの要求に応えてきたのも事実である。つまり中国伝統医学には，本書で解説しているような理論的・体系的な儒教系医学と道教系医学 注2 の2つの医学が存在する。

column 「物語能力をどう育てるか」という記事に寄せて

『週間医学界新聞』(2011年12月5日号)に,「物語能力をどう育てるか」という特集記事が掲載されていた。その内容は,患者の個別性や価値観などがある病いの背景を,対話を通して探り,患者の物語を紡ぎ出すことで全人的な診療を行うべきだという提案であった。

この考え方は,科学的根拠を過度に優先する近年の医療の反省から生まれたものだという。これまでのやり方では,患者を正しく理解したことにはならず,今後は患者個人を基準とした医療が必要だとの考え方であろう。この視点は,とりもなおさず東洋医学の視点であり,古くから行われてきたものである。東洋医学のよさが再認識されつつあるといえる。

本紙では,物語能力を高めるためには,物語を認識できる感受性を高め,想像力を働かせ,適切な筋書きを描く力が必要とある。これはそのまま東洋医学でも必要な能力だといえる。当然ながら,物語を紡ぎ出すためには,表現する言葉と表現力が必要となる。表現する言葉がなければ,物語を形づくることができないからである。

だとすれば東洋医学に携わるものとして,単に症状だけで疾病を把握するのではなく,東洋医学的表現を学び,各患者個人の東洋医学的物語を紡ぎ出していくべきであろう。またこの東洋医学的な物語は,西洋医学にも貢献していく可能性が高い。もちろんそれが和語でも漢語でもかまわないと思う。巷間,漢語の2字や4字表現は,わが国の東洋医学ではふさわしくないという意見もあると聞く。中医学では,弁証と称し,ある証に無理に当てはめようとする傾向もみられる。しかし重要なことは,患者各自で異なる状態や背景を,いかに体系的に整理・把握し表現すべきかということであろう。いかに表現するかに苦心してきた先達に学ぶことの大切さが,ここにあるのではないだろうか。

もの(物)とは,この世に存在すると考えられるすべての意味である。科学だけでは捉えられないものを,語り表現していく。その大切さが今,求められている。

(三浦於菟:「物語能力をどう育てるか」という記事によせて.漢方の臨床59 (1) 通巻689号:82-83, 2012)

第1章　総論——東洋医学とはどのような医学なのか

> **原文** 凡治病必察其下，適其脈，観其志意与其病也。拘於鬼神者，不可与言至徳。……病不信治者，病必不治。（『素問』五臓別論）
> 　大意：疾病を治療するには，大小便（下）や脈，精神状態（志意）脈を観察すべきである。迷って鬼神を信じていれば，医学理論を信じることはできない。そうすれば病気は治癒しないだろう。
>
> **注2** 中国大陸では共産党の指導によって道教は否定されたが，現在では復活しつつある。現在の台湾（中華民国）では道教は盛んに信仰されている。道教医学とは，祈祷・占術・祭祀などによって不老長寿・現世利益をはかるものである。気功などは本来，道教系医学に近い医学である。道教医学の詳細は吉元昭治著『道教と不老長寿の医学』（平河出版社，1989）に詳しく述べられている。

民族伝統医学である

　世界各地では，現在でもさまざまな民族伝統医学が行われている。アジアだけでも，チベット医学・蒙古医学・韓医学・ジャムー医学（インドネシア）・アーユルベーダ医学・ユーナーニー医学などがある。これらの医学の特徴は，各民族の文化と深く結びついていることにあろう。たとえば，インドのアーユルベーダ医学はヒンズー教，ユーナーニー医学はイスラム教を基盤としており，世界観の相違が医学を分けている。民族伝統医学は各民族の文化によって育まれてきたといえそうである。

　東洋医学もこの例にもれず，千年以上の長きにわたり，わが国で普遍的に実践され，支持されてきた民族伝統医学である。それゆえに，日本人の自然観や生命観・疾病観などに影響を与え，日本文化と深く結びついてきた。血気にはやる・元気・精力的・失神などの日常用語や，屠蘇散・端午の節句の菖蒲湯・夏越しの祓えなどの民族行事などにその影響をみることができる。

　わが国の民族伝統医学，これが東洋医学の最も大きな特徴である。つまりわが国の文化の一部を形成してきた医学，いわば自分たち自身の身

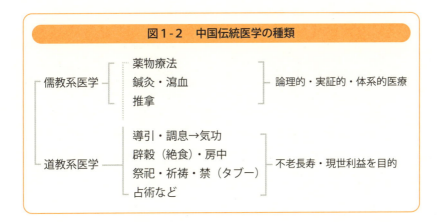

近な医学であり，理解しやすい医学ともいえる。それゆえに東洋医学を理解することは，病人の行動や考え方を理解するうえで大いに助けとなる。単なる医療技術の枠を超え，この観点に立つとき，はじめて東洋医学の真の理解が得られよう。

　東洋医学は他の学問と一体化し，閉鎖的に純粋培養されて発展してきた。その思考パターンは古代から連続して息づいており，西洋科学とはまったく異なる理論体系をもった論理的な医学である。そして日本人の思いを吸い込んできた民族伝統医学だといえる。

> **column　西洋医学と医学用語**
>
> 　東洋医学の考え方に，理論的裏づけがあるのかという疑問をお持ちの方もおられよう。東洋医学独特の表現に，違和感，あるいは拒否反応を抱かれる方もいるかも知れない。重ねていうが，東洋医学の理論体系は西洋医学とはまったく異なることを，頭に入れておいていただきたい。なぜなら，西洋医学的な知識がある方ほど，東洋医学で使われる言葉に惑わされやすいと思えるからである。

なぜこのような現象が起こったのだろうか。その原因の1つは，西洋医学導入に由来する。西洋医学が入ってきた当時，西洋医学を学ぶにあたり利用したのは，漢方医学と漢学の知識であった。
　まず，東洋医学の用語を西洋医学の器官の名称や病名，症候に借用した。これには五臓の名称をはじめ，癲癇・鬱病・感冒・白内障・痛風などの東洋医学の病名，健忘・失禁・咳嗽・黄疸・痰などのような症候名がある。症候名では麻疹・癰・癤・疥癬などの皮膚科の病名に多くみられるようである。これは皮膚病が視覚的なものだったからであろう。その他に月経・精神・外科・内科などがある。巷間使用される「平熱」も立派な漢方医学用語である。
　さらに神経・代謝・分泌・動脈のように，翻訳にあたり漢字を使用して新たな言葉をつくり出した。そして腺・膵・腱のように新たな造字も行われている。
　このように西洋医学を外国語のみで学ぶのではなく，漢字という自国語を利用し創意工夫することで学んでいったのである。西洋医学が急速に普及したのは，漢方医学と漢学の知識があったからこそだといえる。明治時代に世界的な発見が相次いだのも，自国語で学び考えていたからではないだろうか。自分たちの言葉であるがゆえに理解が深まり，新たな理論展開，発展が可能になったといえはしないだろうか。外国語だけで深く考えることはできないからである。
　一方，漢方医学用語を西洋医学の概念に借用したために，混乱を生じているのも事実である。東洋医学の血は，血液とまったく同じではない。肝といっても，西洋医学とはその機能が異なっている。東洋医学の鬱は西洋の鬱病の意味ではないなど，西洋医学と同じ表現であっても，その意味が同じとは限らないものが多い。
　とかく医学は1つと思いがちである。ちょうど女性と男性，日本画と西洋画のように，見方や考え方が異なれば，そこには異なる世界が出現してくる。繰り返しになるが，同じ医学とはいえその理論体系は異質であることをよく理解していただきたい。
　考えてみて欲しい。漢方医学の知識だけで，西洋医学を理解し学習することが可能だったであろうか。否である。同様に西洋医学の知識だけで，東洋医学を学習し臨床に応用することが可能だろうか。やはり否であろう。先達が純粋に西洋医学に取り組んだように，純粋に東洋医学に

取り組み格闘することが，上達の王道であり早道だといえる。
　ちなみに，東洋医学用語や生薬・方剤名は，基本的には習慣的に漢字の音読み，つまり中国語由来の読み方となる。たとえば血は「ケツ」と発音し，「ち」と言わない。「ち」とは訓，つまり和語だからである。女神散も「ニョシンサン」と発音し，「めがみさん」と言わない。生姜は「ショウキョウ」，蜂蜜は「ホウミツ」という（ミツは音であり訓ではない）。また五臓の名称はすべて音読みである。

医学用語の由来

1. 東洋医学の用語を借用
    - 臓腑名──心・肺・脾・肝・腎・膀胱・大腸・小腸・脳など
    - 病名──癲癇・淋病・赤痢・感冒・痛風・鬱・麻疹・白内障・癰・癤・疥癬・丹毒・脚気など
    - 症候名──健忘・失禁・悪寒・湿疹・咳嗽・下痢・嘔吐・結代・痰・黄疸・便秘・失神など
    - その他──処方・頓服・月経・精神・外科・内科・小児・平熱など
2. 造字──腺・膵・膣・腱など
3. 造語──神経・代謝・分泌・動脈・血管・蛋白など

第1章　総論——東洋医学とはどのような医学なのか

2 | 東洋医学理論の特徴

　先に東洋医学は，西洋医学とはまったく異なる医学体系であると書いた。とはいえ，いくら異なるといってもなかなか理解しづらいのも事実であろう。とかくわれわれは，医学は1つだと思い込みやすいからである。前述したように，東洋医学は西洋医学とは異なる考え方をする医学であることをまず強調しておきたい。怪しい・胡散臭い・非科学的などの東洋医学のイメージも，異なる医学であるがゆえに出てきたものである。むしろこのイメージは，東洋医学の実体を表現しているようにも感じる。そこで本章では具体的な東洋医学の考え方を大まかに述べておきたい。

　その考え方をわかりやすくするために，酒（アルコール）にたとえて考えてみよう。酒には，どれだけ飲めば酔うという万人に共通の基準はなく，各個人にしても一定ではない。立派な体格の若者が下戸であったり，華奢な女性が上戸だったりする。各個人においても季節や年齢，体調，「こころ」のありよう，その場の雰囲気などによって左右されることも多い。なぜか酔えないときもある。そして飲むときには，アルコールと自分とのバランスを，さまざまな角度・要素から考えるのではないだろうか。

　こうした考えは，じつは東洋医学と通じるものがある。西洋医学のように万人に共通の指標があるわけではない。あくまで個人を中心にして，いろいろな関連のなかで考えていく，これこそがまさに東洋医学の全体観であり，バランス（関連性）であり，個人重視の医学である。そして酔った酔わないは，あくまで個人の感覚が基準となるように，各個

2．東洋医学理論の特徴

```
図1-3　東洋医学理論の特徴

1．機能を重視する
2．関連性を重視する
  1）生体内の関連
      ①各臓器同士の関連性を重視する
      ②「こころ」と体の関連性を重視する
      ③診断への応用──局所より全身の病態
        を考えていく
  2）社会との関連
  3）自然現象の影響を考える
      ①自然現象は疾病の原因（病因）や
        悪化要因となる
      ②病態の説明に自然現象を使用する
3．万物は移り変わり，循環していると考える
```
}まとまりをもったものとして全体的に考える

　人の状態をもとにして考えることも，東洋医学の特徴の1つとなる。そこで東洋医学理論の特徴について考えてみたい。
　その特徴は，①機能を重視する，②関連性を重視する，③万物は移り変わり変化するという3つにまとめることができよう。東洋医学の考え方の特徴を一言で言い表せば，まとまりをもったものとして全体的に考えるということになろう。

1　機能を重視する

　中国清代の唐宗海（1846-1897）は，西洋医学と中国医学を比較しこのように述べている。「西洋医師は解剖で，人の背面前面左右を詳しくみる。……（しかし）その形を知るのみで，その気を知らない。そのため解剖してもそれは死体の形のみである。どうして生きている人の気化

をみることができようか(『中西匯通医経精義』注3 人身陰陽)。気とは生命活動であり，気化†とは体内物質の活動変化のことで代謝に相当する言葉である。つまり唐宗海は，物体である死体をいくら解剖しても，生命のダイナミックな機能や活動は正しく捉えることができず，本当に人の生命を知ったことにはならないと言っているわけである。医学が生きている人間を扱う以上，その活動や機能を重視することが重要だという指摘である。

　西洋医学が機能を軽視しているわけではないが，科学的に証明されたものだけを尊重しているように思える。生命の機能面と物質面（肉体面）を対等に扱い，生きている人間を総合的に把握するところから医学を出発させ，さらに目に見えない機能面を治療にまで結びつけたところに，東洋医学の優れた特徴があろう。この考え方は，気の思想・精神という用語に象徴的に現れており，古代に行われていた解剖が軽視されるようになった理由につながっていく。

> 注3 『中西匯通医経精義』という書名は，西洋と中国の両医学を参照してまとめた医学書という意味である。西洋医学の理論で中国医学を解釈した書物であるが，重点は中国医学に置かれている。

2 関連性を重視する

　会社がうまく運営されるためには，各部署が互いに連絡を取りあい，協力しあうことが重要となる。機能重視という考え方は，関連性の重視に結びついていく。同様に東洋医学では，各臓器同士，「こころ」と臓器，生体と自然や社会などは，互いに影響を及ぼしあい，関連しあう存在だと考えている。言い換えれば，万物は単独で存在することはあり得ず，つながりを持ちながら存在しているという考え方になろう。

生体内の関連

各臓器の関連性：互いの臓器が関連しあいながら生命は営まれていく。そのため，ある臓器が病めば，その影響は他の臓器に及ぶ。会社内で，ある部署の働きが悪化して，他の部署にも影響を及ぼすようなものである。疾病は，一つの臓器だけの問題としてではなく，臓器全体の問題として考え把握していく。

これは，ある症状の原因は一つの特定の臓器だけにあるのではなく，いろいろな臓器が関連しているので，常に体全体を考慮せよということでもある。会社の無駄遣いの原因は経理課だけでなく，他の課にもあるというわけである。たとえば胃痛は胃だけの問題ではない。月経痛といっても子宮だけが悪いのではない。

具体例をあげてみよう。通常，咳嗽は肺の疾患である。東洋医学でも基本的にはそう考える。しかし肺以外の不調によっても咳嗽は悪化する。たとえば，消化機能が低下すると咳嗽と痰が悪化することが知られている。これは，消化機能の低下のために，水分が吸収されず肺に溜まったためだという考えである。そのため止咳剤と同時に六君子湯などの消化機能を高める薬剤を配合して治療する。

また高齢になると息切れがするが，これは肺の病態だけでなく，腎に宿る根本的生命力が低下（腎虚）したためと考え，八味地黄丸などの薬剤が処方される。このように常に全身状態を考慮した病態把握が必要になる。

各臓腑が関連しあうためには，互いがつながっている必要がある。このルートを**経絡**[†]とよぶ。経絡とは，生体内の通信網や流通網，交通網に相当し，経絡によって各臓器は連絡しあい，影響を及ぼしあっていると考えられている。経絡の想定は，関連性の理論的裏づけであり，東洋医学理論の優れた特徴だといえる。ただ経絡の詳細は多岐にわたるため，本書では扱わない。成書を参照されたい。

「こころ」と体の関連：「こころ」が脳にあることは西洋医学では常識である。しかし東洋医学では「こころ」は各臓器に存在すると考える。「こころ」の局在論である。たとえば消化器（脾という）には「やろうという思い（意という）」が，腎には「やるという決意（志という）」がそれぞれ宿っているとする。他の感情，たとえば怒りや驚きは肝，悲しみは肺に宿っていると考えている。肉体が考え，行動を起こし，悩み・悲しみ・怒るというわけである。そのため臓器の異常は「こころ」に，「こころ」の異常は臓器にそれぞれ影響を及ぼすようになる。これは西洋医学の心身医学とまったく同じ考え方である。

たとえば，会社の仕事がうまくいかず思い悩み，下痢となった過敏性腸症候群の場合，東洋医学では次のように解釈する。消化器（脾）には，意（思いや考え）の「こころ」が存在するため，思い悩むと，意を宿す消化器の働きに影響し消化器は不調となり下痢となるという具合である。非科学的なようだが，日常的には自然な考え方ともいえよう。

診断への応用：全体が関連しつながりあっていることは，ある局所の状態から他の状態がわかることでもある。洗濯物でその家の家族構成がわかるようなものだ。これが舌診や脈診に代表される診断方法の基本的な考え方である。つまり舌診や脈診は，循環動態など特定臓器の状態だけを判断するためではなく，体全体の状態を判断するために行うのである。舌や脈，さらに体表の異常症状は，体内の病態がそこに映し出されたものと考えるわけである。これを「病の応は体表に現る」[注4]という。ひとひらの落ち葉から秋の到来を感じる（一葉落ちて天下の秋を知る†）ようなものである。

たとえばカゼの引き始めには，浮脈[注5]がみられる。逆に浮脈であれば，カゼになり始めていると判断される。脈が遅ければ（遅脈），体が寒い状態にある（寒証）と考える。紅色の舌であれば，舌の炎症ではなく，体が熱を帯びた状態（熱証），舌に割れ目（裂紋）があったり乾燥していれば，体も乾燥状態にあると考えていく。

このように局所の異常から全身の病態を把握し考えていく，疾病を局所的ではなく，常に全体的・全身的に捉え考えていこうという態度も重要な特徴である。

> 注4 **病の応は体表に現る**：応とは刺激を受け止めて反応することであり，体表に現れた症状は体内疾病の反映であるという意味である。
> 注5 **浮脈**：指を脈上に置くように触れると強く拍動を感じるが，強く押さえると拍動が弱く感じられるような脈象。109頁参照。

社会との関連

人間は社会的な動物である。常に社会の影響を受けている存在であり，社会からの影響を防止し，生体を正常に保とうとする仕組みが体内に存在すると考えるのは，ごく自然な認識といえよう。その仕組みは，生体をスムーズに動かそうというものであり，これは生体内を気がスムーズにめぐることで得られるとされる。もしこの仕組みが不調となったり，あるいは強度な圧力が生体にかかると，生体はスムーズに動かなくなる，つまり気のめぐりが低下する。不況のために社員の働きが鈍るようなものである。ここでいう気とは，生体がスムーズに働くことの比喩的表現と考えていただきたい。

気をめぐらせることで社会からの圧力を防ぎ，防止できないと気のめぐりが低下することが多い（これを気滞あるいは気鬱という）。つまり精神的ストレスは気滞を引き起こすのである。これが東洋医学の基本的な考え方となる。たとえば不安などで出現する咽喉頭異常感症は気滞によって引き起こされると考え，治療には半夏厚朴湯が用いられる。

逆に虚弱体質などで生体がスムーズに動かないと，社会からの圧力に抵抗できない状態も出現する。胃腸虚弱者が精神的ストレスで下痢となるなどはその例である。

自然現象の影響を考える

『黄帝内経』には，次のように書かれている。「人は四季の作用を受けて活動している。ゆえに自然界の変化にしたがって生きることが大切である」(『素問』四気調神大論 原文)。生体は自然の中で生きており，寒さ・暑さ・湿気・乾燥などの自然現象の影響を受ける存在であることは，日常的によく経験しよう。この事実に着目し，東洋医学では，寒さ熱さ・湿気などの自然現象を疾患の原因としたり，悪化・誘発要因としたり，また疾病の病態表現として利用してきた。自然とは人に大きな影響を与える存在だと考え，自然現象を病因・病態理論のなかに取り入れてきたのである。このように自然の影響を重視し医学理論を構築してきたところが，一つの特徴となる。具体的には次の2つである。

自然現象は病因や悪化要因となる：先の『黄帝内経』の条文のように，自然現象に対応してこそ健康が維持され，うまく対応できないと，疾病の病因や悪化・誘発要因となる。

たとえば冬季の感冒は寒さが，熱中症は夏季の暑さがそれぞれ生体を襲ったために発病したもの，つまり寒さや熱さを病因と考えるわけである。また雨で古傷が痛むといった表現のように，雨天時に頭や関節，傷口などが痛むことから，雨天が疾病の病因や悪化要因となると考えていく（発病の詳細は病気の起こり方〈27頁〉を参照）。

病態の説明に自然現象を利用する（図1-4）：疾病とは生体内の不正常な変化である。自然もまたさまざまに変化している。東洋医学では疾病のある変化つまり一部の病態を，自然現象の言葉を借りて表現している。熱い・寒い・乾燥・湿気などである。これは，生体内では自然の変化と同様の変化が起こるという東洋思想の考え方にもとづく。つまり生体を含め万物の変化の原理原則は同じであり，そのために同じ言葉で表現することが可能だという考え方である。これを端的に表した言葉が，人体は小宇宙という言葉である。

2. 東洋医学理論の特徴

> **図1-4　自然現象を病態表現に利用する**
>
> 万物（自然現象など）と生体の動きの原理原則は同じ
> ↓
> 同じ言葉で疾病状態を表現することが可能
> ↓
> 生体の病態の説明に自然現象を利用
>
> 〔代表方剤〕
> - **熱証**──生体内が熱い病態　　…黄連解毒湯
> - **寒証**──生体内が寒い病態　　…当帰四逆加呉茱萸生姜湯
> - **痰飲**──水が流れず停滞した病態　…五苓散
> - **燥証**──乾燥した病態　　　　…麦門冬湯（肺）
> - **風証**──体表や体内に風が吹いて
> 　　　　　いるような病態　　　…釣藤散
> 　＊症状：痙攣・震顫・めまい・瘙痒感など

　具体例をあげてみよう。夏季と同様に，生体内が熱くなったと考える状態を**熱証**という。体が熱く感じる，冷たい刺激で気持ちがよい，熱さで悪化するなどの症状がみられる。逆に冬季のように体が冷えた状態を**寒証**という。冷たく感じる，寒さで悪化し温めると緩和するなどがその症状となる。逆にいえば，これの症状がみられる状態を寒証や熱証とよぶ。

　また水が流れず停滞した状態を**痰飲**とよび，水分の停滞を連想させる症状がみられる。浮腫・濡れ雑巾のように体が重くなる・鼻汁・肺からの痰などである。

　少し理解しづらいものに**風証**がある。症状としては痙攣や震顫，めまいなどが現れるが，これらの症状が風に吹かれたようなところからの類推である。その他に皮膚乾燥症のように，生体内が乾燥した状態を**燥証**という。

これらのうち，特に重要かつ基本となるのが寒証と熱証である。「寒さ暑さも彼岸まで」という慣用句や，「今日は寒いですね」などといった時候の挨拶からわかるように，寒さや暑さ（温かさ）は自然現象の代表であり象徴であるからだ。

治療とは生体内の異状変化を正常化することである。当然のことながら，治療方法には，自然現象の言葉が使用される。**清熱法**（熱を冷ます），**除湿法**（湿気を除く），**温法**，**祛風法**（風を除く）などである。

> **原文** 陰陽四時者，万物之終始也。死生之本也。逆之則災害生。従之則苛疾不起。（陰陽四時なる者は，万物の終始なり。死生の本なり。これに逆らえば則ち災害生じ，これに従えば則ち苛疾起こらず）『素問』四気調神大論。「万物の終始，死生の本」とは，四季の変化（陰陽四時）は万物の成長衰死の根本であるということ。

❸ 万物は移り変わり，循環している

生命を含めた万物は流転している。一日も四季も星々もそして人生も，動き変化を繰り返している。これは，私たちにはなじみ深い感覚であろう。その原理は次のようなものである。「生まれ→盛んになり→衰退し→また生まれる」である。このように万物は循環を繰り返しているのである。

生体もまた同様であり，生体内物質は変化し循環することで，生命は維持されると考えている。これは近代西洋医学と類似した考え方であろう。たとえば，飲食物は消化器から吸収されて生命力がつくられ，不要物は尿や便となり排泄される。また血液や体液は体内を循環しており，この循環が滞ると疾病が引き起こされるなどの考え方である。血液の停滞を**瘀血**，体液の停滞を**痰飲**という。

疾患もまた万物と同様に変化する。この考えから東洋医学の病態把握

2．東洋医学理論の特徴

（これを証〈しょう〉〈45頁〉という）は，変化することが前提となっている。たとえば感冒の場合，初期では悪寒や関節筋肉痛などの体表面の症状がみられ，肺に移れば咳嗽や痰が，胃腸に移れば食欲不振や下痢・便秘などが出現する。そしてこれらの病態の変化に応じて，治療方法も異なる。

　生体やその異常である疾病を含め，万物は移り変わり変化し，そして循環している。これもまた東洋医学理論の特徴である。

　以上，見てきたように，世の中のすべてのものは，単独で存在することはあり得ず，つながりを持ちながら動き変化していく存在である。これが東洋医学理論の根底をなす考え方である。つまり，万物を全体的に一つのものとして捉え考えようというもので，これを**整体観**†という。

　とはいえ，東洋医学も西洋医学と同様に，病気の部位・病因・病態・病期などのように，病気を分析して病気の姿を明確にしていくことに変わりはない。明確になった病気の姿を**証**という。ここでいう全体的とは，あることを他とは関係のないものとして単独に取り出さず，常に全体のなかで，つながりのある，まとまりを持ったものとして考えていこうという態度である。病気を持った人間としてトータルに考え診療しようというもので，これは現在の全人的医療の考え方にほかならない。現代西洋医学では，生体臓器が詳細に解明され過ぎ，かえって全体を理解しにくいと感じることがある。これはこのような全体観がないためかも知れない。

　それでは，このような考え方が成り立つ理論的根拠はなんなのだろうか。それは，人間も含めた万物は同じものから成り立ち，その運動変化の原理原則は同じだと考えたところにある。万物を成り立たせているものを**気**とよぶ。万物は同じ気から構成され，同じ法則で動いているため，この世の中のすべては同じ言葉・同じ考え方で説明することが可能になったのである。

第1章　総論──東洋医学とはどのような医学なのか

3 基本的病態
──発病・邪と正気・虚実・証

　当然のことであるが，医学とは病気を治療する学問である。治療するためには，どのようにして病気が起こったのか，その結果体はどのような状態になったのかを解明する必要がある。これはすべての医学に共通する視点であろう。そこで，ここでは基本的かつ重要な発病の仕組み，病態について述べておきたい。

1　発病の考え方と基本的病態像

　厳寒の冬，半ズボンで走り回る子供たちを見ると，その溢れるような生命力に感心する。もし筆者のようなおじさんがあんな格好をしたら，たちまちカゼを引いてしまうだろう。そのときに「なぜカゼを引いたの？」と聞かれれば，「寒さをはね返す抵抗力がないからね」と答えるのが日常的な会話だろう。では「なぜ子供はカゼを引かないの？」と問われれば，「子供は元気 注6 だから」と答えよう。

　そうはいっても，子供も冬の海に入ればたちまちカゼを引く。いくら元気でも，それを上回る強い寒さには勝てないからである。じつはこれが東洋医学の発病の考え方そのものなのである。

> 注6 **元気**：本来は東洋医学の用語で，生命のはじめの気（生命力），生体を形づくる根源的大もとの気（生命力）という意味である。

病気の起こり方

　東洋医学ではどのようにして病気が起こると考えているのだろうか。「病気をもたらすものの存在」を想定するのは，西洋医学と同じである。この存在，いうなれば健康を害し疾病を引き起こす有害なものを，東洋医学ではまとめて邪(じゃ)とよぶ。

　体が弱い人がよくカゼを引くように，生命力や抵抗力が低下すれば，病気になりやすいことも日常的によく経験する。東洋医学では，生命力や抵抗力のことを正気(せいき)†とよぶ。正とは秩序を回復させるという意味で，正気とは体内の状態を健康に保とうとする働きをいう。俗にいう元気である。

　東洋医学では，発病の仕組みをこの邪（有害物）と正気（生命力・抵抗力）の2つの要因から考えていく。つまり発病の仕組みには次の2つがある（図1-5）。

(1) 邪（有害物）の力が正気より勝っている場合

　邪をはね返す力がなく，正気が邪に負けた場合である。この状態を実証(じっしょう)という。実証とは有害物である邪が体に存在し，身体の働きを妨げている状態である。実とは詰まっているという意味である。

　さらに邪による発病には次の2つがある。

図1-5　発病の仕組み

邪（有害物）＜正気（生命力・抵抗力）──→ 発病せず
邪（有害物）＞正気（生命力・抵抗力）──→ 発病＝実証あるいは実証＋虚証
正気（生命力・抵抗力）不足　　　　　　──→ 発病＝虚証

①正気が低下していない場合

これは，元気な子供が冬の海に落水してカゼを引くように，正気が正常であっても，これに勝る邪が存在するために発病するもので，邪が強い場合である。会社自体の収入はあるのに，天災で会社が赤字になるような場合である。生命力はあるのに発病する状態であり，**実証**だけの病態だといえる。

②正気が低下している場合

生命力・抵抗力（正気）が低下しているために，健康ならばはね返せた邪に負けてしまった場合である。虚弱者がちょっとした寒さで感冒になるのがこの例である。正気の低下は**虚証**といわれ（後述），虚証と実証が同時に存在する状態の発病である。これを**虚実錯雑証**（実証＋虚証）という。錯雑とは入り交じるという意味である。

ここで注意が必要なのは，邪は相対的なものだという点である。寒さも健康であればカゼとはならない，つまり邪にならない。しかし同じ温度の寒さでも，体が虚弱だとカゼを引き起こす，つまり邪となる。このように正気より強ければ邪となる。邪となるかならないかは，その人次第というわけである。

（2）生命力・抵抗力（正気）が弱まった場合

これを**正気不足**あるいは**正気の低下**などという。これは高齢者や虚弱体質者のように，体の働きが弱くなったための発病であり，有害物である邪がなくて発病する状態である。これを**虚証**[†]という。虚とは，失われたという意味である。

このように邪（有害物）と正気（生命力・抵抗力）という2つの要因から，発病の仕組みを大きく捉えるところが，東洋医学の基本的な考え方だ。そして正気の低下を，病因の1つとして重要視しているところも特徴だといえよう。これは会社経営を，社員の能力や資金力という内部事情と会社を取り巻く社会的要因の2つから考えていくようなものである。

この邪と正気不足の考え方は，疾患の基本的な病態を説明する際にも使用されるが，それが**虚証**と**実証**である。原則として疾患には，必ず虚証か実証，あるいは虚証＋実証（虚実錯雑証）の3つのうちいずれかがみられる。実際の臨床では虚実錯雑証が多い。虚実の考え方は，基本的治療や養生原則とも関連するが，これについては本文を参照されたい。

邪と正気，実証と虚証

ここまで見てきたように，東洋医学の発病さらに基本的病態は，邪と正気不足という2つの考え方によって展開していく。この2つの考え方は，東洋医学の重要かつ最も基本的なものである。そこで，もう少し見ておきたい。

(1) 邪・実証について

なにが病気を引き起こす邪になると考えたのか。おもなものは以下の2つである。
　①自然界の現象——風・寒・熱（暑）・湿・燥
　②体内に発生した有害産物

すでに述べたように，寒さ・熱さ・乾燥・湿気など，そのときの自然界の気候で人体が影響を受け，不調となることはよく経験するところである。

さらに西洋医学の腫瘍などのように，有害物は体内にも発生すると考えている。これには，血の滞り（**瘀血**[†]）や水分の停滞（**痰飲**），消化不良物質（**食積**[†]）などがある。

しかし寒くて大人は感冒になっても，感冒にならない子供がいるように，同じ寒さでも邪にならない場合がある。あくまで病気になったときにはじめて邪とよばれるわけである。

このように邪によって発病した場合を実証ということはすでに述べ

た。実証とは邪が体の内外に取り付いた状態をいうが，現代のわが国の東洋医学界ではやや異なる表現をすることもある。

　これらの考え方は，非科学的なように感じるかもしれないが，あながちそうともいえない。

　感冒を例に取って両医学を比較してみよう（図1-6）。西洋医学では寒さによって，抵抗力が低下し，生体内のウイルスが増加して感冒になると考え，ウイルスを感冒の原因と考える。これに対し東洋医学では，寒さに体がさらされたときに，もし抵抗力（正気）が低下していれば，寒さを跳ね返せず感冒となるが，抵抗力（正気）が充実していれば，寒さを跳ね返し感冒とはならないと考える。感冒を起こすきっかけが寒さだったという事実にもとづき，寒さを病気の原因と考えたのである。ウイルスの存在を除けば，東洋医学は西洋医学と基本的には大きな相違はない。ウイルスの発見はつい最近のことであり，歴史的制約からすれば止むを得ないといえよう。

　また関節リウマチを取り上げると，西洋医学では関節リウマチは自己免疫疾患とされるが，寒さや湿気で関節痛が悪化することはよく経験する。つまり自然現象によって疼痛が誘発されるわけである。東洋医学ではこの事実に注目し，誘発する寒さや湿気などを病因と考えたのである。感冒と同様に抵抗力（正気）が低下すれば，寒さなどの自然現象を跳ね返すことができず，関節リウマチが発症したり悪化したりする。つまりこの正気の低下もまた病因の1つと考えていく。

　それでは，がんのように体内に出現した病気の場合はどうであろうか。西洋医学では，がんの原因はいまだ不明であるがなんらかの不調によって出現するのであろう。これは他の病気も同じことである。この考え方は東洋医学でも同じである。血や体液のめぐりの停滞（瘀血や痰飲）は，なんらかの体内の不調によって二次的に出現すると考えているからである。たとえば，消化機能が低下し体液の吸収が不良となり体液が停滞するなどである。

3．基本的病態──発病・邪と正気・虚実・証

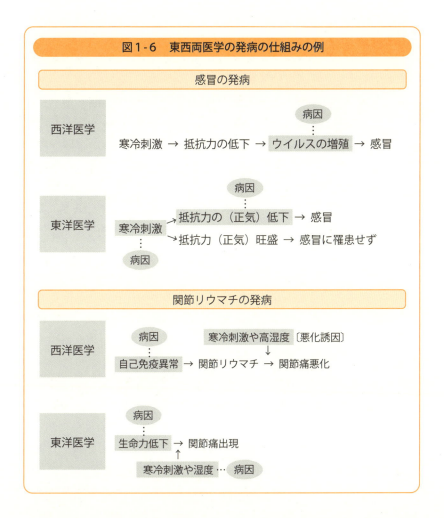

(2) 正気・正気不足・虚証について

　正気とは生命力・抵抗力であり俗にいう元気のことである。そこでまず元気とはなにかから考えてみたい。「元気とは健康のこと」では，廉価な辞書の説明のようだが，一応，元気とは，生命力が充実し病気を起こ

さない抵抗力のある状態であるといえよう。

　それでは生命とはなんだろうか。「生体」という言葉があるように，生命とは肉体という物質が動き機能している状態にほかならない。これが生きていることである。だとすれば，元気とは，肉体と機能が充実し，肉体が活発に働き機能できる状態といってもよいであろう。つまり生命とは，肉体と機能という2つの要素から成り立っており，この2つから生命現象や疾病を理解・把握することが重要かつ基本となる。これは洋の東西，古今を問わず同じであろう。

　東洋医学では，この2つの要素のうち，肉体を血（けつ），機能を気（き）とよぶ。機能とは，生体を活動させる力であり，エネルギーと言い換えてもよい。この目に見えない力を気とよぶ。気の存在を想定し，かつ重視して治療に応用していくところに，東洋医学の1つの特徴をみることができる。

　血とは滋養，つまり水分＋栄養分をいう。西洋医学では，体液と血液中の栄養分にほぼ相当する。当たり前のことであるが，滋養分は飲食物から得られ，これによって身体はつくられていく。血は身体を形づくるものであり，ここから血は身体の代名詞として使用される。

　腹が減っては戦（いくさ）はできないように，機能（気）も物質（血）がなければ力を発揮できない。働かなければ食べられないように，機能（気）し働くことで物質も得られていく。つまり気と血は相互に依存関係にあり，頼り頼られ，相手があってこそ自分の働きが可能となるのである。

　正気（生命力・抵抗力）は，気（機能）と血（滋養）から成り立つとし，生命をこの2つの要素，2方面から考えていくところが東洋医学の基本的な考え方であり特徴である。

　したがって，正気の不足，つまり虚証の具体的な内容は次の3つとなる。

　①機能（気）の低下：気の力が不足した状態，体のパワー不足や馬力の低下状態で，これを**気虚**（ききょ）という。会社でいえば社員の働きが悪い状態である。

②滋養分（血）の不足：血が不足・消耗し体が養われない状態で、これを**血虚**†という。会社の運営資金が乏しい、設備が不良などの状態である。

③上記の①と②が混在する状態：気虚＋血虚の状態で**気血両虚**とよぶ。

俗にいう元気がない状態を、機能の低下（気虚）あるいは滋養分の低下（血虚）に分けて把握するところが東洋医学の大きな特徴である。会社の営業不振の原因を、社員の行動力低下（気虚）か資金力低下（血虚）かに分けて考えるようなものである。

会社で働きのない部門の予算は削られよう。逆に少ない予算では、うまく活動できず、ますます働きが悪くなる。このように、機能の低下（気虚）は滋養分の消耗（血虚）を招き、血虚は気虚をよび起こす。両者は相互に関連しているのである。

2 病態の表現、証とはなにか ──病気をどのように考えていくのか

証とは：東洋医学では、患者の訴え（自覚症状）と身体に現れた異常（他覚症状）にもとづいて、病気の姿を明らかにしていく。科学的検査や器具を使用せず、聞く・見る・触る・嗅ぐなどの五感を判断材料とし、虚証・実証などの東洋医学独自の病態観に照らし合わせて、病気の実体を言葉を用いて解明していくのである。

いうなれば、ある人の生き方や人となりを、評価するようなものである。そのためには、価値観や評価基準などが必要になる。東洋医学の病態観とは、この価値観や評価基準のようなものだといえる。現代医学からすれば非科学的であるが、古代に発芽したという東洋医学の時代的制約のため仕方のないことといえよう。

東洋医学的考え方にもとづいて明らかになった病気の姿を**証**とよぶ。証とははっきりわかるという意味であり、東洋医学的な病気の実体、東

洋医学的疾病認識ということである。また処方はこの証にもとづき決定されるため、漢方薬の適応状態を明らかにしたものだともいえる。

　ここで注意すべきは、証は固定的ではないことだ。証は自覚症状と他覚症状から求められるからである。自他覚症状は、病気の進行とともに変化していくため、変化に合わせて証も変化していくことになる。つまり証とは、診察した時点における東洋医学的疾病認識だといえる。このことは、各個人のその時々の状態にあった治療へとつながり、結果としてきめ細かい個別的な医療が可能になっていく。

　それでは具体的な証の内容とはなんだろうか。たとえば患者さんから「どんな病気ですか？」と尋ねられたとしよう。そのとき、「なにによって（病因）、どこが（病位）、どうなっており（病態）、今はこのような時期です（病期）」と説明すれば、一応納得するだろう。これが証の内容となる。ただ、「なぜこの病気になったの？」という問いには答えられないケースも多いが……。これはきわめて科学的アプローチといえないだろうか。

　証の曖昧さ：東洋医学には、傷寒理論・温（瘟）病理論・一貫堂医学・陰陽五行理論・虚実理論・臓腑理論など、さまざまな理論がある。これらは、あくまで病気の実体を明らかにしていくための考え方を提供するものであり、きわめて実用性の高いものである。

　しかしこれらの理論や学術用語の表現は漢語であり、西洋科学になじんだものには非常に難解に感じられよう。序でも述べたように、本書では理解を容易にするための、やさしい解説を心がけている。漢字に親しみ、かつ東洋思想的文化基板をもつ日本人にとって、必ずや理解できるものである。

　また東洋医学の考え方は、なにかすっきりしない・曖昧だ・胡散臭いなどと感じる方も多い。これは西洋医学とは異なる医学体系であることがおもな原因であるが、それ以外にも証のもつ曖昧さも理由の1つであろう。

3．基本的病態——発病・邪と正気・虚実・証

たとえば「ちょっと頭痛がする」などのように，診断の根拠となる症状自体が曖昧であったり，激しい痛みは実証とするように，診断基準自体も曖昧なものになっているからである。つまり曖昧なものから導き出された証は曖昧なものとならざるを得ない。

東洋医学は，曖昧さを包み込む形で成立している。これは古くに萌芽した東洋医学のもつ宿命である。しかし曖昧だから非科学的で有効性はないといえるだろうか。そもそも，ちょっと痛い，頭がボーッとするなど人間の訴えは曖昧なものであり，数値化や記号化することはなかなか難しい。たとえ数値化や基準化をしても，基準に該当しない状態ははじかれてしまい，結果として個人重視とはならない。

つまり，「虚証とはだるい状態をいう」などのように，大雑把にしておいたほうが，個人の状態をそのまま包み込み受け入れることができ，個人を重視した医療と多くの疾病への対応が可能になっていく。これこそ東洋医学の優れているところといえよう。

曖昧な体からの情報を，そのまま受け入れ，判断処理し治療に結びつけていく能力を高めるのが東洋医学の学習であり，東洋医学理論とはこのためのものである。そしてこれを可能にする素晴らしい能力が，人類には具わっていると思う。東洋医学の曖昧さは，その有効性を否定するものではない。東洋医学を有効に活用するためには，東洋医学の考え方を純粋に深く学習し，さらに経験を積み重ねることが必要である。医学界全体が進歩する西洋医学に対し，各個人が進歩していくのが東洋医学の宿命かも知れない。

もちろん科学的研究も必要である。筆者自身，瘀血や花粉症，感冒の研究などで科学的手法を用いて研究している。その結果，臨床に結びつく新しい知見が判明したことも多い。科学的研究とは，東洋医学の新たな有用性を高めるためのものであり，西洋医学界に認知させるためのものではない。そして科学的研究の成果だけに依存し治療していては，東洋医学の全般的な診療能力の向上は望めない。

以上のように，東洋医学には理論的な展開があり，独自の体系を成していることをぜひ理解していただきたい。

> ### column 「学」より「術」へ──東洋医学の学習法
>
> よく東洋医学は「術」，西洋医学は「学」だといわれる。ある人は，この術を強調し，ある人はこの術を科学的研究によって万人に納得できる学にまで高め，ひいては学習しやすくしようと考えている。では東洋医学を学ぶわれわれは，この問題をどのように考えていくべきであろうか。
>
> 東洋医学の学習方法は，語学のそれと似ているというのが，私の考えである。すなわち「まず字を覚える→文を読め・話せる→文を書ける」というのが，語学の学習過程であろう。東洋医学も同様に，「まず東洋医学語（術語）→種々の考え方→臨床・応用」のごとく学んでいくべきであろう。
>
> 語学の学習で一番難しいのは，最後の作文である。医学の学習でも，これは同じであり，最後の臨床応用，つまりこの患者がどのような病態であるのか見極め治療することが最も難しいものになる。じつはここそが，西洋医学より術的要素が強いと思われる理由であろう。東洋医学は言葉から成立している学問体系であり，そのために経験がより必要となるからである。なおこのことは東洋医学の欠点ではなく，特性と考えるべきであろう。
>
> それでは東洋医学を身に付けるためには，ただ経験を積みさえすればよいのであろうか。そうではないことは，語学の学習を考えれば理解できよう。まず言葉と文法を学んでいくことが，語学の学習の基本だからである。つまり東洋医学といえども，その体系はきちんと辻褄があったもの，つまり1つの学問となっている。したがって臨床応用のためには，まず東洋医学の言葉と理論を理解し覚えることが，その基礎であり重要となる。そして「男の子をなぜ Boy というのだ」などと一つひとつ疑問を挟んでは前に進まないように，まず素直に覚えこむことが大切であろう。

「学より術へ」，これが正しい東洋医学の学習方法であると私には思われるのだが，いかがであろうか。
(三浦於菟：学より術へ－東洋医学の学習法－．医道の日本 第550号：5, 1990を改変)

第2章　東洋医学の診断方法

1 診断の基礎

1 診察方法

　東洋医学における診断方法（診察）は，西洋医学とそれほど変わらない。患者の訴えを聞き（**問診**），全身の状態（他覚所見・身体症状）を観察することが診察方法だからである。診察の診とは「すみずみまでよく観察する」ことであり，察とは「細かく見分け考えて明らかにする」という意味である。断とは「判断する」ことである。つまり診察・診断とはよく観察し判断することにほかならない。

　全身の観察は，患者の全身や局所を見る（**望診**†），患者の発する音を聞き，臭いを嗅ぐ（ともに**聞診**†），患者に触れる（**切診**†）などで行われる。この問診・望診・聞診・切診の4つの方法を**四診**という。

　四診とは医師が五感によって身体の異常を観察するものであり，西洋医学を含めたすべての医学診察の基本といえる。ただし東洋医学は古い医学体系であるため，血液検査やレントゲン検査などの科学的検査が行われない。その欠点を補うために，詳細な問診と観察が行われるのである。特に**脈診・舌診・腹診**は重要な客観的判断材料となる。その他に，患者の既往歴・発病時や悪化時の自然現象や生活環境なども重要な判断材料になるが，これらは問診のなかに含めている。

　四診の結果得られた情報から，東洋医学理論にもとづき病気の姿（病態）が考えられていく。これは診察と検査データから疾病を考えていく西洋医学と同じである。

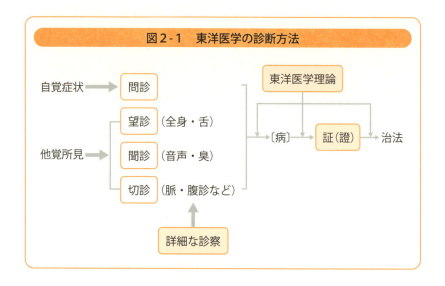

図2-1　東洋医学の診断方法

column 伝統的な診察方法

　現在の漢方専門医師は西洋医学のやり方にならい，問診から始めることが多いようである。しかし，中国大陸や台湾の留学経験からすると，まず脈診を行い，脈診をしながら問診を行い，最後に舌診を行うという順番で診察することが多い。脈診から始めるのが伝統的な方法だといえる。患者も心得ていて，漢方医の前に座ると訴える前にすぐに手を差し出し脈を診てもらう。中国語では，脈を診ることを診察するの意味で使用するが，これはそうした理由からである。

　脈診から始める理由は，脈診は非常に微妙なものであり，訴えの影響を防ぐためではないかと筆者は思っている。たとえばイライラを訴えたとすると，イライラは気滞のために起こることが多く，弦脈になることが多い。これが先入観となり，弦脈と感じることが多くなってしまうことを防止するというわけである。

　西洋医学では，診察室に入ったときから診察が始まるといわれるが，東洋医学でもこれは同じである。

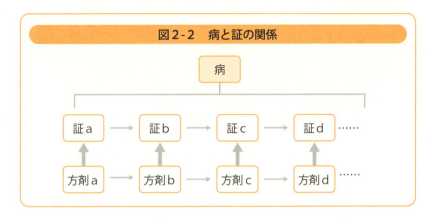

図2-2　病と証の関係

　東洋医学の病態には病と証の2つがある。まず病が，ついで証が判断されるが，病は判断されないことも多い。病と証とは，「どのような病気ですか？」という問いに対し，「東洋医学では，こんな病気と考えます」という答えに相当するものである。

　治療方法は，この病と証，さらに個々の症状が加味されて決定される。つまり，いろいろな症状を総括して治療が決められるのであり，その結果，ある症状にはたくさんの治療方法が存在することになる。「頭痛に鎮痛剤」といったように単純な方法ではなく，西洋医学に比べより細かい薬物の使い分けが必要となる。四診の具体的な方法と内容は章を改めて述べる。

2　病とはなにか

　病とは，ある疾患の大まかな分類であり，西洋医学の病名や症候群に近いものである。たとえば，感冒・眩暈†（めまい）・中風（脳血管障害）・消渇†（糖尿病など）などであり，その多くは主要症状か，あるいはその疾病の特徴から決められている。後述するように，証が一時期の疾病の姿であるのに対し，病は全過程中変わらない。疾病の最も重要な問題

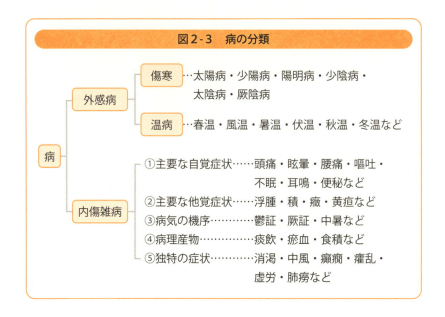

点を表したものであり，治療の最終目的・大目標を示したものともいえる。

西洋医学の病名が病理観察や検査データなどにもとづくのに対し，東洋医学の病は臨床的な症状を詳細に観察することによって名づけられるものである。病とは，歴代の医学書の大分類であり，「○○門」などと記載されるものがこの病に相当する。また病は○○証と表現されることもある。

医学書によって病の分類は異なるが，大きくはまず発熱性疾患である**外感病**†と非発熱性疾患の**内傷雑病**†に分けられる。外感病はさらに**傷寒**†と**温（瘟）病**に分けられる。周知のように，傷寒はさらに太陽病・陽明病・少陽病・太陰病・少陰病・厥陰病に分けられる。また温病はさらに春温・風温・暑温・伏温・秋温・冬温などに分類される。

内傷雑病は，以下のような基準によって病が命名されている。これらのうち，①と②の主要症状を病とする場合が多い。

①自覚された主要症状によるもの……頭痛・眩暈・腰痛・嘔吐・不眠・

耳鳴り・便秘など
②体に現れた主要症状によるもの……浮腫・積や癥（腫瘍）・黄疸など
③病気の機序によるもの……鬱証・厥証・中暑（熱中症）など
④病理産物によるもの……痰飲・瘀血・食積など
⑤独特の症状によるもの……消渇（糖尿病など）・中風（脳血管障害）・癲癇・癨乱（食中毒など）・虚労（慢性疲労）・肺癆（肺結核など）など

3 証とはなにか

証 注1 については成書によってさまざまな説明がされているが、じつはそれほど難しくはない。証とは「はっきりとわかる」ということであり、東洋医学の考え方を用いて、不明瞭な疾病の状態を明らかにしたものにほかならない。証とは、診察時点の東洋医学的疾病認識であり、東洋医学の病気の姿・実体のことである。

方剤を決めていくためには、この証が基本であり出発点となる。そのため証とは、漢方方剤の適応状態を明確にしたものともいえる。したがって、わが国で使用される「葛根湯証」の証とは、「葛根湯の使用で治療可能な病態」という意味になり、疾病認識の1つの表現であり、証の定義と矛盾するものではない。

証の具体的内容（図2-4）

では、証の具体的な内容とはなんだろうか。換言すれば、なにが明らかになれば、病気の状態が明確になったといえるのだろうか。ここで、患者やその家族に病気の説明をする場合を考えていただきたい。たとえば肺炎であれば、「あなたの病気は、肺炎球菌の感染が病気の原因で、病気の場所は肺であり、肺が炎症を起こしており、今は病気の極期である」というように説明すれば、病気の姿を説明したことになる。

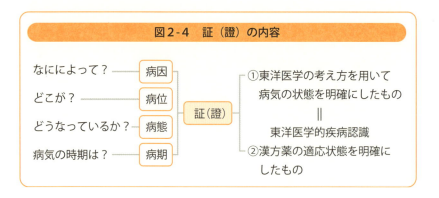

つまり，「①なにが原因で（病因）」「②どこが（病気の場所・病位）」「③どのようになっている（病気の状態・病態）」「④現在は病気のどの時期か（病期）」をはっきりさせれば，その疾病の実体はほぼ明確になったことになる。

疾病の実体解明のやり方は，東洋医学でも西洋医学と同じである。つまり証を明らかにするとは，①病因・②病位・③病態・④病期を明確にすることであり，証とはこの4つの内容から構成されている。ただ，病気の実体を解明するための理論や考え方が西洋医学とは異なるのである。

たとえば肺炎を東洋医学的に考えてみると，以下のようになる。①自然界の寒さが（病因），②肺にとりつき（病位），③寒さが熱に変化して熱と痰が結びついた熱痰の状態で（病態），④初期ではなく肺という体内に入った状態（病期）となる。

証の特異性

証とは症候群のようなものだと書かれている成書もある。しかし，この考え方は根本的に間違っている。証と症候群とは異なる概念だからである。

先ほど，証とは自覚症状を聞き，身体症状を観察して求められるもの

弁証という言葉

　最近，弁証という言葉に接することが多い。特に中医学の学習者が使うことが多いようである。「弁」は戦後に常用漢字として採用された新字体で，旧字体の「辨」「辯」「瓣」などの意味を合わせた字である。「弁」は日本だけで使用され，中国大陸や台湾では使用されていない（たとえば弁当は漢語で「便当」と書かれる。漢語にも，冠や下級軍人を意味する「弁」という字があるが，日常的にはほとんど使用されない）。

　「辨」は，「刂」が刀の意味であることから理解できるように，分けるというのが原義で，さらに，けじめ・見分ける・区別する・見定めるなどの意味になった。弁別の弁で，違いを見分け識別するという意味である。したがって日本で使用する弁証は，中医学書では「辨証」と書かれ，症状を分析して病気の状態を見分けるという意味になる。

　「辯」は「言」から理解できるように，論じる・議論するなどの意味である。弁解（辯解）・弁護士（辯護士）の弁である。哲学の弁証法は，この字体が使用される（辯証法）。「瓣」は花びらの意味で，花弁（花瓣）のことである。

　わが国では，①「この弁証はなんですか？」②「これを弁証すると風寒感冒です」というように，弁証という言葉は名詞的に使用されることが多いようである。しかし漢語では，このような使い方をしない。基本的に辨は動詞で，証は名詞だからである。たとえば，①②を漢語で表現すれば，①「這是甚麼證？」②「這固證辨爲風寒感冒」となる。日本の弁証は，日本でつくられた中国語的使用方法だといえる。筆者も南京に留学していた頃，弁証という言葉をあまり見聞きした覚えがない。たとえば，病歴（カルテ）では，「証：風寒感冒」などのように記載していた。ただ辨証という言葉がまったく使用されないわけではなく，表題や辨証論治といった成語で使用されることが多いようである。

　したがって，上記の①と②は「この証はなんですか？」「この証は風寒感冒です」で，なんら問題なく，弁証という言葉をわざわざ使用する意味はないと思う。言葉はその意味を知り，正しく使いたいものである。

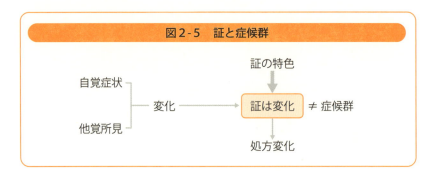

だと述べた。つまり自覚症状と身体症状が証のおもな判断材料となる。感冒を思い浮かべていただきたい。発病時には咽頭痛・悪寒があり，時間の経過とともに咳嗽が出現したり，胃が不調になったりする。このように，自覚症状と身体症状，特に前者は疾病の進行によって変化していく。これらの判断材料が変化すれば，証もまた変化していくことになる。証とは，あくまでも診察した時点における東洋医学的疾病の姿であり，時間の経過とともに変化していくものなのである。そして証が変化すれば，処方も変化していく（図2-5）。

　証は変化することを前提としており，これが証の1つの特異性であり特徴である。これに対し，西洋医学の症候群は基本的に変化しない。ここが証と症候群との根本的な違いである。西洋医学の症候群は，東洋医学の病に相当する概念だといえる。上述したように東洋医学の病は変化しないからである。

　しかしこの証の特異性から，別の問題点が浮かび上がってくる。痛さの程度も人によって表現が異なるように，自覚症状とは曖昧なものである（図2-6）。これは身体症状も同じである。「赤い舌」といっても，あくまで主観的な把握だからである。つまり証の判断材料の症状には，絶対的な基準がなく曖昧さを有しているのである。その結果，そこから導き出された証も，曖昧にならざるを得ない。証が曖昧であることは，処方決定の曖昧さや困難さにつながっていく。東洋医学がカンの医学とい

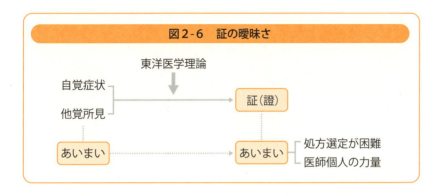

図2-6 証の曖昧さ

われるゆえんである。東洋医学とは，医師個人の力量が問われる医学大系だといえる。

　もちろん東洋医学でも，この曖昧さを排除するために工夫している。舌診や腹診の重視，伝統的には脈診は最後に行うなどである。さらに曖昧さを克服するために，経験と学習，特に経験の重要性が指摘されている。

　東洋医学の曖昧さは，歴史的な制約とその診断体系からやむを得ない面もあるだろう。しかし曖昧さがあるからこそ，患者の訴えをすくい上げることが可能となり，また個人を基準とした医学になり得たともいえよう。

注1　**証の語源**：「証」は新字体であり，正字は「證」である。ちなみに，現在の中国大陸でも「证」字が使用されている。旁の「登」の語源は両手で持ち上げる，つまり上がってくることである。ここから，證とは部下の意見や言葉が上司の耳に達し明らかになる（證〈証〉言），さらには不明瞭なものが明確となる（證〈証〉明），事実が裏づけられる（證〈証〉拠）などの意味になった。つまり證とは，はっきりしないものをはっきりさせる，明確にするという意味である。なお，「証」字の本来の意味は，意見を述べ誤りを正すことである。

　このように，新字体より正字のほうが，語源が明解で，本来の意味を理解できることが多い（実証の「實」など）。

第2章 東洋医学の診断方法

證（正字）＝証
　　下から上に登る（証言・證言）
　　↓
　はっきりわかる（澄）
　　‖
　明らかになる（証言）。事実が裏づけられる（証拠・証明）

POINT　証判断の注意点

　自覚症状と身体症状から，病態を求めていくことはすでに述べた。ここで注意が必要なのは，1つの症状がある特定の病態を表すわけではないということである。症状とはあくまでも，ある疾病の結果現れた，見かけの姿・現象である。言い換えれば，1つの症状にはいろいろな病態が存在し，異なる病態から同様の症状がみられるのである。

　たとえば，成書にはよく「自汗は気虚」と書かれている。しかしこのフレーズの意味するところは，自汗は必ず気虚証だということではない。自汗は気虚のときに出現する割合が高い，気虚であることが多いということである。実際，自汗が出現する病態は，例のように多数存在する。ある症状に多数の病態が存在することは，すべての症状についていえることである。言い換えれば，症状は絶対的な意味をもっておらず，曖昧なものであり，いわば「疑診」といえる。

　ではどのように証を判断するのか。まずその症状の詳細を知る必要がある。たとえば，どのようなときに出る汗か，盗汗はあるか，冷えるかなどで，ついで他の全身症状と比べて，東洋医学理論を根拠にして総合的に考えて判断していくのである。

　自汗でいえば，動くと出る汗，倦怠感があり，カゼに罹りやすい，舌質淡色・脈細など，虚証を思わせる他の症状があったときに，この自汗は虚証によるものだと判断できる。

　つまり，パッと見の判断は危険だということである。痩せており一見して弱々しい体だからといって，虚証とは決めつけられない。肥満体質であっても，外形からだけで実証と判断はできないのである。

　処方決定に際しても同じことがいえる。たとえば葛根湯の適応症状として

1．診断の基礎

能書には，「項背部のこわばり，頭痛，悪寒，無汗」などと書かれている。これは葛根湯の有効例はこのような症状を呈する場合が多いという意味である。したがって，「項背部のこわばり，頭痛，悪寒，無汗」の症状を呈する人すべてが葛根湯適応例になるわけではない。

［例］

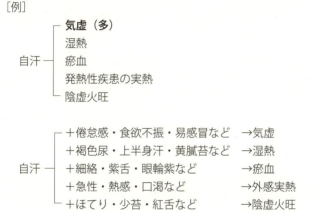

［例］
　葛根湯の適応症状＝項背部のこわばり・頭痛・悪寒・無汗などが多い
　葛根湯 ◀──╲── 項背部のこわばり・頭痛・悪寒・無汗

2 四診の実際

具体的な診察は、①愁訴などの訴えを聴き出すこと（問診）と、②望診・聞診・切診によって全身の身体状態（他覚所見・身体症状）を把握するという2つの作業によって行われる。この過程は基本的に西洋医学と同じであることはすでに述べた。ここではその実際について述べていく。

A．自覚症状の把握 ── 問診について

「どこが、いつから、なにが原因で、どのように悪くなったのか。過去の病歴。生活習慣」などを聞き出すことは西洋医学と変わらない。ただ検査を行わないぶん、詳細に聞き出す必要がある。

西洋医学ではあまり重要視しない症状も東洋医学では大切となる。たとえば、冷えるのかほてるのか、苦手な季節は夏か冬か、汗はどうか、食べものの好みは冷たいものかどうかなど。また月経や出産後の変化など女性特有の生理現象や、漢方薬服薬の既往なども重要となる。特に月経は主訴と関連ないと思われても、把握しておきたい。

さらにある症状が、どのような状況のときに、あるいはなにをきっかけにして発病したり悪化したのかも非常に重要となる。たとえば、頭痛が夏の雨天に悪化すれば痰飲が原因と考えられる。精神的ストレスで発病・悪化すれば、気滞となりやすい。出産後の発病であれば、全身的な生命力が低下したための発病と考えられるなどである。

このように、季節、寒さ・暑さ、湿気・乾燥などの気候、生活環境、

2. 四診の実際

生活習慣，仕事内容と職場環境，精神的ストレス，出産，病歴，手術など，その疾病と関連があると思えることを確認することが重要である。表2-1におもな問診項目をあげる。本項目のすべてを問診する必要はないが，時にこの問診事項が重要な意味をもつときがあり，把握しておく必要がある。なお問診の内容については，第7章3節「治療法の指針」（3．種々の要因への配慮）も参照されたい。

表2-1 問診の重要質問項目　　　　　　　　　　（問診項目は重複している）

1．症状の誘因や悪化，緩和	どのようなときに症状が出現したり，悪化したり，あるいは緩和するか（疲れ，ストレス，冷えや寒さ，室内や外界の熱，湿気，乾燥，朝，夕方，夜間，四季，出産，月経，更年期，仕事，引っ越し，新築などのイベントなど）
2．寒と熱症状	冷え症体質か，あるいは熱がり体質か。冷感やほてりはあるか。入浴すると体調は良好となるか。(発熱性疾患時)悪寒や熱感はあるかなど。
3．汗	汗かきか，寝汗（盗汗）はあるか。(発熱性疾患時)ジトッとした汗が出るか，汗は出ないかなど。
4．疼痛	どのような痛みか，どのようなときに出現・悪化するか。温めたりさすったりすると軽減するか，その逆か。食後に悪くなるか。
5．頭部症状	めまいがするか，頭痛がするか，頭痛時に嘔気や嘔吐を伴うか。頭痛時に頭部冷感やほてり感を伴うか。湿気や寒冷刺激で悪化や誘発するかなど。
6．飲食物	①咽が乾く（口渇[†]）のか，口が乾くのか（口燥・口乾[†]）注2，水分や飲食物は，冷たいものか温かいもののどちらを好むか。 ②食欲があるか，少食か，妙な空腹感があるか，食後の胃もたれや脹り（脹満感や膨満感）があるか，食後に眠けがあるかなど。

7．口腔症状	口が苦いか（口苦），粘るか（口粘）。酸い水が上がってくるか（呑酸†）。ゲップ（噯気†）が出るか。唾液が出すぎるか。口内炎があるかなど。	
8．咽頭症状	咽頭痛はあるか。咽頭が詰まった感じがするかなど。	
9．胸部症状	動悸・息切れ・胸部の詰まり感などがあるか，よくカゼを引くかなど。	
10．胃部症状 注3	疼痛や痞え感（痞塞感），脹満感などはあるか。胸焼けはあるか。よくチャポチャポと音がするかなど。	
11．腹部症状	大便と関連するか。腸がモコモコと動いた感じ（腸蠕動感）がするか。冷えた感じがするか。脹った感じがするか。腹が鳴るか（腸鳴）。腹部は温めると気持ちよいかなど。	
12．尿症状	尿の量や色はどうか，頻尿か，排尿困難か，夜中に排尿するか，排尿痛があるか，尿失禁はあるかなど。	
13．便症状	排便は毎日あるか。便に形はあるか，ないか。便秘や下痢はストレスで出現・悪化するか。下痢と便秘を繰り返すか。残便感はあるか。 ①便秘をするか。便秘は腹痛や脹満感を伴うか，腹痛は排便後すっきりするか。残便感はないか。 ②よく下痢をするか。下痢は食事と関係あるか，腹痛を伴うか，冷たいもので出現・悪化するか。腹部を温めると気持ちよいか。	
14．月経	①月経周期と月経日数はどうか。月経痛はあるか，いつあるか（月経前か最中か，後か，温めると緩和するか，排血で軽減するか），多量か（何日続くか），色はどうか（濃いか，薄いか），血の固まり（血塊）が出るか。 ②月経前の体調はどうか（乳房脹満，焦燥感，ほてりなど），月経中の体調はどうか（下痢をするなど），月経後に体調が悪くなるかなど。	
15．帯下	どんな色か，臭気があるか，量は多いかなど。	
16．排泄物（痰・鼻汁など）	どんな色か（黄色・白色・透明など），どんな状態か（粘るか，薄いか）など。	

17. 「こころ」の不調	精神的ストレスがあるか，ため息やあくびがよく出るか，イライラするか，不安はあるか，すぐに怒るか，悲しくなるか，驚きやすいか，落ち込みやすいか，なにもする気がしないか。	
18. 睡眠	入眠はどうか，入眠時にほてりを伴うか。眠りは浅いか。夢をよく見るか。いつも眠たいかなど。	
19. 生活・習慣	入浴で体調がよくなるか。体調は夏季と冬季のどちらがよいか。一日のうち何時が不調か（起床時，午前中，夕方，夜間，夜明け前）。虚弱，冷え，熱がり，むくみやすい体質か。父母の体質はどうだったか。どの地方の生まれか，クーラーで不調となるか，どのような仕事をしているか，仕事場や内容など仕事と疾患に関連があるか。	
20. 既往歴	既往歴，手術をしたことはあるか。出産後体調はどうだったか。漢方薬の服用経験はあるか（漢方方剤名称・効果・副作用）。西洋薬や漢方薬で副作用経験はあるか。常用量の薬物で不調となったことがあるか。アレルギー体質かなど。	

注2 **口渇と口燥（口乾）**：「口渇」とは，俗にいう咽が渇く状態で，多量の水分を欲しがるものである。熱証や津液不足などでみられる。「口燥」とは「口乾」ともいい，俗にいう口が渇く状態である。つまり口内が乾燥状態となっており，少量の水分で口内を潤せば満足するものである。瘀血や陰虚などでよくみられる。

注3 飲食物と胃腸症状は関連があるため，同時に問診するよい。たとえば，「胃もたれ，食欲不振，胸焼け，ゲップ，痞える，脹る，痛む，酸い水が上がってくる，口が苦い・粘る，口内炎などの症状がありますか？」などのように尋ねる。

column　十問歌について

　東洋医学では問診は特に重要である。そこで問診の漏れを防ぐために，重要な問診項目を列記した文が知られている。「十問歌」や「十問篇」などで，韻をふんだ漢詩の形体をとっており，覚えやすい形になっている。「十問歌」は清代の陳修園の作で，現在の中国大陸の統一教材に記載されている。これは張景岳の『景岳全書』伝忠録にある十問篇の九問と十問を修正したものである。

　そこでは，まず寒熱と発汗をあげ，これらの重要性が強調されている。ともに発熱性疾患で重要な項目であり，特に発汗は聞きもらしやすい症状である。「十問歌（篇）」は，発熱性疾患で特に重要な問診項目を扱ったものといえよう。そして頭部，尿と大便（二便），飲食物，胸部と腹部へと続く。

　「七聾」の，聾は耳聾，つまり聴力障害の意味である。耳鳴りと耳聾の病態は基本的に同じである。耳は腎と関係し，聴力障害は虚証，特に腎虚などでよくみられる。つまり聾とは腎の状態を反映したものであり，根本的生命力である腎，さらには肝などについては問診せよということであろう。

　「八渇」は口渇の問診である。口渇の問診を通して，次のような病態の有無を判断するためのものであろう。まず津液の状態である。痰飲があれば口渇はないが痰飲の偏在があれば口渇がみられる。口渇があれば津液不足の状態である。さらに口燥があれば，瘀血が疑われる。そして寒熱証の状態も反映してくる。熱証であれば，口渇があり冷水を好む。寒証であれば口渇はなく温水を好むからである。つまり津液や血，寒熱の状態が反映されているわけである。

　「十問歌」の九問以下は，十問篇とは異なっている。九問は既往歴（旧病）を問い，十問は病気の原因や誘発・悪化，さらにどのような状態で病気が発生したかなどを問診せよ（十問因 注4 ）となっている。そして患者の状況に応じて臨機応変（参機変 注5 ）に薬物を処方せよと述べている。最後は婦女子には特に月経について問診せよとあり，その重要性が強調されている。「十問歌」は「十問篇」に比べ，より実用的な内容になっている。

「十問篇」では最後の文に注目したい。「原則に従った問診と診療をしないと怨みを買うことになる（也須明哲，毋招怨 注6 ）」と書かれており，原則重視の重要性と診断の慣れへの戒めが述べられている。現代西洋医学にも十分通用する考えであろう。

実際の問診内容は，これら以外にも多くある。しかし重要なことは，西洋医学とは重要点が異なっていることを認識し，なおかつ各自の専門領域にとらわれず，全身にわたり問診を行うことであろう。そのためには，「十問歌」の例にならい，問診の順番をある程度決めておくべきであろう。

「十問歌」
一問寒熱　二問汗
三問頭身　四問便
五問飲食　六胸腹
七聾八渇　倶当弁
九問旧病　十問因
再兼服薬　参機変
婦女尤必　問経期

「十問篇」
＊一問～八問は，「十問歌」と同じ。
九因脈色　察陰陽
十従気味　章神見
見定雖然　事不難
也須明哲　毋招怨

[大意] 脈の状態から陰陽を察し，これによって薬剤（気味）を用いれば，優れた効果がみられよう。問診と診断は容易ではあるが（事不難），その原則を忘れると怨みを買うことになる。

注4　十問因：「因」とは布団の上に大の字になった人が乗っている情景が原義である。ここからなにかの上に乗る，従来の物事に従う（因習），あることがもとになる（起因），ある事態が発生した根拠（原因）などの意味となった。つまりそうなった原因やよりどころ，根拠，理由などを意味する言葉である。

この因の語源からすれば，ここでは単に疾病の直接の原因を聞くだ

> けでなく，どのような状態で疾患が出現したのかというように，もっと広い意味に解釈すべきであろう。
> 注5 **参機変**：随機応変のことで，臨機応変の意味。
> 注6 **也須明哲，毋招怨**：「明哲」は明哲保身の略。もともとは，賢人は危険なことはしないという意味だったが，後世，誤りを犯すことを恐れるあまり，原則的な問題に対して黙っているような態度を指すようになった。つまり「也須明哲，毋招怨」とは，原則にのっとった問診治療をしないことで，怨みを招いてはいけないという意味である。

B．身体状態の観察 ——望・聞・切診について

　万物を観察するとは，色彩・形状・動き・発する音などを見て触り，聞くことにより，全体像を把握していくことにほかならない。医学でも同様であり，これらについて注意深く観察することで生命や疾病の状態を把握していく。

　ただし，西洋医学とは目的が異なる面がある。たとえば西洋医学の脈診は，循環系の動態を調べるために行われる。このように局所の異常は，それに関連する病的臓器の異常が反映していると考える。

　これに対し，脈や舌などの東洋医学の身体症状の観察は，あくまで全体の病態を考え判断するために行われる。たとえば脈の異常は，単に循環器の異常だけでなく，全身のいろいろな病態によって出現するという考えからきている。

　「病の応は体表に現れる」といわれる。生体内の疾病の状態は，脈や皮膚，舌などの体の表面（外表）に現れるということである。局所は全体と関連があり，局所には全身の状態が反映されているという考え方といえる。「一葉落ちて天下の秋を知る[†]」という言葉のように，1つの現象から全体を判断していく。これが東洋医学のやり方となる。この根底にあるのは，一つとして独立したものはなく，すべては関連影響しあっているという東洋思想の考え方である。

1 望診

望診[†]とは西洋医学の「視診」に相当する。「望む」とは，見えないものを見ようとする意味であり，病態をはっきりさせようという気持ちから観察する診断法となる。望診は大きく，全身状態の観察と局所の観察の2つに分類される。

全身の望診

西洋医学でも，診察室に入るときから診察は始まるといわれる。これは東洋医学でも同様である。すなわち，患者の態度・仕草・運動・表情・体型・姿勢など身体全体から発せられる状態を観察するものである。いわば病いの気配・雰囲気を感じ取ることである。

この望診で最も重要なことは，重症か軽症か，緊急度はどのくらいか，前回より良好となったか悪化したか，さらには寒熱や虚実はどうかなど，疾病の状態を全体的かつ総合的に把握することにある。望診は以後の詳細な診察の基礎になるものともいえる。

(1) 生命力を診る（望神）

望診で最も重要なことは，生命力の強弱を観察・把握することである。いわば元気か・弱っているのか・重症なのか・悪化しているのか・予後は良好か不良かなどの観察である。これを**望神**（ぼうしん）という。**神**[†]（しん）とは外に現れた生命力の意味である。

眼力，つまり目に勢いがあるか，全身から生命力が溢れているか，態度はどうかなどを観察して生命力（神）を判断しいく。このうち最も重要なものは眼力である。生命力（神）の状態は，以下の4つに分類される。

①**得神**（とくしん）：生命力（神）がまだ盛んで失われていない状態をいう。得とは自分のものにしているという意味である。目に勢いがあり，意識もはっ

表2-2 得神と失神の違い

	得神	失神
意識	清明	不清明
精神	良好	萎縮
眼目	輝きがある 動きは敏活	輝きを失う 動きは遅鈍
言語	正常	声が低く弱々しい 言語錯乱
反応	機敏	遅鈍
四肢	思いのままに動く	あらぬ動きをする
病状	軽症 精気（生命力）が充実	重症 精気が衰退

きりし，力強い言語，正常な呼吸，肌も艶があり，動作もキビキビし姿勢もしっかりしているなどがみられる。これらがみられれば，疾病は軽度か予後が良好，あるいは軽快しつつあるなどの，いわば元気あるいは元気になりつつある状態（得神状態）と判断される。

　②少神（しょうしん）：生命力（神）が少なくなっている状態であり，後述する虚証の状態をいう。疾病に打ち勝つ生命力や抵抗力が低下した状態であり，少神状態が長期となったり，重くなると予後不良となる。目に勢いが感じられず，声に力がなく，元気さが感じられず，呼吸も弱く，動作も緩慢で力がなく，顔色不良などの状態が出現する。少神の詳細は，後述する虚証の病状を参照されたい。

　③失神（しっしん）：生命力（神）がなくなりつつある状態をいう。すなわち，生命力が極度に低下し予後不良の重篤な病態となったり，意識[†]が消失した病態をいう。西洋医学での失神のいわれである。失神となる原因には，生命力（神）そのものの低下と病邪（有害物）による生命力の抑圧・消耗の2つの病態がある。

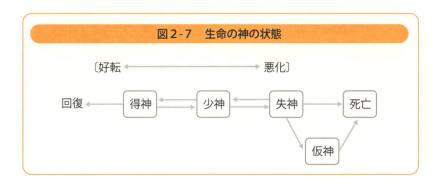

図2-7 生命の神の状態

　心身ともに極度に弱まり，意味不明の言語・うわごと・意識消失・目はうつろで生命力が感じられず，あえぎ，呼吸は微弱となり，痩せて肉体は憔悴する。さらには痙攣・もだえる・刺激に対する反応は弱いか消失し，時には衣服をなでたり床をまさぐる（**循衣摸床**[†]（じゅんいもしょう））などの症状が出現する。

　④**仮神**（かしん）：一時的にあたかも生命力が蘇ったようにみえる状態をいう。「仮」とはみせかけという意味であり，仮神とは意識障害や予後不良の重篤疾患の進行途中，つまり失神の状態のときに，突然に意識が戻ったり正常な状態が一時的に出現する状態である。これは予後不良や死亡の危険な徴候であり，かりそめの生命力回復といえる。仮神が出現すると死期が間近であることも多い。仮神は**回光返照**[†]（かいこうへんしょう）（太陽が沈むときの一時的な明るさ）・**残灯復明**（蝋燭が燃え尽きる直後に明るくなる）ともいう。

　多くは意識が戻り言葉を絶え間なく発し，親しい人に会いたがり，目もイキイキとし，食欲も増進するなどの徴候が出現する。しかし顔色は不良であり，時には頬部の紅潮をみる。

　実際の仮神については，コラムを参照のこと。

column 仮神の実例

　筆者が経験した仮神の実例である．その患者さんは，肝硬変の末期で入院していた．腹水も著明で時に意識もトロトロとし，肝性昏睡一歩手前の状態であった．大学生の娘さんがいたが，その娘さんは見舞いの回数も少なく，来てもなにもせずただ立っているだけで，なにか患者さんに冷たい．果ては，「東南アジアに1カ月旅行したいけど大丈夫ですよね」と主治医の筆者に聞いてくる始末であった．「いつ危篤状態になってもおかしくない」「行かないほうがよい」と言っても，「ああ，そうですか」と素っ気ない．

　付き添っている奥さんが言うには，この患者さん，アルコール中毒気味で家計を圧迫し，家では暴れ，入院後に娘が見舞いに来ても，「馬鹿娘，出て行け，おまえの性格はまるでだめだ」と悪態のつき放題だという．「死んでくれてもいいんだ」．これが娘さんの気持だという．

　病態が徐々に悪化していったある日，奥さんと娘さんが泣きながら病室から出てきた．聞けば，急に意識が明瞭となり，「いままで苦労をかけた，ありがとう」と語りかけ，手を握ってきたという．診察すると確かに意識はやや戻り，眼目もいくぶん輝いているように見えた．受け答えもしっかりしている．家族が昏睡から脱却できたと思ったのも無理からぬところであった．

　ところが翌日になると，また元の状態に戻ってしまったのである．娘さんが来ても顔も見ず，小さい声ながらブツブツと悪態をつき始める始末．亡くなられたのは，その2日後のことであった．

　意識が戻った日，「危篤状態です」「親族の方を呼んでください」と冷たく告げた筆者を見る奥さんと娘さんの啞然とした顔が忘れられない．

column 「医は意なり」

　よく医療界でいわれる言葉に，「医は意なり」がある．筆者も医学生の講義のときに，ある教授からいわれたことを覚えている．そのときは

意味不明だったが，東洋医学を学習して理解することができた。
　意の字は音＋心からなり，心に音が響くことが原義で，胸に衝動がつかえ，込み上げる気持ちを表すとされる。『素問攷注』に「意は触して動き，一(ひとたび)も定まらず」とあり，『霊枢』に「心に憶う所あり，之を意と謂う」(本神)とある。憶とは，さまざまに思いを馳せることである。
　つまり意とは，ある刺激によって生じたいろいろな思いや考えであり，これを胸に秘めることである。これは考えをめぐらす「こころ」，おもわくであり，いわば「～をしょう」という「こころ」の働きといえる。意とは思考し創造する「こころ」の働きである。
　「医は意なり」とは，医師は常に疾病やその治療，病人のことに思いを巡らせ，創意工夫しなければならないということであろう。
　ちなみに「意は言を尽くせず」という言葉もある。自分の気持ちはなかなか言葉では言い表せないという意味である。意は，思いを胸に秘めるという切ない気持も表しているのかも知れない。

(2) 皮膚の色彩を診る（望色）

　生体の色彩や光沢，乾燥度などを観察していく。皮膚や顔色には生命力が反映しているという考えからである。特に顔色が重要となる。望色は，黄色人種が基準となっている。色彩には個人差があるので，その人の健康時と比較する（困難な面はあるが）。疾病の時間的経過で比較観察する必要がある。単に色彩のみを見るのではなく，光具合・くすみ具合・皮膚のたるみ具合・乾燥度などを観察するなども重要となる。
　ここでは望色の一般原則を示す（**表2-3**）。皮膚や顔色が鮮明で潤っており，加圧で容易に消えたり，すぐに軽快すれば，生命力（正気）がまだ存在することを示しており，急性病や軽症，予後良好であることが多い。これに対し，暗くくすみ，乾燥して枯れており，加圧するも消えず，なかなか引かない場合には，生命力（正気）が衰えており，慢性病や重症，予後不良であることが多い。色彩は五行論と関連づけて考えられている。

表2-3 望色の一般原則

生命力（正気）存在	急性病や軽症，予後良好	鮮明で潤沢な皮膚，加圧で変色，軽快
生命力（正気）低下	慢性病や重症，予後不良	暗くくすむ，乾燥，枯燥，加圧で消えず軽快せず

①白色：五行論によれば，白色は金(きん)の行であり，気を運搬する肺と関連が強く，特に気の病態と関連が深いとされる。白色は生命力，つまり気と血の作用が低下した病態を示していることが多い。気の作用低下（気虚や陽虚，つまり陽気不足），このための血の運搬低下，出血，さらに寒証（体の熱が失われる）になると気血の運搬は低下する。これらの原因により，気血が行きわたらず白色を呈するようになる。

気虚では淡い白色，陽虚では光沢のある白色，滋養分不足（血虚）では瘦せてくすんだ白色を呈することが多い。またいわゆるショック状態で顔面蒼白となるが，これは陽気が急激に失われたためである。また急激な疼痛で顔色蒼白となるのは，気の循環が急激に低下したためとされる。

まとめると，白色の顔面や皮膚は，虚証・寒証，さらには出血，ショック状態などでみられることが多い。

②黄色：五行論では，黄色は土(ど)の行であり，土は消化吸収作用を行う脾，そして湿気と関連が深いとされる。黄色は，虚証，特に脾虚証（消化機能低下）や湿気の病的体内貯留（湿証）を示していることが多いとされる。

脾虚と湿証の関係は深い。脾は水分を吸収し運搬するからである。この作用低下で，湿気が貯留し黄色がみられるようになる。脾虚のために気血の産生が不十分になると，淡黄色となり羸痩がよくみられる。また湿気の貯留で，気血の循環が妨げられると淡黄色の浮腫がみられる。

黄疸は体内の水分停滞，すなわち湿証によって出現し，その原因は脾

2. 四診の実際

表2-4 望色の病態

白	虚証・寒証・失血証
青紫	寒証・痛証・瘀血証・驚風
赤	熱証
黄	脾虚証・湿証
黒	腎虚証・水飲証・瘀血証

虚が多いとされる。黄疸は**陽黄**（ようおう）と**陰黄**（いんおう）の2種類に分類される。陽黄は，鮮明なミカン色を呈するもので，多くは湿熱（熱が加わった湿）によって出現する。陰黄は，薫製のようにくすんだ暗い黄疸であり，寒湿（寒性の湿）によって出現する。

③赤色：五行論では，赤色は**火**（か）の行であり，心や熱などと関連が深いとされる。赤色は熱証を示していることが多い。赤は血の色であり，血の循環が熱せられると循環が早くなり，血が充満して赤色を呈する。発熱性疾患のような実証の熱証（実熱証）であれば，顔面全体が紅潮することが多く，虚証の熱証（虚熱証）であれば頬部がポッと染まるようなこと（頬部紅潮）が多い。虚熱証の多くは，陰虚によるものである。

また身体は冷えている（寒証）のに，顔面の紅潮をみることがある。化粧をしたような赤み，白色の顔色の一部分に赤みなどがみられることも多い。時には重篤な場合にもみられる。これを，真寒仮熱による**戴陽**（たいよう）・**虚陽上浮**（きょようじょうふ）などとよぶ。この疾病の本質は寒証で，熱証は見かけの状態である。したがって体を温めること（温法）が治療法となる。熱証とは治療法が異なるため，見極めが重要となる。

④青色（青紫色）：五行論では，青色は**木**（もく）の行であり，肝と風などと関連が深いとされる。実際は青紫や淡青色，淡紫色などの皮膚症状が出現する。青色は気血の運行がうまくいかず出現することが多い。

体内が冷える（寒証）と気血の運行は流暢にいかなくなる。寒証では

図2-8　各色の意義

①白色　金・肺。生命力（気血）の低下。虚証・寒証，出血，ショック。

```
           ┌─気虚──────────淡い白色
    ┌─虚証─┼─陽虚（寒証）────光沢ある白色
    │      └─滋養分不足（血虚）─萎黄†白色
    └─ショック・出血────────顔色無光沢白色
```

②黄色　土・脾。脾虚・湿証。

```
    ┌─脾虚──┬─滋養低下（血虚）　淡黄色・羸痩
    │       └─湿吸収不良──→湿気貯留・淡黄色の浮腫
    │
    └─湿貯留─黄疸─┬─陽黄─湿熱──→鮮明なミカン色
                   └─陰黄─寒湿──→暗黒色
```

③赤色　火・心。血の色。熱。

```
    ┌─実熱証─熱邪──→顔面全体紅潮
    ├─虚熱証─陰虚火旺──→頬部紅潮
    ├─真寒仮熱（戴陽・虚陽上浮）─化粧様赤色，白色顔色中赤色 ⇒ 温法
    └─上熱下寒
```

④青色（青紫色）＝青紫や淡青色・淡紫色　木・肝・風。
　　　　　　　気血運行の停滞→寒さ・瘀血・気滞・疼痛

```
                        気滞──→疼痛─青白皮膚
                                 ↑
    ┌─冷え（寒証）──→気血運行停滞…軽快増悪
    ├─青白皮膚──→血停滞（瘀血）─青紫の皮膚変化
    ├─気虚→血停滞─くすんだ青色
    └─青白顔色（小児眉間など）─痙性が強い──→熱性痙攣・痙攣 ←── 体内風
```

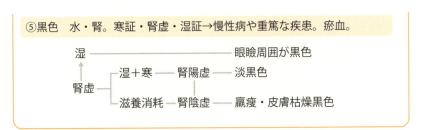

　青白い皮膚の出現をみるが，軽快と出現を繰り返すことも多い。また血の循環が停滞（瘀血）すると，青紫の変化が生じる。気虚によっても血の循環は不良となり，くすんだ青色の変化が生じる。疼痛によって青色となることがあるが，これは気血の運行不良のためである。
　小児で眉間や鼻柱に血管が透き通ったような青色斑を見ることがある。これは神経過敏な神経質な性格，いわゆる癇の強い子のことが多く，熱性痙攣やひきつけを起こす場合もある。痙攣は体内に風が吹くためと考えられており，青色は風とも関連のある色である。
　まとめると，青色は，寒さ・瘀血・気滞・疼痛・風などを表していることが多い。
　⑤**黒色**：五行論では，黒色は**水**の行であり，腎・寒などと関連が深いとされる。黒色は寒証と体内の水分（湿証）を表す色であり，多くは慢性病や重篤な疾患でみられる。生体を温め根源的な生命力を与え，かつ体液を調整する臓器は腎である。したがって，強い寒証や重症の湿証は腎の機能低下，特に腎陽虚による病症を表すことも多い。単なる腎陽虚証であれば淡黒色となる。滋養の消耗が甚だしくなると羸痩と皮膚枯燥を伴う黒色となる。これは腎陰陽両虚・腎陰虚のためである。また腎虚による湿証では，眼瞼周囲が黒色となることもある。また瘀血によってもまだら文様などの紫黒色を呈することがある。
　まとめると，黒色は，寒証・腎虚・湿証・瘀血などを表している。

(3) 体型を診る（表 2-5）

　病人の元気さ，肥満度など体の形態を観察するものである。言うまでもなく俗にいう元気な人であれば，骨格はしっかりとし，胸郭は厚く，筋肉も充実し，皮膚も適度に潤って潤沢である。これは，生命力と抵抗力があるということであり，東洋医学的には気血が旺盛であることを示している。これを「正気（せいき）が盛ん」という。

　逆に，骨格や筋肉が脆弱で，薄い胸郭，皮膚がたるみ枯燥しているなどの状態であれば，正気が盛んでない，つまり気血の機能が低下している虚証（きょしょう）の可能性があることを示している。

　とはいえ，一見して弱そうな人であっても，じつは健康な人もおり注意が必要となる。もちろん，この逆の場合もある。見た目ではなく，問診など他の診察によって総合的に判断することが重要となろう。

　肥満には，健康である場合とそうでない場合がある。前者は筋肉がし

表 2-5 体型を診る

しっかりした骨格・厚い胸郭・充実した筋・潤沢な皮膚		正気が盛ん （気血旺盛＝平人※）
脆弱な骨格や筋・薄い胸郭・たるみ枯燥した皮膚		正気消耗（気血機能の低下＝虚証）
肥満	しまった筋・活力に溢れる・元気	有害物（邪（じゃ））による疾病（実証）となる
	色白・たるんだ皮膚や筋・疲れやすい・発汗しやすい・冷え性	機能力・抵抗力の低下（陽気不足） 体内の異常水分が貯留（痰飲） 「肥人（ひじん），痰多し」
痩せ・皮膚枯燥		滋養不足（陰虚や血虚），熱証となりやすい　「痩人（そうじん），火多し」
羸痩が著明		陰陽両虚

※平人（へいじん）：生命力が旺盛な元気人，健康な人をいう。

まり，活力に溢れており，有害物（邪じゃ）による疾病，つまり実証じっしょうとなることが多い。

一方，色白で皮膚や筋肉がたるみ，疲れやすく，発汗しやすい，冷え性などがあるときには，機能力・抵抗力（気き）が不足している場合（陽気不足ようきふそく）が多く，また体内の異常水分が貯留（痰飲たんいん）している場合も多い。これを「肥満者は痰が多い（肥人ひじん，痰多し）」という。

皮膚が枯燥し瘦せている人は，滋養不足（陰虚いんきょや血虚けっきょ）であることが多く，体内に容易に熱が発生することも多い。虚証の熱（虚熱）となりやすいとされる。これを，「瘦せは火を生じやすい（瘦人そうじん，火多し）」という。著明な羸痩であれば，機能力と滋養分がともに低下した状態（陰陽両虚いんようりょうきょ）であることは言うまでもない。

(4) 姿勢を診る（表 2-6）

病人の全身的動作や局所の動き，姿勢などを観察するものである。特に全身や局所の動き（動静）や異常動作に注目する。

①全体の観察

首を上に向けて坐る人は，実証，特に肺実証が多い。反対に，首を下に向けて坐る人は，虚証，特に肺気虚が多い。活発に自発的に動き，手足や顔面を外に向け，言語も大きく明瞭で騒々しい状態であれば，熱証や実証であることが多い。

これに対し，あまり動きたがらず，あるいは動けず，声は小さく弱々しく，動作も静かで，ともすれば手足を体に抑え込んだり，下肢を曲げていたがるような状態であれば，寒証や虚証であることが多い。

以上をまとめて，「陽は動を主る，陰は静を主る」という。陽とは，実証・熱・外面・活発など，陰とは虚証・寒・内面・沈静などを総括したものである。

さらに仰臥し手足を伸ばし，季節に合わない薄着あるいは衣類をはごうとする人は熱証，特に実熱証であることが多い。これに対し，手足を

表2-6 姿勢を診る

首を上に向けて坐る	肺実証
首を下に向けて坐る	肺虚証
活発で自発的動作・手足や顔面を外に向ける・大きく明瞭で騒々しい言語	熱証や実証 「陽は動を主る」
動きたがらない・動けない・声は小さく弱々しい・静かな動作・手足を体に抑え込む・下肢を曲げていたがる	寒証や虚証 「陰は静を主る」
仰臥し手足を伸展・薄着・衣類をはぐ	熱証，特に実熱証
手足を曲げ縮こめて横臥・厚着や衣類を着たがる	寒証，特に虚寒証
起坐呼吸・肩で呼吸する	哮病（気管支喘息など） 喘証（心不全など）
起立や坐るとめまいや立ちくらみ・横になりたい	重篤な気血不足・出血
頭部が下を向く・背中が丸まる・両肩が落ち込む・息切れ・弱々しい言語	心肺機能の低下 腎の納気作用の低下
頭部を垂れる・弱い眼光・眼窩が陥没	極度な生命力（正気）低下
腰下肢の脱力感・背中を伸展できない	腎虚
眼瞼・唇・手指・足指などの痙攣	動風や気血不足
頬部の痙攣（チック）	気滞による動風（肝風内動）
四肢の痙攣	気滞や熱邪による動風（肝風内動）
四肢の筋の萎縮と運動困難	痿証
半身不髄	中風
悪寒・戦慄	傷寒・瘧疾（マラリアなど）
項部が硬直しうまく動かせない状態（寝違え）	傷寒の初期

曲げ縮こめて横臥したり，厚着や衣類を要求するものは寒証，特に虚寒証であることが多い。このように衣類の多少や室温への対応などにも注意して観察する必要がある。

横になると呼吸困難がよりひどくなったり（起坐呼吸），肩で呼吸する場合には，哮病（気管支喘息など）や喘証（心不全など）であることが多い。起立したり坐るとめまいや立ちくらみなどが起こり，横になっていたがる場合には，重篤な気血不足や出血などが多い。

姿勢から生命力（正気）を観察することも重要である。たとえば，頭部が下を向き背中が丸まり，両肩が落ち込み，息が切れ，弱々しく話す場合は，心肺機能や腎機能の納気†作用の低下が多い。また頭部を垂れ，眼光が弱く，眼窩が陥没しているのは，生命力（正気）が非常に低下した状態，腰下肢に力が入らずに背中を伸ばせないのは腎虚などが多い。

②局所の観察

眼瞼・唇・手指・足指などの痙攣は，体内に風が吹いた病態（動風）や気血不足による筋の滋養不足。頬部の痙攣（チック）は気滞のために風が吹いた病態（肝風内動）。四肢痙攣も気滞や熱邪などによって風が吹いた状態（肝風内動）が多い。悪寒戦慄（強力な寒気と四肢の痙攣）は，寒邪が取り付いたため（傷寒）や瘧疾（マラリアなど）が多い。俗にいう寝違え，つまり項部が硬直しうまく動かせない状態は，傷寒の初期が多く，葛根湯がよく使用される。

局所の望診

全身状態の観察を基本におきながら，頭部・顔面・舌・歯・耳・局所皮膚・四肢などの身体各所の状態，さらには痰・吐物などの排泄物を観察する。このうち最も重要なものは舌診であり，これは必ず行わなければならない。舌診は章を改めて述べる。他の望診も別章で記載する。

分泌物の望診

体内から排泄される喀痰・唾液・鼻汁・吐物・汗・帯下・月経血・尿・便などの形状・色彩・量・濃度などについて観察するものである。排泄物の一般原則は以下の通りである（**表2-7**）。

①透明あるいは白色で粘稠度が低い希薄（サラッとしている）な排泄物。これらはおもに寒証でみられる。これは，寒邪や陽虚によって体内が寒性となり（寒証），そのために水湿の代謝がうまくいかなくなったためである。

②黄色・汚濁・粘稠度が高い（ドロッとしている）排泄物。これらはおもに熱証でみられる。粘稠となるのは，熱のために蒸され水湿が濃縮したためである。また水湿不足状態（津液不足）になると粘稠度が高くなる。

表2-7 排泄物の一般原則

透明・白色・低粘稠性・希薄	水湿代謝不調	寒証・陽虚
黄色・汚濁・高粘稠性	水湿濃縮	熱証
高粘稠性		津液不足

2 聞診（ぶんしん）

「聞」には聞き取るほか，嗅ぐの意味もある。咳などの人体から発する音を聞いたり，排泄物などの臭いを嗅ぐ診断法である。

音を聞く

「言」は心の声といわれるように，言語は精神・肉体活動の重要な表

れである。そのため，言語の異常症状は心の疾患でみられることが多い。また音声の異常症状は肺や腎の病態でみられることが多い。具体的な症状の病態については，表を参照。なお，咳嗽音・呼吸音などについては別項で述べる。

表2-8 音声の性質

高音で力強い声	実証・熱証
低音で弱々しい声	虚証・寒証
低温で息切れを伴う	内傷・虚証
重く濁った声・鼻閉を伴う	外感風寒証・痰飲（鼻淵[†]）

表2-9 言語の病態の一般原則

イライラして多言・高声	実証・熱証
静かで口数が少ない・低声	虚証・寒証

表2-10 言語錯乱

実証			虚証		
譫語（せんご）	熱擾心神	意識昏迷 話が支離滅裂 高い声で力強い	鄭声（ていせい）	心気大傷	意識昏迷 話が重複して断続的 低い声で弱々しい
狂言	痰火擾心 肝鬱化火 瘀血	言語が荒らしく，常規を逸してわめき散らす	独語	心気不足 気滞痰結	ヒソヒソと独り言を言い話に脈絡がない。鬱証・癲病など

表2-11 人体から発する音

ため息（太息・嘆息）	肝気鬱結
欠伸（けっしん）（あくび）	肝気鬱結・虚証・心神不養
くしゃみ	外感表寒証・陽気回復（病状回復期）

臭気を聞く

　身体の体臭・口臭，分泌物や排泄物，さらには病室などから発する臭気を嗅ぐ（聞く）ことである。具体的な症状は表2-13を参照。

表2-12　臭気病態の一般原則

熱臭・腐敗臭・汚臭	熱証
腥臭†・軽い臭気（微臭）・無臭	寒証
酸味のある腐敗臭（酸腐臭）	食積
腐敗臭	化膿
血なまぐさい臭気	出血

表2-13　臭気の症状

口臭		胃熱・食積・口内炎・歯齦炎・齲歯
汗	腥臭† 汚臭 腋臭（狐臭）	風湿熱証 熱毒が盛ん 湿熱証
痰・鼻汁	腥臭で黄色痰 腐敗臭 無臭で透明 腥臭で黄色粘稠性鼻汁	肺熱証 肺癰† 寒痰 鼻淵†
大便	腐敗卵臭 極度の酸味臭 腥臭のある下痢 無臭の下痢	便秘 大腸鬱熱 脾胃虚寒 脾・腎虚寒
尿	褐色尿の汚臭・腥臭 甘くリンゴ様の臭気	膀胱湿熱 消渇病
月経	汚臭 腥臭	熱証 寒湿証

帯下	黄色粘稠で汚臭	湿熱証
	白色腥臭	寒湿証
嘔吐物	非粘稠性で無臭	胃寒
	酸味臭・汚臭	胃熱

3 切診 (せっしん)

「切」とは触れているという意味である。体に触れて診断する方法であり，西洋医学の触診に相当する（**表2-14**）。脈診・腹診・皮膚に触れて診察する方法であるが，このうち脈診と腹診が重要となる。またわが国では腹診が重要視されるが，中国大陸では現在ほとんど行われていない。腹診には一定の診断価値があり，特に慢性病では有用である。代表的な腹診について**表2-15**にまとめたが，詳細は成書を参照されたい。脈診については別項で詳述する。

特定の経穴（ツボ）で圧痛や過敏な反応，結節を触れることがある。この反応を利用したものが，経穴による診断法であり，有用なことも多い（**表2-17**）。詳細は成書を参照されたい。

表2-14 皮膚の触診

温度	四肢・皮膚が冷たい	寒証
	四肢・皮膚が熱い	熱証
	長く触れていると熱感が高まる※	裏熱
湿潤	皮膚に潤いがある	津液未傷
	皮膚が乾燥している	津液損傷
	皮膚が乾燥して魚鱗のよう	瘀血・血虚
腫脹	押すと凹み，なかなか元に戻らない	水腫
	押すと凹むが，すぐ元に戻る	気腫
瘡腫	高く隆起し根元が硬くしまり，熱を伴い激しく痛む（癰）	陽証
	隆起せず平坦で，熱はもたず痛みも軽度（疽）	陰証
	按じると硬く，熱や痛みは軽度	膿未形成
	按じると周囲は硬いが，瘡頂は軟らかく，熱が激しい	膿形成

※熱が体内から外に蒸発してくるように感じるもの

表2-15 腹診

心下痞鞕（しんかひこう）	心下部の強い緊張と抵抗感	瀉心湯類・柴胡剤・人参湯類（虚証）などの適応
胃内停水	心下部に手で振動を与えて生じる胃内で水の揺れる音	六君子湯・人参湯・真武湯・茯苓飲などの適応
胸脇苦満（きょうきょうくまん）	左右季肋部の筋の緊張	柴胡剤の適応
小腹不仁（しょうふくふじん）	臍下の低緊張状態	腎虚の病症
少腹急結（しょうふくきゅうけつ）	左か右下腹部の圧痛	瘀血の病症
心下拘攣（心下支結）	心下の腹直筋が突っ張っている状態	肝経の病症

表2-16 腹部の触診

部位	所見	病態
心下（心窩部）	心下部脹満・按じると硬く痛みを伴う	結胸
心下（心窩部）	心下部脹満・按じると軟らかく無痛	痞証
腹部	圧したりさすると疼痛軽減（喜按）	虚証
腹部	圧したりさすると疼痛増悪（拒按）	実証
腹部	腹部脹満・叩くと太鼓の如き音	気脹
腹部	腹部脹満・圧すると水袋のようで波動がある※・排尿困難を伴う	腹水（水腫）
腫瘤（しこり）	腹部腫瘤・圧すると硬く疼痛部位は固定的で動かない	癥・積（瘀血）
腫瘤（しこり）	出現と消失を繰り返す実体のない腫瘤・圧するも触れず・疼痛部位は不定	瘕・聚（気滞）
腫瘤（しこり）	左少腹部疼痛・按じると索状に連なった腫瘤に触れる	宿便
腫瘤（しこり）	右少腹部疼痛・強く按じて突然手を離すと鋭く痛む	腸癰（急性虫垂炎）

※腹水の場合、両手を腹の両側に置き、片方の手で腹壁を軽く叩くと、もう一方の手に波動を感じる。

表2-17 経穴診断

所見	病態
肺兪に結節を触れる。あるいは中府に圧痛	肺病
肝兪と期門に圧痛	肝病
胃兪と足三里に圧痛	胃病
上巨虚または蘭尾穴に圧痛	腸癰

3 舌診

　舌診は東洋医学において，非常に重要な診断方法である。その理由は3つある。まず舌は臓腑の病態が反映したものであり，これから得られる情報が非常に多いことである。舌は体表部と異なり体内と同様の粘膜組織であり，そのため体内の状態が舌に反映すると考えられる。次に自覚症状に比べ客観的であること。さらに視覚によるものであり，脈診に比べ非常に会得しやすいことである。

1 舌診の概要

　舌診とは，舌の舌質と舌苔，さらに舌の運動を観察するものである。**舌質**(ぜっしつ)†とは**舌体**(ぜったい)ともいい，舌を形成する筋肉結合組織のことである。**舌苔**(ぜったい)とは舌質の表面に付着した苔状の突起である。舌の局所名称では，先端部は**舌尖**(ぜっせん)（部），中央部は**舌中**(ぜっちゅう)（部），奥は**舌根**(ぜっこん)†（部），周辺部は**舌辺**(ぜっぺん)（部）という（図2-9）。

舌診の注意事項と正常舌（図2-10）

注意点

　①色彩を観察するため，自然光が最もふさわしい。室内であれば，できるだけ自然光に近い照明を使用する。

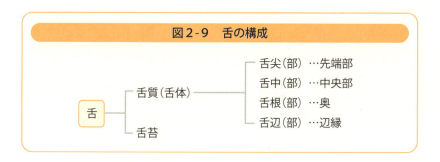

図2-9 舌の構成

②一般的には坐位で観察する。開口させ下唇のところまで舌を自然に出させる。このとき，舌を突き出させると形が変わるので，大きく開口させることが重要である。「大きく口を開けて，舌を見せてください」などと言い，「舌を出してください」とは言わないほうがよい。舌の裏の観察では，やはり大きく開口させ舌を反転させる。緊張が強い患者では，「大きく口を開けて舌を後ろに引いてください」と言うとよい。また腹診などの仰臥時なら，舌裏は観察しやすくなる。

③診察前のコーヒーやジュースなどの飲食物や漢方薬などによって，舌苔が変わることがある。これを**染苔**（せんたい）という。特に着色物質の影響が強い。疑問があれば問いただす必要がある。また近年では，舌苔を削いでくる人が非常に多い。その可能性がある場合には，次回からは自然な状態で来院するように告げる。また精神的に緊張していると，観察がうまくいかないことも多い。雑談をしてから再度試みるか，次回の診察時も必ず観察すべきである。

④舌診は原則的に診察の最後に行う。これは，他の診察によってある程度病態を整理し舌診によって診断を確定させるためである。舌の観察もその順序を習慣づけておくとよい。たとえば，舌苔→舌質の先→舌質の奥→舌の裏などである。

⑤舌は季節や時間によって変化するといわれる。たとえば，夏季は舌苔が厚く淡黄色に，秋季は薄苔で乾燥しやすく，冬季は湿潤しやすい。

> **図2-10　舌診の注意事項**
>
> ①なるべく自然光で観察。
> ②一般的には坐位で観察。
> ③大きく開口させ，下唇のところまで舌を自然に出させる。
> ④舌裏の観察は，大きく開口させ舌を後ろに引いてもらう。横臥だと観察しやすい。
> ⑤染苔や削いだ舌苔か否かに注意。
> ⑥原則的に診察の最後に行う。舌の観察の順序を習慣づけておく。
> ⑦発熱性疾患では舌の変化は早く，こまめに観察。
> ⑧小児や高齢者の舌に注意。小児の舌質は紅色気味で，舌質や舌苔の変化も早い。高齢者では乾燥舌・痩舌・紅色舌なども多くみられる。
> ⑨地図舌などの先天的な舌に注意。
> ⑩正常舌でも疾病があり得る。
>
> **正常舌：**
> - 舌質──鮮明な淡紅色。程よく厚く軟らかい。流暢に動く。適度な潤いと大きさ。
> - 舌辺──スムーズで凹凸がない。
> - 舌苔──薄白苔（均等に生えた舌質表面が透ける白色苔）。

起床時の苔は厚くなり，舌質は暗い色となりやすいなどである。季節の変化について，筆者はまだ確かめたことはないがその可能性はあろう。

⑥一般的に発熱性疾患では舌の変化が早い。この場合，こまめな観察と記載が必要である。これに対し慢性疾患では舌の変化が遅い。一般的に舌苔の状態は変化しやすく，舌質の変化は遅いことが多い。

⑦小児の舌質は紅色気味であり，また舌質や舌苔の変化も早い。高齢者では乾燥したり痩せた舌，時には紅色の舌もよくみられる。また地図舌のように，先天的に異常な舌をした人もおり注意が必要である。

正常舌

　舌質は程よい厚さと軟らかさで，よく動き，適度に潤っており，舌の辺縁はスムーズで凹凸がない。軽く出させたときに唇一杯に広がることもなく，多くは口角との間に隙間が生じる。舌質は鮮明な淡紅色，つまりやや赤みがかったピンク色である。舌苔は白色で均等に生え，舌質表面が透けてみえる程度の厚さである（薄苔）。なお薄については92頁の POINT を参照。

　このように淡紅色の舌質（淡紅舌）で，薄く，白い苔（薄白苔）が正常な舌となる。正常舌に関しては，日頃からいわゆる健康人の舌を観察しておくとよい。

　ここで注意が必要なのは，正常舌であっても疾病は存在するということである。たとえば，外感病の初期，まだ生命力がある場合，疾病が軽度な場合などである。

▌舌質と舌苔の診断的意味

(1) 舌と臓腑の関係（図2-11）

　舌には種々の経絡が通過しているとされ，全身の病態が反映される場所となっている。特に，心と脾胃の機能が反映するとされる。これは舌に異常がみられれば，心と脾胃の病態が多いということである。ここより，「舌は心の苗」「舌は脾の外候」といわれる。「苗」とはつながっている，「外候」とは表面に現れたものという意味である。

　舌は体全体の疾病が反映しているのみならず，舌の各部分には，特定臓腑の疾病が反映しているとされる。すなわち，舌尖は心と肺，舌中は脾胃，舌根は腎，舌辺には肝と胆の疾病が反映される。たとえば，熱性の感冒初期には舌尖のみが紅色となる。消化不良状態（食積[†]）では，

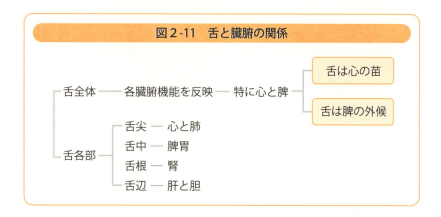

舌中の舌苔が厚くなるなどである。ただし，すべての疾病に当てはまるわけではない。比較的多い程度と考えたほうがよい。

(2) 舌質と舌苔の診断意義（図2-12）

①証判断の根拠となる。舌質には臓腑の虚実，気血の盛衰，さらには傷寒や温病といった外感病の病期が反映され，これらの診断の根拠となる。特に温病では，営分・血分の病変が反映される。

一方，舌苔は邪の有無と程度，寒熱などの疾病の性質，外感病，特に温病の衛分・気分の病変が反映されている。

このように，舌質には正気という疾病の根源（疾病の本），舌苔には邪の有無などの見かけ（疾病の標）が反映されているわけである。往々にして，舌苔に目がいきがちだが，疾病の本質は舌質に表れていることに注意すべきである。舌診では，あくまで舌苔と舌質を総合して病態を判断していくことが重要となる。

②生命力（正気）の有無の判断の根拠となる。舌苔は消化機能によってつくられ，また舌質は正気を反映している。たとえばこれらが病的でなく，またしっかりとした舌苔が生じれば，ともに正気の衰えは強くないといえる。いまだ正気が衰えない状態を示す舌質を**老舌**[†]，舌苔を**有**

3．舌診

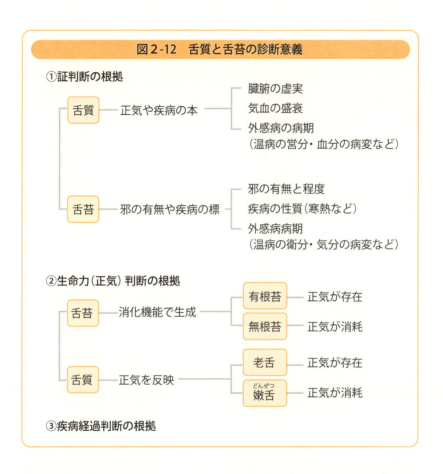

図2-12 舌質と舌苔の診断意義

根苔という。これに対し正気の消耗がある舌質を**嫩舌**†，舌苔を**無根苔**†という。

③疾病経過の判断の根拠となる。舌は疾病の経過によって変化していく。特に外感病では早い。このため舌を観察することによって，疾病の経過，さらには回復するか否かの判断をすることができる。

2 舌質の診断

　舌質の色彩・斑点の有無・肥大か痩せているか・辺縁がスムーズかなどの形態・動きは良好か・まっすぐ舌を出せるか・舌裏や舌側面の舌下静脈の拡張はあるかなどの観察を行う。すでに述べたように、舌質は疾病の本質を表しており、特によく観察する必要がある。

舌質の色彩

　正常な舌質の色彩は淡紅色であり、疾病では以下の4つの色彩が現れる。しかし色彩の分類も大まかなものであり、各色彩にも濃い・淡いの程度の違いがある。
　①淡紅色：健康状態の舌色。外感病†の初期、まだ生命力がある場合、疾病が軽度な場合などにもみられる。
　②淡白舌：正常の淡紅色に比べ白くなっているもの。虚証（気血両虚）や寒証、虚寒証（陽虚証）のことが多い。虚寒証の程度が強いと蝋燭のような白色となる。
　③紅色舌（紅舌）：赤色となった舌で、おもに熱証を表す。紅色の程度が熱の程度を示すことが多い。小児では往々にして健康でも紅色となる。舌苔・舌質の形状・乾燥度などによって虚熱と実熱を鑑別していく。おもに舌苔があれば実熱証、無苔や少苔であれば虚熱証のことが多い。また外感病初期、特に温病初期（風熱表証）では舌尖部のみが紅色となることがある。
　④絳色舌（絳舌）：絳色とは暗めの深い紅色をいう。紅色の程度がひどい状態で、熱証が盛んになった病態を表す。虚熱と実熱の鑑別は紅舌と同様だが、絳舌ではこれらの程度がさらにひどいといえる。特に温病の営分や血分の熱証で絳舌がみられる。このとき、舌面の刺状隆起（芒刺）を伴うことも多い。

⑤**紫舌**（しぜつ）：紫色の舌質であるが，青色気味の舌もあり，**青舌**（せいぜつ）あるいは**青紫舌**（せいしぜつ）などとも表現される。紫舌は気血の運行の障害によって現れることが多く，瘀血・熱証・寒証・外傷・中毒などの病態で出現する。

瘀血は濃い紫色舌で舌下静脈の怒脹を伴うことも多い。絳色に近い紫舌は強い熱証で温病では営分や血分の病変でみられる。このときには乾燥し少苔であることが多い。寒証や陽虚証を表す紫舌は，淡い紫や青紫色が多く，肥大舌や湿潤舌を伴うことが多い。とかく紫舌は瘀血と考えがちだが，寒証も存在することに注意が必要である。

また局所的な紫色の斑は**紫斑**（しはん）とよばれ，瘀血でよくみられる。

舌質の形状

正常な舌の形状は，まず辺縁がスムーズであり舌表面に亀裂がない。また舌と口角に隙間が軽度に空く程度の大きさと厚みがあり，また唾液がたれない程度の潤いがある。

（1）生命力度

舌質の状態から，生命力（正気†）の盛衰や疾病の軽重などを判断するものである。

①**栄舌**（えいぜつ）†：適度に潤いがあり，淡紅色で生き生きとして艶がある舌質。みずみずしい舌をいう。生命力（正気＝神†）がまだある状態でみられ，疾病は快方に向かうか軽症であることを示している。

②**枯舌**（こぜつ）：乾燥し暗紅色で小さく枯れて艶がない舌質。生命力が低下し，重篤な疾病であることを示している。

（2）虚実度

舌質の硬度などの形状を観察し，虚証か実証の判断を行うものである。生命力（正気†）の判断にもなる。

①老舌：「老」とは固くしっかりしているという意味で，表面のきめは荒いが固くしまった舌質のことである。正気が衰えていないことを示しており，実証にみられることが多い。
　②嫩舌：「嫩」とは柔らかいという意味で，嫩舌とは表面のきめが細かく水分を含んだように軟らかい舌質のことである。いわゆる，ポッチャリとした舌である。正気が虚している病態を示すことが多く，虚証でよくみられる。

（3）湿潤度

舌の潤い具合から体液（津液†）や滋養（陰分）を判断するもの。
　①乾燥舌：乾燥した舌質で，体液（津液）不足を表している。
　②裂紋：舌質の表面に亀裂があるもの。1つから多数，長さや深さも種々のものがみられる。滋養不足（陰虚証や血虚証）や津液不足によって出現する。淡紅舌や淡白舌にみられれば血虚証，紅・絳舌に伴えば陰虚証や強い熱証のために津液が消耗した病態である。また時に脾虚による水湿形成によって裂紋が生じることがある。これは，舌が肥大して割れ目が生じたためである。また先天性の裂紋保有者もおり，この場合，診断には慎重さが必要である。

（4）肥大度

　①肥大舌：胖大舌ともいう。舌質が厚く大きく肥大している舌質であり，歯痕を伴うことも多い。肥大舌は水湿が貯留していることを示している。淡白舌で潤いのある肥大舌であれば，気虚や陽虚，臓腑では脾や腎の陽虚証でみられる。絳色や紅色であれば湿熱や，心や脾の疾病に熱証が加わったものである。
　②歯痕：辺縁に凹凸を認める舌質をいう。肥大舌が歯で圧迫されて形成されたもので，肥大舌に伴うことが多い。病態も肥大舌とほぼ同様であるが，特に脾虚のために水湿代謝が不良となって出現することが多

い。淡白苔にみられれば寒湿証，淡紅舌に伴えば脾虚や気虚証が多い。

③痩舌（そうぜつ）：舌質が薄く小さくなったもので，滋養分の低下や体液（津液†）不足を示し，血虚や陰虚証あるいは気血両虚証でみられる。淡白舌に伴えば気血両虚証，乾燥した紅・絳舌で少苔や無苔があれば陰虚証や陰虚火旺証でみられる。

(5) 点（斑）・刺（てん・し）

「点」とはシミの意味で，舌質表面の局所的色彩変化，つまり斑をいう。「刺」はトゲの意味で，舌質表面上に赤色などのトゲ状の隆起がみられるものをいい，舌乳頭が肥大したものである。

①芒刺（ぼうし）：「芒」は植物のススキの意味である。刺舌（しぜつ）ともいう。舌尖にみられることが多い。熱証で出現するが，特に強い熱証でよくみられる。舌尖部は心火亢盛（強い熱証）や温病初期，舌中部は胃腸の熱証，舌辺部は肝胆の火が盛んな病態で出現するとされるが，絶対的なものではない。

②点舌（てんぜつ）：紅色・白色・紫色などのいろいろな点（斑）がみられる。紅点（紅斑）は強い熱証，白点（白斑）は脾胃の虚証があるところに強い熱が加わった状態でみられる。紫色点（斑）は瘀点（斑）とよばれる。非発熱性疾患では，多くは瘀血でみられる。温病では熱が営分・血分にあるときに出現する。

(6) 舌下静脈

舌の裏面に2本の舌下静脈が観察できる。正常者では，細く分岐枝はみられず，根元から舌尖部の3分の2以上に走行することは少ない。舌下静脈が太くなったり，あるいは根元から3分の2以上上昇していたり，舌尖部まで到達していると異常である可能性が高い。また舌辺縁にも静脈がみられるのも正常とはいえない。多くは，瘀血や瘀血と気滞の合併などでみられる。

舌質の状態

舌質の動きや状態を観察するものである。
　①**痿軟舌**(いなん)：舌が弛緩し運動する力がなく，うまく運動できない状態である。気血両虚・陰虚などで出現することが多い。
　②**強硬舌**(きょうこうぜつ)：舌質が硬直したためにうまく運動できない状態である。風痰†や肝陽上亢†などによる舌の硬直で起こる。膩苔や顔面神経麻痺，半身麻痺などを伴うこともある。また強い熱証でもみられる。特に熱邪が心包に侵襲した場合などである。このときには，高熱や意識障害などを伴うことも多い。
　③**震顫舌**(しんせんぜつ)：抑制がきかず，舌質が振えるものである。肝気鬱結（気滞）や肝陽上亢・肝火上炎・熱邪旺盛などによる内風†で出現することが多い。このときには，紅舌や膩苔を伴うことが多い。その他に気血両虚証・陽虚証・酒毒（アルコール中毒）などでもみられる。気血両虚や陽虚では淡白舌を伴うことが多い。陰液消耗でも出現するが，このときには紅舌・少苔を伴うことが多い。
　④**歪斜舌**(わいしゃぜつ)：「歪」とはゆがみのこと。舌が左右のどちらかに偏って出されることである。風痰や瘀血が経絡を阻害して出現する。いわゆる，中風や顔面神経麻痺のときである。
　⑤**吐舌**(とぜつ)：舌が口から垂れてうまく引っ込められないものである。熱邪が心に襲侵するなどして，口中に戻す力もないほど，正気（生命力）が消耗しつくした危険な状態で出現する。
　⑥**弄舌**(ろうぜつ)†：舌で唇をいつも舐めていたり，蛇舌のようにチョロチョロと出したり引っ込めたりするものである。熱性痙攣などの内風†の前兆や小児の知能発育不全などでみられる。
　⑦**短縮舌**(たんしゅくぜつ)：舌が縮まって伸びず外部に出せないものである。重篤で危険な病症であることが多い。強い寒邪によって硬直したもの・熱邪による津液の消耗・風痰による運動の阻害・気血両虚などである。

3 舌苔の診断

　舌苔の診断では，その性質・色彩，さらには舌苔の有無などについて観察を行う。舌苔は消化機能を反映しているとされる。

▍舌苔の形状

　舌苔の状態を観察するものである。なお薄・厚・膩・腐などの字義については92頁の POINT を参照。

(1) 厚・薄苔

　舌苔の丈の高さを観察するものである。舌質の表面が舌苔を通して見えるか見えないかが基準となる。邪の有無と程度，表証と裏証などを判断する。
　①薄苔：舌苔の高さが低く舌質表面が透けて見えるもの。正常の舌苔である。疾病の場合は，邪が体表面に存在する（外感表証）・発病初期・軽症・正気†の充実などを示している。厚苔から薄苔へ変化すれば，正気が勝っている証拠であり，疾病の回復を示している。
　②厚苔：舌苔の丈が高く舌質表面が見えないもの。これは舌苔の丈が高いために厚苔が重なり見えにくくなったためである。厚苔はまず体内の邪の存在，つまり裏証†であることを示している。たとえば，外感病で厚苔がみられれば，体表の邪が体内に侵入した（裏証），あるいは体内にすでに邪が存在することを意味する。表証のみの病態ではないといえる。また痰飲・食積†でもみられる。

(2) 膩・腐苔

　①膩苔：舌苔が緻密にビッシリと存在する状態で，ぬぐい去ることはできない。舌の中央部に厚く著明にみられる傾向がある。水湿が貯留し，

そのために陽気の巡行がうまくいかない病態でみられることが多い。痰飲・食積†・湿熱などで出現する。黄膩苔は痰熱・湿熱・食積，白膩苔は寒湿などでみられる。

②腐苔（ふたい）：大小不揃いの豆腐カス状のものが舌苔上に付着・滞積したもの。ぬぐい去ることが可能であり，これが膩苔や厚苔との鑑別となる。腐苔は熱によって胃中の邪が上昇したもので，熱が盛んな状態にみられることが多い。これが膩苔の病態との相違となる。つまり腐苔は，寒証にはあまりみられない。食積†のために生じることが多いが，その他にも湿熱や消化機能の低下（胃気の低下）でもみられる。

(3) 潤燥

舌苔の乾燥度や潤沢度を観察するもの。おもに体液（津液†）の状態を表す。適度に潤っている舌苔が正常である。

①滑苔（かったい）：舌苔に過剰な唾液が貯留しているもの。舌を出すと唾液が垂れてくる場合も多い。水湿過剰の状態であり，寒湿証や陽虚証の場合によくみられる。

②燥苔（そうたい）：唾液が少なく，舌苔が乾燥しているもの。ひどい場合には裂紋を伴う。体液（津液）不足や強い熱証による体液消耗の状態でみられる。また燥苔がひどくなる，つまり熱証と乾燥症が重度となると舌苔が粗くまばらになる。これを糙苔（そうたい）†という。「糙」とはキメが粗いという意味である。

(4) 剝落舌（はくらくぜつ）

舌苔が部分的あるいは全部消失したもの。消化機能の低下（胃気虚弱）や胃陰不足†，陰液（滋養）不足，気陰両虚などで現れることが多い。

①地図状舌（ちずじょうぜつ）：舌苔が部分的に剝落しているもの。剝落部は移動することも多い。先天的なものもあり，この場合はあまり移動しないようである。先天性のものは，病的意味は少ない。胃陰不足や気血両虚・津液不

足などでみられる。また剥落部はそれに対応する臓器の疾病を表す場合もある。
　②光滑舌：舌苔がすべてはげ落ち無苔となり、舌表面が鏡のように光っている舌。鏡面舌ともいう。陰分（滋養分）が非常に低下した状態

表2-18　舌診の主要病態

	舌色	淡白舌	虚証・寒証
		紅舌	熱証
		絳舌	重度の熱証
		紫舌	瘀血・熱証・寒証
		紫斑	瘀血
舌質	舌状	栄舌	生命力充実
		枯舌	津液不足・生命力低下
		乾燥舌	津液不足
		裂紋	津液不足・滋養不足
		肥大	水湿貯留・気虚・陽虚
		歯痕	水湿貯留・気虚・陽虚・脾虚
		痩舌	津液不足・血陰虚・気血両虚
		芒刺	熱証
		瘀斑	瘀血・温病の営・血病
		舌下静脈怒脹	瘀血
		痿軟舌	気血両虚・陰虚
		強硬舌	風痰・肝陽上亢・重度の熱証
		震顫舌	内風・気血両虚証・陽虚証・酒毒
		歪斜舌	風痰・瘀血
		吐舌	生命力消耗
		弄舌	内風の前兆・小児の知能発育不全
		短縮舌	重篤な病症・重度の寒邪・風痰・気血両虚
舌苔		白苔	正常者・表証
		黄苔	熱証・裏証
		灰苔	裏熱証・寒証（寒湿証）
		黒色舌	灰苔と同じ（より強い）

を示す。紅色舌に伴うものは，胃陰不足・気陰両虚証・陰虚証などでみられる。淡白舌に伴うものは，陰分が極度に消耗し陽気も消耗寸前の重篤な状態である。

(5) 無根舌・有根舌

舌苔は胃気，つまり消化機能を中心とする生命力によって生み出される。そのため，舌苔の状態から疾病の重症度・回復の見込みなどが判断可能となる。

①**無根舌**（むこんぜつ）：舌苔に似るも舌苔ではないもの。舌表面に浮くように付着し，剥離しやすい舌苔もどきである。また真の舌苔も生える傾向がみえずまた少ない。**仮苔**（かたい）ともいう。胃気（消化機能）の低下状態で生命力が低下した状態であり，予後不良の舌苔である。もし発病初期や中期で無根舌が出現するようであれば，予後不良の可能性がある。

②**有根舌**（ゆうこんぜつ）：舌苔が舌表面にしっかりと付着し剥離できないもの。**真苔**（しんたい）ともいう。つまり正常な舌苔のことである。胃気，つまり生命力がある状態を示している。もし厚苔や少苔・腐苔などに有根舌が生じれば予後は良好の可能性が高い。

> **POINT　淡色，薄苔・厚苔，膩苔・腐苔の相違**
>
> 　薄と淡：日本語で「うすい」は薄いと表記され，色・高さ・密度・味・濃度などの程度が少ないものを指す。このため，薄苔の薄の意味が誤解される。
> 　舌診でいう薄は，厚みが少ない，丈が低いという意味。つまり薄苔とは，舌の表面が見えるほどに丈が低い舌苔という意味である。表面が見えない程度にびっしりと存在する舌苔は，膩苔（後述）となる。
> 　したがって，薄黄苔は，色がうすくあわい黄色の苔の意味ではなく，薄苔（丈が低い舌）＋黄色苔の意味となる。あわい色の黄色の苔は，漢語では淡黄苔と記すべきである。ちなみに淡は，濃いの反対語であり，色彩の程度が弱い「あわい色」の状態を指す。
> 　薄の反対語が厚であり，厚い，丈が高いという意味となる。本文で述べた

ように，厚苔は舌質表面が見えなくなる状態である。これは丈が高いために倒れて重なりあい，その結果，舌面がみえなくなるからである。

膩苔：膩の貳は2つのものが粘りつくことを指す。月は肉で，膩とは粘りついた脂肪の意味となり，さらにあぶらっこく，ねっとりとした状態を表す。つまり膩苔とは，ネチッと密着してくっついている舌苔のこととなる。ただ膩苔と厚苔の臨床的意味は大きくは変わらず，あまり神経質に区別する必要はないであろう。

腐苔：腐は，くさっているという意味ではない。腐とは肉などがくずれ，ベッタリとくっつくという意味である。これが豆腐の由来となる。ここから，原形をとどめずにくさるという意味が派生した。つまり腐苔とは，舌苔に付着した，本来の舌苔ではない，くずれたカス状のものという意味である。

まとめれば，正常である薄苔の丈が高くなり重なったものが厚苔，より密度が高くなったものが膩苔，丈が高く密度が高くなったものが厚膩苔ということになる。薄膩苔も当然存在するが，このときには単に膩苔と表記されることが多い。このいずれにも腐苔は存在する。

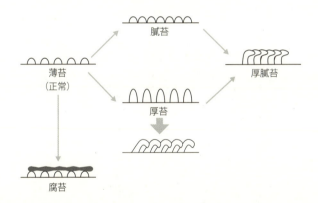

舌苔の色彩 (表2-19)

舌苔の色は大きく白色・黄色・灰色・黒色の4つに分類される。おもに寒熱証の判断に使用される。総括的にいえば，白苔は寒証と表証，黄苔は熱証と裏証，灰苔と黒苔は寒熱両証と裏証にそれぞれみられる。

①**白色苔（白苔）**：正常者にみられる舌苔色である。正常者では同時に適度の潤いがある。正常舌は，表証の初期，軽度の裏証，陽虚や寒証でもみられる。「正常舌＝疾病なし」とは限らないことに注意すべきである。

疾病時では，多くは寒証と表証にみられる。黄苔でないということは，寒邪が熱に変化していない，体内に熱邪がない，つまり表証を示している。

潤った白膩苔は寒湿証や水湿証，白厚膩苔は痰飲や食積などでみられる。乾燥した薄白苔や，舌尖部や舌辺の紅色を伴う薄白苔は風熱表証でみられる。乾燥した白厚膩苔は，痰飲や食積の熱への変化（化熱），痰飲の貯留による舌までの津液上昇不能などのときにみられる。このように，熱証でも白苔がみられることに注意すべきである。

肥大舌を伴うものは気虚，潤いがある薄苔で淡白肥大舌は気虚・陽虚・寒湿貯留などでみられる。

②**黄色苔（黄苔）**：熱証と裏証でみられる。一般的に，黄色の濃さと熱証の重症度は比例する。

うすい黄苔（淡黄苔）は，軽度な熱証を示している。白苔から淡黄苔になった場合は，邪が熱に変化し体内に入ったこと（裏証）を表す。

濃いめの黄苔（深黄苔）は強い熱証を表している。焦げたような黄苔（焦黄苔）は，非常に強い熱証を表している。このときに舌苔中央部に灰褐色の舌苔を認めることも多い。

膩苔や厚苔を伴う黄苔（黄膩苔・黄厚膩苔）は，痰熱・体内の実熱証（裏実熱証）・熱性の食積（食積化熱）などでみられる。

表2-19 舌苔の色彩

名称	病態	合併舌ほか
白色苔（白苔）	正常者。陽虚や寒証・表証初期・軽度の裏証・無熱邪＞熱証	正常者の舌：潤沢な薄白苔
		潤った白膩苔：寒湿証・水湿証
		白厚膩苔：痰飲・食積
		乾燥薄白苔：風熱表証
		＋舌尖部か舌辺紅色：風熱表証
		乾燥白厚膩苔：痰飲・食積化熱・痰飲貯留など
		＋肥大白舌：気虚
		湿潤薄白苔＋淡白肥大：気虚・陽虚・寒湿貯留
黄色苔（黄苔）	熱証・裏証	黄色の濃さと熱証の重症度は比例 寒証で黄苔がみられるときもある
		淡黄苔：軽度な熱証
		白苔→淡黄苔：邪が熱に変化し体内に侵入（裏証）
		深黄苔：強い熱証
		焦黄苔：非常に強い熱証 ＊このときに舌苔中央部に灰褐色の舌苔を認めることも多い
		黄膩苔か黄厚膩苔：痰熱・裏実熱証・食積化熱
		淡白肥大舌＋淡黄苔：時に陽虚による水湿貯留
灰色苔（灰苔）	裏熱証・寒証（特に寒湿証）	乾燥灰苔：熱による津液消耗。外感熱証・陰虚火旺
		湿潤灰苔：痰飲・寒湿証
黒色苔（黒苔）	病態は灰苔と同じだが，より程度が強い	乾燥黒苔か裂紋・芒刺：強い熱証による津液重度消耗（熱極津枯）
		潤った黒苔：強い寒証のための重度陽気衰弱（寒盛陽衰）

また寒証で黄苔がみられるときもある。淡白肥大舌で淡黄苔を伴う場合は，陽虚のために水湿が貯留した病態（水湿内停）でみられることがある。

③灰色苔（灰苔）：淡い黒色の舌苔であり，黄苔と同時に存在することも多い。体内臓器の熱証（裏熱証）や寒証，特に寒湿証でみられる。後述の黒色と同様に寒証と熱証ともにみられることが特徴である。

寒証か熱証かの鑑別は，舌苔の湿潤度で判断可能となる。乾燥した灰苔は熱証による津液の消耗であることが多く，外感熱証・陰虚火旺などで出現する。潤いのある灰苔は痰飲か寒湿証でみられる。

④黒色苔（黒苔）：病態と特徴は灰苔と同様であるが，程度がより強まったものであり，裏熱証や寒証，特に寒湿証でみられる。乾燥した黒苔は，強い熱証のために津液が極度に消耗したためである（熱極津枯）。このとき，裂紋や芒刺がみられることも多い。潤いのある黒苔は，強い寒証で陽気が極度に衰えた病態（寒盛陽衰）でみられることが多い。

POINT　舌の変化と疾病経過について

舌は病態によって変化していく。特に外感病での変化は早い。そのためこれにもとづき，疾病の経過を判断することが可能となる。判断するためにはまず，舌の変化の順序を知っておく必要がある。**図**では，右に進んでいけば疾病は進行しており，左に進んでいれば回復に向かっていることを表す。

たとえば①寒邪の外感病初期で悪寒などの表証があるときに，淡黄苔がみられれば，一部の寒邪が体内に侵入し熱邪に変わりつつあり，疾病は進行していると判断できる。

②熱証で黄色であった舌苔が白苔に変化すれば，熱証症状はまだ存在しているものの回復しつつあると判断できる。

③紅舌が絳舌に変化し，さらに乾燥してくれば熱証の程度がひどくなり，津液まで消耗し，陰虚火旺の状態となっていることを示しているなどである。

3．舌診

舌の変化

1．外感熱病（温病）

①舌質

正常舌 ⇄ 紅色舌 ⇄ 深紅色 ⇄ 絳舌 ⇄ 乾燥絳舌 ⇄ 絳舌＋裂紋 ⇄ 紫絳萎縮舌
（淡紅舌）　　　　　熱証　　重度熱証　熱証で津液消耗　　左記＋気血不足

②舌苔

薄白苔 ⇄ 黄苔＋白苔 ⇄ 淡黄舌 ⇄ 黄舌 ⇄ 焦黄苔 ⇄ 灰苔＋黄苔 ⇄
（淡紅舌）　　　　　軽度熱証　　　　熱証　　　重度熱証

灰舌か乾燥芒刺 ⇄ 灰糙苔 ⇄ 黒糙苔

熱証で津液消耗　　重度の熱証と津液消耗

2．非発熱性疾患（内傷雑病）の気虚・陽虚証

①舌質

正常舌 ⇄ 軽度肥大 ⇄ 肥大歯痕 ⇄ 淡白舌＋肥大で嫩舌 ⇄ 左記＋裂紋
　　　　　気虚か水湿内停　　陽虚＋水湿内停　　左記＋気血不足

淡青舌 ⇄ 紫潤湿肥大

寒証＋水湿内停　左記重度か左記＋瘀血

②舌苔

薄白苔 ⇄ 薄白苔＋湿潤 ⇄ 滑苔

　　　　　寒証　　寒証か水湿内停

3．非発熱性疾患（内傷雑病）の血虚・陰虚証

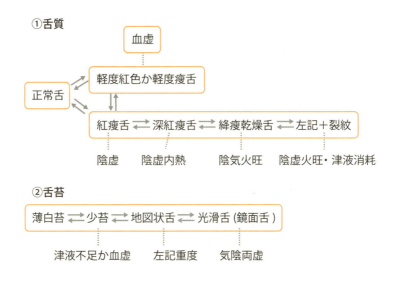

POINT　舌診の実際

　舌質はおもに正気（生命力）の強弱，舌苔はおもに病邪を表していることは本文でも述べた。つまり舌体と舌苔は，異なる観点から疾病を表していることに注意が必要である。舌診による病態の判断に際しては，舌質と舌苔の意味するところをふまえ，かつ他の症状を合わせて総合的に判断していくことが重要である。以下，舌質と舌苔の一致・不一致例に分けて検討したい。

　①舌質と舌苔の変化が一致：両者は同様な病因・病態を示しており，その関連を考えればよい。
- 淡白舌＋白苔：ともに寒証でみられ，この疾病は寒証と判断できる。
- 紅舌＋黄苔：ともに熱証であり，熱証，特に裏熱証と判断できる。
- 歯痕肥大舌＋白膩苔：舌質は陽虚（脾虚の可能性が高い），舌苔は寒証＋水湿を表している。脾虚などの陽虚証の結果，水湿が生じた虚寒証の病態などと判断される。

- 紅舌＋黄膩苔＋軽度乾燥：紅舌は熱証。黄膩苔は熱証＋水湿で湿熱証。乾燥舌は津液不足を示している。裏熱証で痰熱や湿熱証，熱証のために津液が軽度消耗しているなどと判断できる。
- 上記舌＋腐苔：腐苔は食積に多い。湿熱証と食積である。湿熱は食積が関連している可能性が高い。

②**舌質と舌苔の変化が不一致**：両者の表す病態は矛盾しており，虚実錯雑証・寒熱錯雑証など異なる病因・病態の合併であることが多い。したがって，本質的病態（本）とみかけの病態（標），病因，病態の相互関連などを，より深く考えてその病態を明らかにしていく必要がある。

- 淡紅苔＋舌尖紅＋軽度乾燥薄白苔：乾燥は津液不足，舌尖の紅は熱証を示す。他は熱証ではなく，また正常舌であり生命力（正気）は衰えていない。外界の熱邪が体表に取り付いた（表証）外感病の初期，つまり外感表熱証といえる。
- 紅舌＋白膩苔：紅色は熱証，白膩苔は水湿や寒性水湿であり矛盾している。熱証が主体であり，これに寒性水湿が合併した病態で寒熱錯雑証である。しかし後者は主体ではない（標）。なぜなら，舌質のほうが病態の本質を表すからである。
- 淡紅舌＋黄膩苔：上記と逆であり，淡紅舌は熱証がない，黄苔は熱証，膩苔は痰飲や痰湿を示す。疾病の本質は舌質に表れるので，疾病の熱証はないか軽度である。脾虚による食積で，これが熱を帯びたような病態が考えられる。
- 紅舌＋薄白苔＋乾燥：紅舌は熱証。薄白苔は正常，外感病初期，非熱証。乾燥は熱証や津液不足状態などを示す。疾病。
- 淡紫舌＋湿潤：寒凝瘀血。
- 淡白湿潤肥大嫩舌＋淡黄苔：淡黄苔は軽度の熱証。湿潤肥大は水湿。淡白舌は寒証。嫩舌は陽気不足。陽気不足により津液が停滞し水湿が貯留。これが鬱して熱となった病態。

4 脈診

中国語で「号脉」(脈を診る) といえば，診断の代名詞となっているほど，脈診は重要な位置を占める。脈診は，西洋医学のように循環動態のみを診断していくものではなく，脈の状態から体全体の病状を判断していくものである。ここでは脈診の概略を述べる。

1 脈診の方法

脈診には，①三部九候法（遍診法），②三部診法，③寸口の脈診法などの方法がある。本書では，最も一般的かつ重要な寸口の脈診法の要点を述べる。寸口の脈診法とは，左右前腕の橈骨動脈の拍動部位を診断する方法である。

(1) 姿勢

患者を坐らせるか，または仰向けに寝かせ，腕が心臓と同じ高さになるようにする。そして手のひらを上に向け，肘から先をまっすぐ伸ばさせる。

(2) 部位

前腕の橈骨茎状突起内側の橈骨動脈拍動部を，指で触れ圧することで診断する。診断部位はさらに寸・関・尺の3つに分かれる（図2-13）。
① 「関」とは橈骨茎状突起が最も外表からよく触れる部位の内側。

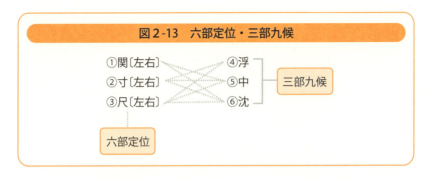

図2-13 六部定位・三部九候

図2-14 寸口診法の部位と臓腑

部位	左手	右手
寸	心	肺
関	肝胆	脾胃
尺	腎	腎

②「寸」とは関の手掌側。③「尺」とは体軀側である。この左右の3部位を，別々にあるいは3指同時に診断する。その結果，6つの部位の脈を診ることとなり，これを**六部定位**という。さらに後述するように各部位の浮・中・沈の脈象をみるが，これを**三部九候**とよぶ。前者と合わせて**六部定位・三部九候**という。

六部には，各臓器の病態が反映するとされる。諸説あるが**図2-14**の配当が一般的である。

（3）指法

安静状態にある早朝が最も脈診にはふさわしいとされている。患者が落ち着いた状態で，緊張を解かせ，ゆったりとした態度で診るべきである。

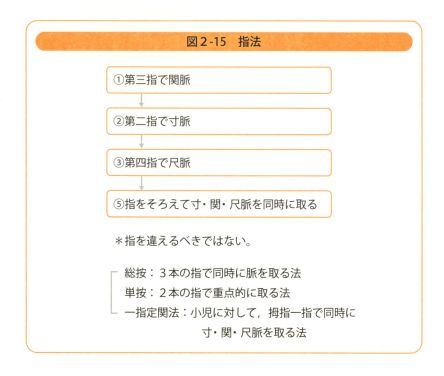

患者と斜めに向かいあい，医療者の左指を用いて，患者の左右の脈を診る。このとき，手掌をアーチ状にして指先をそろえ，指尖端に近い指腹部で診る。指を直角に立てたり，指を水平にして診るべきではない。

医療者の左指で患者の右手を，右指で左手を同時や別々に取る方法もある。

成人の脈を診る場合には，まず第三指で関脈を，ついで第二指で寸脈を，そして第四指で尺脈を取る。最後に指をそろえて寸・関・尺脈を同時に取る。どのような場合にも，必ず寸は第二指で，関は第三指で，尺は第四指を使用して取るようにする。指を違えるべきではない（**図 2-15**）。

3本の指で同時に触按して脈を診る方法を**総按**，1本の指で一部の脈象を重点的に診る方法を**単按**という。臨床では総按と単按を組み合わせて

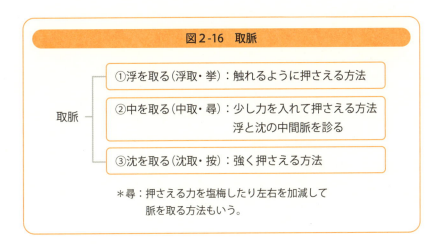

用いる。

　小児の脈を診る場合には，拇指の一指のみで，寸・関・尺に分けずに脈を診る。これを**一指定関法**とよぶ。

(4) 取脈(しゅみゃく)

　脈の診察は「脈を取(と)る」という。寸・関・尺脈につき，次の3通りの方法で診察する（図2-16）。

　①浮を取る（浮取・挙）：指でごく軽く押さえて脈を取る方法。書物によっては軽く押さえると書かれているが，皮膚に指を置くように触れる程度で取ることが大切である。この方法は**挙**ともいわれる。

　②中を取る（中取・尋）：少し力を入れて押さえて脈を取る方法。浮と沈の中間の位置の脈を診る方法である。**尋**ともいわれるが，尋にはさらに力を抜いたり加えたり，左右に動かしたりして加減しながら脈の変化をみる方法も指す。

　③沈を取る（沈取・按）：指を強く押さえて脈を取る方法。**按**ともいう。

> **column**
>
> ## 脈診の習得
>
> 脈診はなかなか難しく，その習得には困難を伴うようである。筆者もそうであった。というより現在も自信がない。専門医から直接指導を受けることが早道であるが，わが国では筆者を含めて脈診を得意とする医師が少ないのも事実である。
>
> 中国大陸や台湾では，陪診の学生や医師が指導医が述べる診察結果を書き写す。筆者も中国と台湾に留学中，陪診しながら，先生の述べる脈と患者の脈を見比べながら習得したものである。
>
> 中国大陸や台湾の医師は，左右の脈を同時ではなく，別々に取る。同時に取る先生は見たことがない。
>
> 脈診の習得には，まず脈の状態を覚え，実際の臨床で患者の脈をみて，反芻しながら取得していくしかないであろう。特に類似した脈と相反する性質の脈を常に念頭におきながら，臨床にのぞむことが肝要である。時間はかかるかもしれないが，ある日突然，どんな脈かが，ひらめきわかるものだ。

2　正常な脈象

(1) 正常な脈象

正常な脈象のことを平脈(へいみゃく)という。平脈とは，以下の3つの状態にまとめられる（**図2-17**）。

①**胃気がある（有胃）**：浅くも深くもなく，脈拍は速くも遅くもない，脈拍の律動が規則正しい脈をいう。ここでの**胃気**とは脾胃のことであり，後天の気が存在していることを表している。

脈の速度は，医師の一呼一吸（一息）を基準にして計測する。一息の間に4〜5拍の脈，1分間では65〜80拍の脈が正常な速度である。したがって，脈を取るとき，医師は呼吸を調え，自然な呼吸状態で脈を取る

4．脈診

> **図2-17　正常な脈象**
>
> 平脈 ─┬─ ①胃気がある(有胃)：位置・脈速・律動が正常な脈
> 　　　├─ ②神がある(有神)：ゆったりと穏やかな力強い脈
> 　　　└─ ③根がある(有根)：尺脈も充分力強い脈
>
> ＊胃気：脾胃の意味。後天の気が健康的に存在している。
> ＊平息：自然で安定し冷静な状態での医師の一呼一吸（一息）。
> 　　　　正常な脈速は，一息に4〜5拍の脈拍があること。
> ＊神　：生命の機能や「こころ」，さらには心の拍動の象徴を表す。
> ＊根　：根本的生命力，すなわち腎に宿る先天の気の意味。

必要がある。このような状態を**平息**(へいそく)という。平息とは，「こころ」を穏やかにし，冷静に脈を取れという教えといえる。

　②**神がある（有神）**：ゆったりと穏やかで，しかも力強い脈をいう。**神**[†]とは，生命の機能や「こころ」，さらには心の拍動の象徴である。

　③**根がある（有根）**：尺脈も充分力強い脈をいう。**根**とは，根本的生命力，すなわち腎に宿る先天の気の意味である。

(2) 脈象の変化

　平脈は，以下のような種々の要素の影響を受けて変動する（**表2-20**）。

　①**性別・年齢・体格**：男性は女性よりも強い脈でやや速い傾向がある。また妊娠時には，滑数脈を呈することも多い。年齢が若いほど脈拍は速く，年齢とともに遅くなる。青壮年の脈は力強く，老人は無力か硬くなる。痩せ型の人は浮脈，太った人は沈脈の傾向がある。長身の人は長い脈，短身は短い脈となる傾向がある。

　②**「こころ」の状態・労働・飲食**：「こころ」の状態で脈も変化する。怒りや驚きは数脈，精神的ストレスやうつ的状態では弦脈，喜びは緩脈

表2-20 平脈の変化

①性別・年齢・体格	男性 女性	より強くやや速い やや弱くやや遅い
	妊娠	滑数脈
	青壮年 高齢者	より速く，力強い やや遅く，無力，硬度が増す
	痩せ型 肥満	浮脈 沈脈
	長身 短身	長い脈 短い脈
②こころ・労働・飲食	怒・驚 精神的ストレス うつ的状態 喜び	数脈 弦脈 弦脈 緩脈
	労作時 睡眠時	数脈や力強い脈 遅緩脈
	運動選手	遅脈
	飲酒や食後 空腹時	数脈で有力 緩脈で弱い脈
③季節・気候・環境	春 夏 秋 冬	弦脈 洪脈 浮脈 沈脈
	寒冷地 寒冷時期	沈実脈 沈実脈
	温暖地 温暖時期	細緩脈，やや数脈 細緩脈，やや数脈

となる傾向がある。激しい労働や長距離歩行などでは数脈や力強い脈，睡眠時は遅緩脈となる。また運動選手では遅脈を呈することも多い。飲酒や食後では数脈で有力となり，空腹時では緩脈で力が弱い感じの脈と

なる。診察時に緊張していると数脈や弦脈となることも多い。

③**季節・気候・環境**：春には弦脈，夏には洪脈，秋には浮脈，冬には沈脈を呈する傾向がある。寒い地方や季節では沈実脈，温かい地方や季節では細緩脈でやや数脈となる傾向がある。

④**奇形脈**：正常部位からはずれて走向する脈がある。これは先天的なもので，病的な脈ではない。脈状は正常と同様に変化を示すので，同じように脈診してよい。一側と両側にみられる場合がある。

(3) 脈診の臨床的意義

脈診の臨床的意義は以下のようにまとめられる。

①**病位を判断する**：浮いている脈（**浮脈**）は表証を，沈んだ脈（**沈脈**）であれば裏証を表していることが多い。

②**正と邪の盛衰を判断する**：力強い脈（**実脈**）は，邪が盛んな実証を示すことが多い。これに対し，力が弱い脈（**虚脈**）は正気が弱い虚証を表していることが多い。

③**寒熱を判断する**：寒証と熱証は重要な病態である。遅い脈（**遅脈**）は寒証を，速い脈（**数脈**）は熱証を示すことが多い。

④**進退と予後を判断する**：たとえば，発熱性疾患である外感病で，浮脈がみられなくなれば，表証が消失していることを示している。これは快方に向かっているか，裏証となったかどうかの判断材料となる。消耗性疾患で脈が力強くなれば，回復に向かっていることを示している。

⑤**治療効果を判断する**：たとえば，表寒証の治療の後，症状が軽快しかつ浮脈も消失したとすれば，治療は効果があったと客観的に判断できる。熱証治療で，洪数脈の軽減がみられなければ，治療の効果はあまりないと判断することができる。

以上のうち，①～③で述べた脈象は疾病の基本的かつ重要な病態を示す脈証であり，これを**六綱脈**とよぶ。六綱とは，表・裏，虚・実，寒・

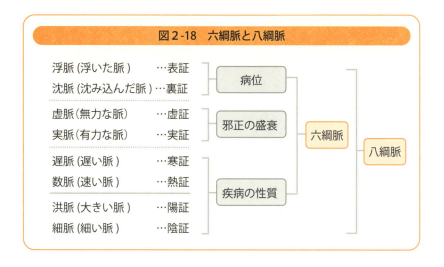

熱という基本的かつ重要な病態である。またこの六綱脈に洪脈と細脈を加えたものを**八綱脈**とよぶ（**図2-18**）。

八綱脈とは，六綱脈に**陽証**を示す**洪脈**と，**陰証**を示す**細脈**を加えた脈である。陽証とは，熱証・実証・表証のように，陽性の病態をいう。このような病態のときに洪脈が出現しやすいという意味である。同様に陰証とは，寒証・虚証・裏証などのような陰性の病態のことである。このときには細脈が出現しやすい。

3 病的脈象

病的脈象の種類については諸説あるが，現代では28種類とされている。本文では，脈を深浅・速度・形態などで分類して記すが，簡明な分類もあげておく（**図2-19**）。

図2-19 脈象の分類

- 浮脈類 ── 浮・濡・散・芤・革
- 沈脈類 ── 沈・伏・弱・牢
- 遅脈類 ── 遅・緩・結・渋・動
- 虚脈類 ── 虚・細・微・代・短
- 実脈類 ── 実・滑・緊・長・弦

A．脈位の深浅による分類

浮脈類

(1) 浮脈

　指を置くように触れると強く拍動を感じるが，強く押さえると拍動が弱く感じられる脈象。これを「水に木が漂うが如き脈」と言い習わす。
　〔病状〕病邪が浅表部にあることを示している。
(1) 表証でみられる。浮で力強い脈は表実証を，浮で無力の脈は表虚証でみられる。
(2) 慢性疾患で身体虚弱のときに大きな浮脈をみるときがある。同時に按じると無力（無根）の脈を伴う。これは虚陽が浮き上がった（虚陽上浮）ために浮脈が生じたのである。これを表証と誤認しないことが肝要である。

(2) 浮脈の類似脈

①散脈：大きな浮脈のようであるが，少し按じると強い無力（無根）状態で，かつ拍動は不規則である脈象。「散」とはバラバラに散るという意味であり，生命力がなくなっていく意味である。

〔病状〕正気が消耗し臓腑の機能が停止しつつある危篤な病態。いわゆる死に近い病態で死脈である。

②芤脈：大きな浮脈のようであるが脈内は空虚で力がなく無力（無根）状態の脈象。たとえば青ネギに触れて押しているような感じ（「按ずるに葱の管の如し」）の脈である。

〔病状〕大出血や多汗などのために，体の滋養分（陰血）が大いに消耗したときにみられる。つまり血流量の減少による脈である。

沈脈類

(1) 沈脈

軽く押さえても感じないが，強く押さえると拍動が感じられるような脈象。脈が奥部にあることを示している。

〔病状〕病症が体内にあるとき，すなわち裏証の病態でみられる。邪が体内に存在する病態（裏実証）では沈で力強い脈，正気（生命力）が低下した病態（裏虚証）では沈で無力の脈となる。

(2) 沈脈の類似脈

①伏脈：沈脈よりさらに深部に脈があるもの。橈骨まで押さえ込んではじめて触れるような脈である。牢脈に比べ，より深部にある脈である。

〔病状〕「伏」とは潜伏するの意味。邪が体内の奥に潜み，そのために脈の流通が阻害されて伏脈となる。つまり，潜伏している病態を表して

いる。（1）寒邪による厥†証や意識障害（閉証）。
　（2）強烈な疼痛などでみられる。
　②牢脈†：軽く押さえては触れず，深く押さえて全部が触れる弦のように硬く長い脈。伏脈に比べ，緊張度が高く長く，さらに押さえても動かない。
　〔病状〕おもに，癥瘕†・疝気†・痞塊などの裏実証でみられる。

B．脈速による分類

遅脈類

（1）遅脈

　脈拍が遅い脈象で，一呼吸の間に4拍以下の脈をいう。1分間におよそ60拍以下の脈にほぼ相当する。
　〔病状〕①おもに寒証でみられる。力強い脈象（有力）であれば実寒証，弱く無力の脈であれば虚寒証でよくみられる。
　②時に実熱証でみられるときがある。これは熱邪が結び停滞し脈を塞いでしまったためと説明され，傷寒の陽明病などでみられる。

（2）遅脈の類似脈

　緩脈：速度は一呼吸に4拍くらいで，緩やかにゆっくりとやってくるような脈。遅脈ほど遅くなく，ゆったりとやわらいだ脈象である。
　〔病状〕（1）消化機能（脾胃）虚弱や，（2）体内の湿邪停滞などでみられる。
　（3）平脈，すなわち健康状態でもみられることが多い。このときはゆったりと安定した脈象となる。

数脈類

(1) 数脈（さくみゃく）†

脈拍が速い脈象で，一呼吸の間に5拍以上の脈をいう。1分間で80から90以上の脈拍に相当する。

〔病状〕(1) おもに熱証でみられる。力強い脈（有力）は実熱証，弱い脈（無力）は虚熱証でおもにみられる。

(2) その他に，虚陽上浮†でもみられるが，このときには無力な脈象となることが多い。

(2) 数脈の類似脈

疾脈（しつみゃく）：「疾」とは急性病の意味だが，ここでは急速の意味。一呼吸に7拍以上の非常に速い脈をいう。

〔病状〕(1) 発熱疾患（熱病）の極期。
(2) 正気が虚脱する危篤状態でみられる。

C．脈拍の強弱による分類

(1) 虚脈（きょみゃく）

寸・関・尺いずれでも，軽く押さえると拍動が弱く，強く押さえると空虚な感じがする無力な脈。無力な脈の総称として用いられることもある。

〔病状〕気が虚弱なため血の運行に力なく無力に，血不足のために空虚で細く感じられる。気血両虚や臓腑虚弱などの虚証でみられる。

(2) 実脈（じつみゃく）

寸・関・尺いずれを軽く押さえても，強く押さえても力強い有力な拍

動を感じる脈。有力の脈の総称として用いられることもある。
　〔病状〕邪によって気血がふさがれ脈に溢れたために，有力な脈となったもの。おもに実証でみられる。

D．脈の動態による分類

円滑脈

(1) 滑脈(かつみゃく)

　流れるように滑らかな拍動を感じる脈。力強く水が押し寄せてくるような脈であり，ちょうどソロバンやパチンコ玉の上を指でなぞるときに感じるような脈象である。
　〔病状〕邪が籠もっていたり気血が充実しているために感じる脈。
　（1）痰飲・食積・実熱証などで出現する。後者の2病態では数脈を伴うことが多い。
　（2）妊娠では滑数脈がよくみられる。
　（3）健康人でもみられることがある。

(2) 滑脈の類似脈

　動脈(どうみゃく)：滑脈状で力強く（有力）速度も速い脈（数脈）であるが，拍動は短時間なもの。滑脈に比べ拍動時間が短縮された脈である。関部でみられることが多い。
　〔病状〕疼痛時や驚愕などの精神不安状態にみられる。

渋滞脈

(1) 渋（濇）脈†

　滑脈とは反対に，脈の拍動が滑らかでない脈。**濇脈**ともいう。拍動が時間をおいて感じられるような脈。渋脈は小刀で竹を削ると，節は力が入り節以外はスッと切れる感じ（「軽刀で竹を刮するが如し」），さらには軒からの雨だれが一粒一粒落ちていくような感じなどにたとえられる。遅く細いことも多い。

　〔病状〕（1）生命力低下（精血不足）でみられる。精血不足のために，脈を拍動させる力が不足するためである。このときには，力がない拍動（無力）を伴う。

　（2）気滞瘀血やこれに痰飲や食積を伴うときにみられる。これらの邪によって脈の拍動が阻害されるためである。このときには力強い脈（有力）を伴う。

E．脈の形態による分類

細脈類

(1) 細脈（小脈）

　細く軟らかく拍動に力がない（無力）脈。以下の類似脈に比べ，脈の拍動はよりはっきり感じられる。

　〔病状〕以下の類似脈に比べ，虚実両証でみられる。

　（1）脈に血が充たされずまた拍動力が低下したことで出現する。気血両虚や陰虚などでみられる。

（2）湿邪が脈を圧迫することで出現する。湿証でみられるが，このときには濡脈もともにみられることが多い。

(2) 細脈の類似脈——おもに虚証でみられる

①濡脈[†]：浮脈で細く軟らかく力がない脈。細脈が深く按じても感じるのに対し，指頭を脈に置いたとき，すなわち浮を取ったときに，最も強く感じるもの。浮脈の一種ともいえる。
〔病状〕虚証と実証にみられるところが下記の弱脈・微脈と異なる。
（1）精血不足・気血両虚などの虚証でみられる。
（2）湿邪が脈を圧迫することでも出現し，湿証でみられる。
②弱脈：沈脈で細く軟らかい力がない脈。強く按じないと拍動を感じとれないもので，沈脈の一種ともいえる。
〔病状〕血虚のため血が充たされず，気虚のために拍動力が低下して出現する。気血両虚でみられる。
③微脈：極度に細く軟らかく，按じると消失するような非常に無力な脈。按じると脈拍が不明確になることもある。
〔病状〕陽気が消耗し尽くしたために出現する。
（1）生命力（正気＝陰陽気血）が非常に虚した重篤な状態でみられる。
（2）急性疾患でみられるときは，ショックのように陽気が急激に消耗した病態でみられる。

太脈類

(1) 洪脈

ゆったりと太く大きく，拍動も力強い脈。脈の去来に盛衰があり，脈が来るときは力強く，去るときは弱めとなる。勢いよく湧き上がりゆっくり引いていく波濤のような脈（「波濤，洶湧の如し」）である。

〔病状〕体内の熱のために脈が拡張し，気が盛んになり血が湧き上がるために出現する。
（1）温病の気分の熱証などの実熱証でみられる。
（2）慢性疾患の虚証では，邪が盛んで正気が消耗した重篤な病態や虚陽上浮†でみられる。

(2) 洪脈の類似脈

大脈：洪脈のようにゆったりと太く大きいが，洪脈より力強さや脈の去来の盛衰がない脈。
〔病状〕洪脈とほぼ同様の病態でみられる。
（1）有力な大脈は実熱証や邪が盛んな病態でみられる。
（2）無力な大脈は，虚証や虚陽上浮†でみられる。

長短脈

(1) 長脈

尺脈を越えるように長くまっすぐな脈。
〔病状〕（1）他の病的脈象が伴わなければ健康脈である。
（2）実熱証，肝火などでみられる。

(2) 短脈

寸部や尺部では触れにくく，関部でよく触れる脈。
〔病状〕気虚のために，血脈の運行力が弱まったためにみられる。多くは無力であり，気虚証や気陰両虚証でみられる。

F．脈の緊張度による分類

緊張脈

(1) 弦脈(げんみゃく)

　直線的で力強い，楽器の弦や弓のツルを押さえたような脈（「按ずるに琴弦の如し」）。
　〔病状〕気が緊張したために出現する。
　(1) 肝や胆の疾病でみられる。肝気鬱結†（気滞）や肝火・胆火・肝鬱脾虚（肝脾不和）などでみられる。
　(2) 疼痛時，特に季肋部痛や腹痛などでよくみられる。
　(3) 痰飲，特に胸部や季肋部の痰飲でみられる。その他に，瘧疾†でも出現するとされる。

(2) 弦脈(げんみゃく)の類似脈

　①緊脈(きんみゃく)：ピンと縄を張ったように緊張して力強い脈。弦脈より緊張度が強い脈。
　〔病状〕おもに寒邪の襲来やその影響のため，脈が過度に緊張して出現するとされる。
　(1) 実寒証。浮緊だけでなく，沈緊（裏寒証）でもみられる。
　(2) 疼痛時，特に寒邪の影響による疼痛でよくみられる。
　(3) 食積†，つまり消化不良のときにみられる。
　②革脈：浮を取ると弦脈のように力強いが，中や沈を取ると空虚で無力のような脈（「按ずるに鼓の皮の如し」）。外が強く中が空虚（外硬中空）という。芤脈に比べ，血管壁は硬く力があり細い。
　〔病状〕慢性出血・早流産・ショックなどで陰血虚や精血が失われ，

おもに陽気が浮き上がった（虚陽上浮[†]）ものでみられる。つまり，血流量の減少による血管の収縮による脈で，芤脈に引き続きみられることも多い。

弛緩脈

（1）緩脈

ゆったりとした脈壁に弾力性が感じられる脈。「B．脈速による分類」の緩脈の項を参照。

G．脈拍の律動による分類

脈拍の欠落が規則的か否か，脈拍の速さによって代脈・促脈・結脈の3つに分類される。しかし厳密に区別できないことも多い。また熱証に偏るのが促脈で，寒証に偏るのが結脈。これに対し，寒熱の別なく極度の虚損によって出現するのが代脈である（図2-20）。

（1）代脈[†]

規則的に脈拍が欠落した脈で，欠落時間が長く感じられるもの。脈拍は比較的ゆっくりで無力な脈である。図示すれば，「∧－∧－∧－欠－∧－∧－∧－欠－」のような脈である。通常，寒熱証の区別なく出現する。

〔病状〕（1）臓器の働きが非常に弱まり（臓気衰弱），うまく血が流動しないために出現する。おもに気陰両虚・陽気不足などで出現する。

（2）外風や肝風内動などの内風，打撲外傷・疼痛・驚き・不安・恐れなどの精神的な失調などでみられる。これは，一時的に気血の流れが停滞するためである。

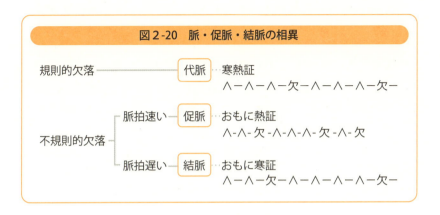

図2-20 脈・促脈・結脈の相異

(2) 促脈[†]

　脈拍は速く，不規則的に欠落した脈で，欠落時間が短いもの。熱証でみられることが多い。

　〔病状〕（1）熱邪や気血運行の阻害によって出現する。おもに熱が非常に盛ん・気滞瘀血などでみられるが，痰飲食積でも時にみられる。このときは有力な脈である。

　（2）陰液が消耗したことによる虚脱状態やショック状態でみられる。細く無力な脈となる。

(3) 結脈

　脈拍は遅く，不規則的に欠落した脈。寒証でみられることが多い。

　〔病状〕寒邪による気血運行阻害，陽虚による拍動力低下などで出現する。（1）寒邪の体内停滞・気滞・寒痰・瘀血などの陰盛気滞などでみられる。脈は有力となる。

　（2）陽虚，特に心陽虚でみられる。脈は無力となることが多い。

H．複合脈（相兼脈）

　2種類以上の単一脈が複合して1つの脈象を形成するもの。相兼脈，あるいは合脈ともいう。臨床上，複合脈はよくみられる。複合脈の病症は，単一脈の主病症を組み合わせたものが多い。以下，よくみられるものをあげる（図2-21）。

　①**浮緊脈**：浮脈は表証，緊脈は寒証を表す。合わさると表寒証，特に表寒実証を表す。

　②**浮数脈**：（1）浮脈は表証，数脈は熱証を表す。合わさると表熱証を表す。
　（2）虚証では浮脈が虚陽上浮，数脈は虚熱を表し，陰虚火旺を表すこともある。気虚発熱でもみられる。このとき，脈は無力であることも多い。

　③**浮緩脈**：浮緊脈と相対する脈象である。
　（1）浮脈は表証，緩脈は風邪など実邪が強くないことを表す。表虚証や気虚感冒などでみられる。
　（2）浮脈は表証，緩脈は湿邪を表し，風湿表証などでみられる。

　④**沈遅脈**：沈脈は裏証，遅脈は寒証を表し，裏寒証でみられる。

　⑤**沈細数脈**：沈脈は裏証，細脈は気血両虚証や陰虚証，数脈は熱証を表す。気陰両虚証や陰虚内熱証などでみられる。

　⑥**沈渋脈**：沈脈は裏証，渋脈は瘀血を表し，瘀血でみられる。気虚などの虚証を伴う瘀血では無力な脈象となる。

4．脈診

図2-21　複合脈（相兼脈）

① **浮緊脈**：　浮脈…表証　⎱
　　　　　　　緊脈…寒証　⎰ 表寒証 (特に表寒実証)

② **浮数脈**：　(1) 浮脈…表証　⎱
　　　　　　　　　 数脈…熱証　⎰ 表熱証
　　　　　　　(2)〔虚証〕浮脈…虚陽上浮　⎱
　　　　　　　　　　　　　数脈…虚熱　　⎰ 陰虚火旺・気虚発熱
　　　　　　　　　　　　　↑
　　　　　　　　　　　　無力

③ **浮緩脈**：　(1) 浮脈…表証　　　⎱
　　　　　　　　　 緩脈…弱い実邪　⎰ 表虚証・気虚感冒
　　　　　　　(2) 浮脈…表証　⎱
　　　　　　　　　 緩脈…湿邪　⎰ 風湿表証

④ **沈遅脈**：　沈脈…裏証　⎱
　　　　　　　遅脈…寒証　⎰ 裏寒証

⑤ **沈細数脈**：沈脈…裏証　　　　　　　⎫
　　　　　　　　細脈…気血両虚証・陰虚証 ⎬ 気陰両虚証・陰虚内熱証
　　　　　　　　数脈…熱証　　　　　　　⎭

⑥ **沈渋脈**：　沈脈…裏証　⎱
　　　　　　　渋脈…瘀血　⎰ 瘀血

⑦ **洪数脈**：　洪脈　⎱
　　　　　　　数脈　⎰ 熱が盛ん → 温病の気分の熱が盛ん

⑧ **弦細脈**：　弦脈…肝病症 (肝気鬱結など)　⎱　肝気鬱結＋血虚証
　　　　　　　細脈…気血両虚証・陰虚証　　　⎰　肝腎陰虚証
　　　　　　　　　　　　　　　　　　　　　　　肝気鬱結＋脾虚証

⑨ **弦数脈**：　弦脈…肝・胆病症　⎱　肝気鬱結＋熱証 (肝鬱化火)
　　　　　　　数脈…熱証　　　　⎰　肝胆湿熱証

⑩ **滑数脈**：　滑脈…痰飲・食積　⎱　痰熱・食積＋化熱
　　　　　　　数脈…熱証　　　　⎰

⑦**洪数脈**：洪脈・数脈ともに熱が盛んなことを表す。特に温病の気分の熱が盛んなときにみられる。

⑧**弦細脈**：弦脈は肝気鬱結などの肝の病症，細脈は気血両虚証や陰虚証などを表す。肝気鬱結＋血虚証，肝腎陰虚証，肝気鬱結＋脾虚証などでみられる。

⑨**弦数脈**：弦脈は肝や胆の病症，数脈は熱証を表す。肝気鬱結＋熱証（肝鬱化火），肝胆湿熱証などでみられる。

⑩**滑数脈**：滑脈は痰飲や食積，数脈は熱証を表す。痰熱，食積＋化熱などを表す。

> **POINT　脈と証の関係**
>
> 　一般的な状況では脈と証は一致するのが普通である。たとえば，実証症状に洪数脈がみられる，あるいは表証で浮脈がみられるなどでは，脈と証は一致しているといえる。これを脈と証は相い応じている（脈証相応 注）という。脈と証が一致していれば，正気が充実し邪気と戦っていることを示すことが多い。
>
> 　これに対し，時には脈と証が一致しないことがある。証と相反する脈象が現れるようなときには，正気が衰え邪気がますます盛んなことを示すことが多い。たとえば，実証に細・微・弱脈が出現しているときには，脈と証は不一致（脈証不相応）という。
>
> 　この脈と証が不一致の場合には，脈と証のどちらかが疾病の本質を表しており，他方は仮りの現象だと考えられる。このような場合には，本質なのか仮りなのかを見極め，脈か証のいずれかを取捨選択することが必要となる。もしその脈象が疾病の本質を反映するならば，証を捨て脈に従う（捨証従脈）。ある証が疾病の本質を反映していると考えられるならば，脈を捨て証に従う（捨脈従証）。このためには，四診の結果を総合的に判断して，正確な診断を下す必要がある。

4．脈診

　たとえば，強い悪寒と数脈がみられた場合，関節痛・冬季・咽頭痛はないなど，他の症状が寒証を示していれば，この病態は寒証と考え，熱証を表すとされる数脈は捨てて考慮しないことにするわけである。
　いずれにしても，正確な診断を下すためには，四診の結果を総合的に判断していくことが重要となる。

> **注** **脈証相応**〔脈，証，相い応ず〕：「応」とは，受け止めることが原義で，相手の問いに答える，受け止めて反応を表す，てごたえ，むくいなどの意味。つまり「応」とは，ある刺激を受け止めて反応することである。「脈，証，相い応ず」とは，表証があるときに浮脈となるように，ある病態（証）の働きかけによって脈が出現したという意味である。

第2章　東洋医学の診断方法

表2-21　脈象のまとめ

	名称		形態	病状
A 脈位の深浅による分類	浮脈類			
	1）浮脈		触れると強い拍動，押さえると弱い拍動	病邪は浅表部。①表証（力強い：表実証。無力：表虚証），②身体虚弱。虚陽上浮。按じると無力
	2）浮脈の類似脈	(1) 散脈	大浮脈だが按じると無力で不規則な拍動	危篤の病態
		(2) 芤脈	大浮脈だが空虚で力がない	滋養分（陰血）の消耗
	沈脈類			
	1）沈脈		深部にあり強く押さえると拍動を感じる脈	病症が体内にある裏証の病態（力強い脈：裏実証。無力な脈：生命力低下（裏虚証））
	2）沈脈の類似脈	(1) 伏脈	牢脈よりもより深部の脈	邪が潜伏した病態。①寒邪による厥証や意識障害（閉証），②強烈な疼痛など
		(2) 牢脈	深部にあり弦の如く硬く長い脈	癥瘕・疝気・痞塊などの裏実証
B 脈速による分類	遅脈類			
	1）遅脈		一呼吸に4拍以下の遅い脈。1分間におよそ60拍以下	①おもに寒証（有力脈は実寒証。弱く無力は虚寒証），②時に傷寒の陽明病など実熱証
	2）遅脈の類似脈	緩脈	速度は一呼吸に4拍くらいの穏やかな脈	①消化機能（脾胃）虚弱，②体内の湿邪停滞，③平脈
	数脈類			
	1）数脈		一呼吸に5拍以上の速い脈。1分間に80〜90拍以上の脈拍	①おもに熱証（有力脈は実熱証，無力脈は虚熱証），②虚陽上浮（無力な脈が多い）
	2）数脈の類似脈	疾脈	一呼吸に7拍以上の非常に速い脈	①発熱疾患（熱病）の極期，②正気が虚脱する危篤状態など

4．脈診

	名称		形態	病状
C 脈拍の強弱による分類	1）虚脈（きょみゃく）		寸・関・尺いずれも，浮取で弱い拍動，沈取で空虚な無力な脈。無力脈の総称でも使用	気血両虚や臓腑虚弱などの虚証
	2）実脈（じつみゃく）		寸・関・尺いずれも，浮取や沈取でも力強い有力な脈。有力脈の総称でも使用	おもに実証。
D 脈の動態による分類	円滑脈			
	1）滑脈（かつみゃく）		滑らかな拍動の脈。算盤を按ずるが如し	①痰飲・食積・実熱証など，②妊婦，③健康人
	2）滑脈の類似脈	動脈（どうみゃく）	滑脈状・有力・速脈・短時間拍動の脈。関部で多くみられる	疼痛時や驚愕などの精神不安状態など
	渋滞脈			
	1）渋（澁）脈（じゅうみゃく）（濇脈：しょくみゃく）		滑脈とは反対に時間をおいて拍動する脈。竹を刮るが如し	①生命力低下（精血不足）〔無力脈〕，②気滞瘀血〔有力脈〕
E 脈の形態による分類	細脈類			
	1）細脈（小脈）（さいみゃく）（しょうみゃく）		細く軟らかく拍動に力がない（無力）脈	虚実両証。①気血両虚・陰虚など，②湿証（濡脈を伴うことが多い）
	2）細脈の類似脈	(1) 濡脈（なんみゃく）	浮・細・軟で無力な脈。浮取で強く感じる	虚実両証。①精血不足・気血両虚など，②湿証
		(2) 弱脈（じゃくみゃく）	沈脈・細・軟らかく無力な脈。沈取で感じとれる	気血両虚
		(3) 微脈（びみゃく）	細・軟で非常に無力な脈	陽気の消耗。正気の重篤な虚
	太脈類			
	1）洪脈（こうみゃく）		ゆったりと太く大きく，拍動も力強い脈。波濤，洶湧の如し	体内熱証。①温病の気分の熱証などの実熱証，②邪盛んで正気消耗の重篤な疾患，虚陽上浮

	2）洪脈の類似脈	大脈	ゆったりと太く大きい脈。洪脈より弱い	洪脈とほぼ同様の病態
	長短脈			
	1）長脈		尺脈を越えた長く直線的な脈	①健康脈，②実熱証・肝火など
	2）短脈		関部でよく触れる脈	気虚証や気陰両虚証など
F脈の緊張度による分類	緊張脈			
	1）弦脈		直線的で力強い脈。按ずるに琴弦の如し	気の緊張。①肝気鬱結（気滞）・肝火・胆火・肝鬱脾虚（肝脾不和）など，②疼痛，③痰飲・瘧疾など
	2）弦脈の類似脈	(1) 緊脈	弦脈より強く緊張し力強い脈	おもに寒邪。①実寒証・裏寒証，②寒邪による疼痛，③食積
		(2) 革脈	浮取で力強いが中取・沈取で無力な脈。鼓皮を按ずるが如し。外硬中空	陰血虚や精血流失損傷，虚陽上浮など
G脈拍の律動による分類	1）代脈		規則的で脈拍が欠落した無力な脈	寒熱両証。①気陰両虚・元陽不足，②外風・内風・打撲外傷・疼痛・驚き・不安・恐れなどの精神失調
	2）促脈		脈拍が不規則的に欠落した速脈	熱証が多い。①〔有力脈〕熱邪・気滞瘀血・時に痰飲食積，②〔細無力脈〕陰液消耗の虚脱状態やショック
	3）結脈		脈拍が不規則的に欠落した遅脈	寒証が多い。①〔有力脈〕寒邪の体内停滞・気滞・寒痰・瘀血，②〔怪無力脈〕陽虚，特に心陽虚

第3章 主要症状の診断

I 全身症状

1 寒熱症状

　ここでの寒熱症状とは，身体の熱さや寒さ・冷たさ（冷感）をおもに患者自身が自覚的に感じる症状を指す。身体症状を含めた総合的な病態である寒証と熱証については，本シリーズ第2巻で述べる。

　寒熱症状は，最も多くみられる訴えの1つであると同時に，非常に重要な症状でもある。外感発熱病の種類とその進行具合・病邪の性質・正気の状態・寒証か熱証かなどを見きわめるうえで重要な指標となるからだ。特に外界自然現象である寒性の邪（寒邪）が体表に取り付いたか，体内に生じた冷たさなのかなどを見きわめるのに重要な役割を果たす。

1 寒症状と熱症状

寒症状

　寒症状には，**悪寒**（悪風）と**冷感**の2つがある。この2つの病態は異なるものであり，混同せずに明確に区別する必要がある（**表3-1**）。
　①**悪寒**：悪とは，嫌だと思う，嫌うなどの意味である。体表部に感じ

第3章 主要症状の診断

表3-1 悪寒・悪風と冷感

悪寒	いわゆるさむけ。おもに体表部に寒さや冷感を感じる。身体を温めても緩和しない。
悪風	軽度の悪寒。風や外界の寒さなどで出現・悪化。温めると軽快することが多い。
冷感（畏寒）	身体の冷たさを感じる状態。衣服や暖房で温めれば軽快する。

る寒さや冷感であり，衣服や暖房，入浴などで身体を温めても緩和しないものをいう。いわゆる**寒け**である。

　悪寒（悪風）は，外界の寒邪が体表面に取り付いたために出現するものであり，悪寒（悪風）があれば表証が存在するといえる。強い悪寒は，実証＋寒証（実寒証）を示す。感冒や発熱性疾患の初期などでよくみられる。

　非常に強い寒さがあり同時に筋の痙攣を伴うものを**悪寒戦慄**という。また悪寒の軽度なものは，**悪風**とよばれる。悪風は，風や外界の寒さなどで寒けが出現または悪化したりし，衣服を着たり風呂などで温めると軽快することが多い。

　②**冷感**（畏寒）：身体の冷たさを感じる状態で，衣服を着たり暖房で温めれば軽快することが多い。いわゆる体が冷える状態である。温めて緩和するか緩和しないかが，悪寒と冷感の鑑別点となる。陽気が少なくなったために出現する**虚寒証**（陽虚すれば則ち寒）と体内の寒邪によって起こる**実寒証**の2つがあるが，臨床的には虚寒証が多い。

1．寒熱症状

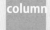 **悪寒・さむけと冷え**

　悪とは，にくむ・嫌だと思う・ひどく苦しいなどの意味である。悪寒とは，俗にいうゾクゾクしたさむけで，寒さを嫌うことである。悪寒の軽度な状態を悪風という。悪風とは，薄着で風に当たるとさむけがし，着用すれば止むような状態である。一般の方は悪寒と悪風の区別をせずに，まとめて「おかん」または「さむけ」ということが多く，注意が必要である。また悪風を含めて悪寒と表現することもある。

　悪寒や悪風の和語はさむけである。同様な言葉に冷えがある。日常ではこれらを無意識に使い分けているが，その違いの説明は意外に難しい。

　「さむけ」は「さむし」に通ずる。「さむし」の語源には，熱が「さむる」（さめる），意識や気持ちが覚醒（さめる）などの説がある（『日本語源大辞典』）。その意味は，外からの刺激による全身反応であり，体全体が外界の気温の低さを感じることである。

　「寒」の字義は，煉瓦を積み，手で穴を塞ぎ外界の冷たさを防ぐことであり，字体は塞に通ずる。この意味を受けて，寒（さむ）いと訓じたのであろう。「さむけ」とは外からの刺激を受けて出現した生体の変化をいうわけである。

　これに対し，「ひえる」の語源は，「ひ」とは氷（ヒ）の意味，あるいは日（ヒ）が緩むからなどの説がある（『日本語源大辞典』）。その意味は暖かみがなくなることである。「冷」字は冫（氷）＋令からなり，氷のように冷たくなる，冷たい態度などの意味である。

　「ひえる」とは「こころ」も含め，体の内部や一部がつめたく冷えてくる状態をいう。

　寒がり体質とは，外界の寒さによって体が冷たくなりやすい体質であり，冷え性体質とは，外界の寒さとは無関係に冷たくなる体質となろう。夏の暑さでも冷え性体質は存在するわけである。

　それでは悪寒（さむけ）と冷感（冷え）との違いはどうだろうか。『医碥』にはその違いについて次のように書かれている。「外感の悪寒は，熱い火に近づいても除かれない。内傷の悪寒は，温めれば軽快する」（巻五・四診） 原文 。内傷の悪寒とは，冷感（冷え）と考えてもよいであろう。つまり，悪寒とは体を温めても寒気が緩和しないものをいい，外

感病用語の表証で出現する。一方冷感とは，温めれば緩和するものであり，おもに裏証でみられる症状である。強い悪寒であれば，入浴中でも寒気を感じるが，冷感であれば入浴すれば和らぐわけである。

> **原文** 外感則寒熱齊注作而無間。内傷則寒熱間作不齊。外感悪寒，雖近烈火不除，必表解乃已。内傷悪寒，得就温暖即解。(『医碥』巻五・四診)

熱症状

　熱症状は，熱がある・熱感・ほてる・のぼせる・熱いなどと表現される。ここでの熱とは全身もしくは体の一部分に熱さを感じることであり，自覚的熱さや皮膚などを触れると熱く感じる状態をいう。体温計の計測による熱上昇ではないことに注意が必要である。体温計の高低は，必ずしも熱症状や寒症状の指標とはなり得ない。これは，感冒初期で体温計が高温を示しても悪寒だけがみられたり，ほてり感があっても平熱であることが多いことからも理解できよう。

　東洋医学でいう**発熱**とは，体温計が高い温度を示す意味ではない。「発」とは起こる，外に現れるの意味で，発熱とは「熱を発す」つまりある病態の結果，熱感を覚えたり，熱症状がみられたり，現れるという意味である。

　熱症状には，①外界の暑邪などの熱邪の侵襲と体内に発生した熱邪による実証＋熱証（**実熱証**）と，②おもに陰虚による熱証（**虚熱証**）がある（その区別は第2巻で述べる）。

ほてりとのぼせの違い

「ほてり」と「のぼせ」。この違いがわからない患者さんは意外に多い。「ほてる」は「火照る」と書き，「ほ」は火の意味。「照る」は反射するということである。光が一面に届くなどの意味であり，体に火（ほ）が反射すること。たとえば，たき火やストーブなどの前にいて，これらの熱が体，特に露出した部分に当たったような状態である。つまり「ほてり」とは，顔面・手足，さらには胸部などがポッポとした軽い熱感を持続的に感じる状態をいう。煩熱，五心煩熱にほぼ相当する。

これに対し「のぼせ」は，「逆上せる」「上せる」などと書く。熱が勢いよく上昇する意味であり，頭部や上半身が一時的にカーッと熱くなることである。

まとめると，「ほてり」とは持続的な軽い熱感であり，虚熱証によくみられるもので，「のぼせ」とは一時的な上半身の強い熱感で，実熱証によくみられるものである。

2 寒熱症状の分類

寒熱症状には，①寒熱が混在するものと，②寒あるいは熱のみがみられるものの2つに大きく分類される（**図 3-1**）。

①寒熱混在

寒熱混在型はさらに次の4つのパターンがある。

（1）**悪寒発熱**：寒熱が混在するもの。

（2）**寒熱往来**：寒と熱のどちらかがみられるもの。

（3）**上熱下寒**：上半身に熱感があり下半身には冷感があるもの。痰飲などによる気の循環不良によるものが多い。

（4）**外熱内冷あるいは外寒内熱**：体表面が熱感（あるいは冷感や悪寒）となり，逆に体内すなわち臓腑は熱感（あるいは冷感や悪寒）となった

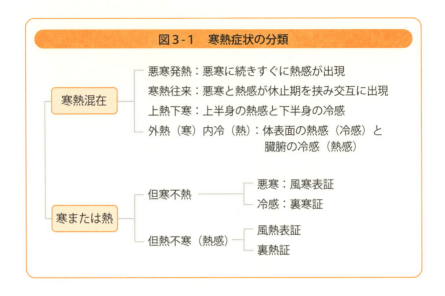

もの。
②寒あるいは熱のみ
　寒あるいは熱のみの症状には，次の2つがある。
　(1) 但寒不熱：冷感または悪寒のみがみられるもの。
　(2) 但熱不寒：熱感のみがみられるもの。
　ここではこれらのうち代表的なものを取り上げて述べる。

悪寒発熱

　悪寒と発熱（熱感）が，時間をおかずにともに出現するもので，多くは感冒初期などの表証でみられる。悪寒と熱感の強弱によって病態が区別される。悪寒が強く熱感が軽度なものは風寒表証であり，熱感が強く悪寒が軽度なものは風熱表証である（図3-2，表3-2）。
　①悪寒が強く熱感は軽く，頭痛・筋肉関節痛・無汗・浮脈などを伴うものは，風寒表証の実証が多い（風寒表実証）。麻黄湯・葛根湯などが使

1. 寒熱症状

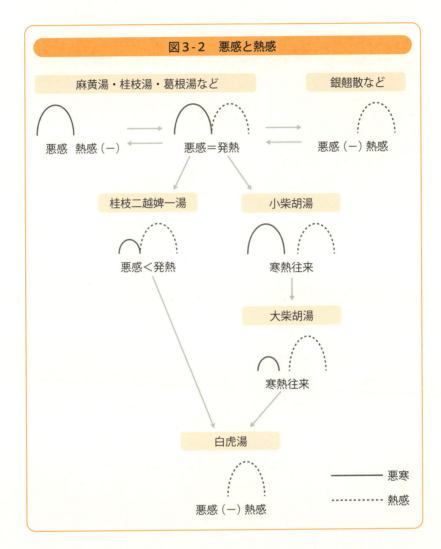

図3-2 悪感と熱感

用される。

　②悪寒は弱い悪風があり，また熱感も弱く，自汗を伴うものは，風寒証の虚証が多い（風寒表虚証）。虚証と実証は自汗があるかどうかが鑑別の重要点となる。桂枝湯などが使用される。

表 3-2 悪寒発熱

	随伴症状	病態	方剤
強い悪寒・軽度熱感	頭痛・筋肉関節痛・無汗浮脈など	風寒表実証	葛根湯 麻黄湯
軽度悪寒（悪風）・軽度熱感	自汗・浮緩脈など	風寒表虚証	桂枝湯
強い熱感・軽度悪寒	咽頭痛・口渇・軽度発汗など	風熱表証	銀翹散* 桑菊飲*

③熱感が強く，悪寒は軽度で，咽頭痛・口渇・軽度発汗・浮数脈なども伴うものは，風熱表証（外感熱病の初期）であることが多い。銀翹散*・桑菊飲*などが使用される。

寒熱往来（往来寒熱）

往来寒熱ともいう。悪寒の後，悪寒も熱感も感じない休止期があり，ついで熱感が出現する熱形である（図3-3）。つまり，悪寒と熱感が時間をおいて交互に出現するものである。寒が往ってしまった後に熱がやって来るところから，寒熱往来（寒が往き，熱が来る）と名付けられた。悪寒は邪が正気に勝っているために，逆に発熱は正気が邪に勝っているために起こる。つまり正邪闘争の結果出現した症状であり，正気は未だ虚しておらず，邪も除かれていない虚実錯雑証であることを示している。傷寒病少陽病半表半裏証の重要な症状となる。その他に，瘧疾†などにも出現する。非典型ながら気滞や瘀血でもみられる。

①少陽病では，胸脇苦満・口が苦い（口苦）・咽喉乾燥・食欲減退・眩暈・脈弦などを伴うことが多い。邪が表証と裏証の間に存在（**半表半裏**）し，邪と正気が争うため寒熱往来が出現する。小柴胡湯などが使用される。

②気滞や瘀血によるものは，休止期が不明瞭なことや悪寒ではなく冷

1．寒熱症状

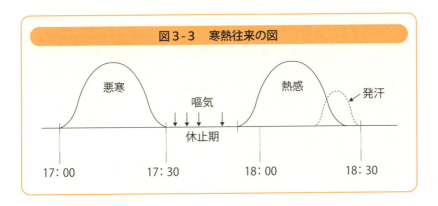

図3-3 寒熱往来の図

表3-3 寒熱往来(往来寒熱)

	症状	病態	方剤
少陽病	胸脇苦満・口苦・咽喉乾燥・食欲減退・眩暈・脈弦など	邪が半表半裏に存在	小柴胡湯
気滞	脹満感(痛)・痞塞感・精神的ストレスで出現悪化などの気滞症状	気の巡行低下	加味逍遙散
瘀血	細絡・紫斑舌・舌下静脈怒脹・少腹急結・渋脈などの瘀血症状	血の巡行低下	桃核承気湯 血府逐瘀湯*

感であることも多い．これらは，ぎくしゃくした気や血の巡行のために寒熱がうまく交流せずに出現する．気滞では，脹満感(痛)・痞塞感・精神的ストレスで悪化などの気滞症状を伴う．瘀血では，細絡・紫斑舌・舌下静脈怒脹・少腹急結・渋脈などの瘀血症状を伴うことが多い．桃核承気湯・血府逐瘀湯*などが使用される(表3-3)．

▍但寒不熱(冷感や悪寒のみが出現)(表3-4)

身体の寒さや冷え(冷感)，または悪寒のみが出現するものをいう．悪寒と冷感の区別については前述した．

表3-4 但寒不熱（冷感や悪寒のみが出現）

症状		病態	方剤
悪寒・筋関節痛・浮脈など	無汗	風寒表実証	麻黄湯・葛根湯
	有汗	風寒表虚証	桂枝湯
慢性病。顔色蒼白・手足の冷感・倦怠感・淡白舌など		虚寒証（陽虚証）	
急性病。胸部腹部の冷痛・温めると軽減・下痢など		実寒証 （特に中焦脾胃寒証）	

①寒性感冒で悪寒がみられれば，初期の表証（風寒表証）が存在することを示している。悪寒があれば，表証があると考えてよい。悪寒発熱の箇所で述べたように，虚証と実証に分かれる。②冷感は，裏寒証でみられる。裏寒証はさらにおもに慢性疾患でみられる虚証の寒証（虚寒証）と，おもに急性疾患でみられる実証の寒証（実寒証）に分かれる。実証では腹部冷痛・下痢などの脾胃寒証が特に多い。

▌但熱不寒（熱感）（表3-5）

身体の熱感のみが出現したもので，風熱表証と裏熱証でみられる。風熱表証では，銀翹散*・桑菊飲*などが使用される。裏熱証ではさらに壮熱・潮熱・長期微熱（ほてり感）の3種の病態がある。

(1) 壮熱（そうねつ）

「壮」とは盛大，雄大，大きく力強いなどの意味で，強い熱感を覚えるものをいう。38℃以上の高体温でみられることも多い。裏実熱証であり体表が熱で蒸された病態である。多くは外感発熱疾患でみられる（傷寒陽明病や温病気分証）。すなわち，外感風寒邪が体内（裏）に入り熱に変化したり（入裏化熱），外感熱邪が体内（裏）に入ったために体内

の熱が盛んになったために出現する。顔面紅潮・口渇（冷飲を好む）・過度の発汗・脈洪大・紅色舌・黄苔などを伴うことが多い。

白虎湯*・白虎加人参湯・大承気湯などが使用される。

(2) 潮熱

潮の満ち引きのように，ある時刻になると（午後や夜間が多い），強い熱感や軽度な熱感（ほてり）が出現するもの。非外感病（内傷病）や外感病でみられる。①陰虚潮熱，②湿温潮熱，③陽明潮熱，④瘀血発熱などがある。

①陰虚潮熱：陰虚による発熱（陰虚発熱）である。その仕組みについては第2巻を参照。手のひらや足の裏のほてり感（**五心煩熱**†），あるいは体の深部から蒸されたような熱感（**骨蒸潮熱**†）などがみられる。午後あるいは夜に発熱することが多い。

盗汗・頬骨部の紅潮・口や咽喉の乾燥（口燥†感）・紅舌・乾燥舌・少苔や無苔なども伴うことが多い。炙甘草湯・知柏地黄丸* 注1 ・天王補心丹*などが使用される。

②湿温潮熱：水湿のために熱の伝達が妨げられ，熱がこもってしまい出現する発熱。皮膚に触れても始めは熱く感じないが，しばらくすると熱く感じてくる（**身熱不揚**）。午後や夜間の発熱が多い。湿温病や痰飲病でみられる。

発汗で熱感が軽減する・胸部悶絶感（胸悶）・悪心・嘔吐・体の重だるさ・身体叩打で軽減する・泥状便・黄膩苔などを伴うことが多い。甘露消毒丹*・三仁湯*などが使用される。

③日晡潮熱（陽明潮熱）：「晡」とは日暮れの意味で，夕方頃（午後3時〜5時くらい）に発熱するもの。強い熱感や高熱が特徴である。実熱証であり，外感病では大腸に熱邪がこもった陽明腑実証でみられる。腹部脹満・触診を拒む疼痛（拒按）・便秘・黄燥苔・芒刺などを伴うことが多い。白虎湯*・白虎加人参湯・大承気湯などが使用される。

表 3-5 但熱不寒（熱感）

熱感のタイプ	症状	病態	方剤
風熱表証	咽頭痛・口渇・軽度発汗など	風熱表証	銀翹散*・桑菊飲*
壮熱	強度熱感。38℃以上の高体温・顔面紅潮・口渇（好冷飲）・発汗過度・脈洪大・紅色舌・黄苔など	裏実熱証（傷寒陽明病や温病気分証）	白虎湯*・白虎加人参湯・大承気湯
潮熱　特定時刻（午後や夜間など）の熱感（ほてり）			
陰虚潮熱	五心煩熱†，骨蒸潮熱†。午後や夜間発熱盗汗・頬骨部紅潮・口燥感・紅色乾燥舌・少苔や無苔など	陰虚による発熱	炙甘草湯・知柏地黄丸*・天王補心丹*
湿温潮熱	身熱不揚。午後や夜間発熱。発汗で熱感軽減・胸悶感・悪心・嘔吐・体の重だるさ・身体叩打で軽減・泥状便・黄膩苔など	湿温病や痰飲病	甘露消毒丹*・三仁湯*
日晡潮熱（陽明潮熱）	夕方（午後3時〜5時くらい）の強度な熱感。腹部脹満・拒按・便秘・黄燥苔・芒刺など	陽明腑実証	白虎湯*・白虎加人参湯・大承気湯
瘀血発熱	顔面上半身の強度熱感。夕方や夜間の発熱。細絡・紫斑舌・舌下静脈怒脹・少腹急結・渋脈などの瘀血症状		桃核承気湯・血府逐瘀湯*
長期微熱　長期の軽度熱感やほてり。体温上昇がないことも多い			
陰虚発熱	最も多い。潮熱の陰虚発熱と同様。		温清飲・六味地黄丸・滋水清肝飲*
夏季発熱	夏季の暑さによる発熱。夏バテ(疰夏しゅか)，時に小児。倦怠感・煩燥・口渇・無汗（時に日中多汗）多尿（時に乏尿）・乾燥紅色舌・少苔など	気陰不足	清暑益気湯・炙甘草湯

気虚発熱	肉体疲労時に出現悪化。下垂感・下痢など	中気下陥	補中益気湯・小建中湯
気滞発熱	上半身の熱感。時に四肢の冷感。精神的ストレスによる出現悪化，脹満感・痞塞感・疼痛，弦脈などの気滞症状	気滞による熱化	四逆散

④**瘀血発熱**：血の停滞（瘀血）のために，寒熱の交流が妨げられ発熱するもの。顔面や上半身の強い熱感で夕方や夜間にみられることが多い。細絡・紫斑舌・舌下静脈怒脹・少腹急結・渋脈などの瘀血症状を伴うことが多い。桃核承気湯・血府逐瘀湯*などが使用される。

(3) 長期微熱

半月以上の長期にわたって軽度の発熱が続くもの。ほてり感として訴えられる場合が多い。また体温上昇がみられないことも多い。①陰虚発熱，②夏季発熱，③気虚発熱，④気滞発熱などがある。

①**陰虚発熱**：症状などは陰虚潮熱と同様である。長期微熱は，本病態が最も多い。温清飲・六味地黄丸・滋水清肝飲* 注2 などが使用される。

②**夏季発熱**：夏季の暑さによる発熱。いわゆる夏バテ（疰夏(しゅか)†）でよくみられる。また体温調節機能が不完全な小児にみられることも多い。気陰不足により出現することが多い。倦怠感・煩燥・口渇・無汗・多尿などを伴うことが多く，時には日中多汗による発熱もみられる。清暑益気湯・炙甘草湯などが使用される。

③**気虚発熱**：脾気虚のために発熱したもの。肉体疲労時に出現したり悪化することが多い。顔色蒼白・食欲減退・疲労倦怠・下垂感・淡白舌などの脾虚による中気下陥症状を伴うことが多い。補中益気湯・小建中湯などが使用される。

④**気滞発熱**：気のめぐりが停滞し，このため熱がこもり発熱したもの。これは，気が本来熱を帯びているためである。顔面や頭部などの上半身

の症状が出現することが多い。また時には四肢の冷感を伴うこともある。

　精神的ストレスによる出現や悪化，脹り（脹満）・つかえ（痞塞感）・痛み（疼痛）・弦脈などの気滞症状を伴うことが多い。四逆散などが使用される。

> **注1** 知柏地黄丸：六味地黄丸合黄連解毒湯半量で代用可能。
> **注2** 滋水清肝飲：六味地黄丸合加味逍遙散とほぼ同様な構成。

2 発汗症状（汗証）

1 発汗の仕組みと病態

　汗とは，体液（津液）が体表より漏れたものである。したがって病的発汗とは，体液（津液）を押し出す力が異常に働いたために体液が漏れた，または体表の発汗調節不良などの結果といえる。押し出す力とは，体液を蒸し熱する熱であり，体表の発汗調節を行う気は**衛気**†とよばれる。

　つまり発汗は，①汗の原料である体液（津液），②汗を出させる熱，③衛気による体表調節の3つの要素から成り立っており，病的発汗はこれらの異常によって出現する。具体的には，以下の4つの病態で病的発汗をみる。

　①衛気の機能失調：体表にある衛気の力が弱まり，発汗の調節が不良となったもの。体表部分の虚証状態（**表気虚証**）でみられる。汗をかきやすい虚証にみられる病態である。

　②陰液不足：体液（津液）を含めた滋養分である陰液が不足し，そのために相対的に陽気過多となり熱を帯び，その熱によって津液が蒸されて発汗したもの。これは**陰虚**†による発汗といえる。

　③邪熱：邪熱が盛んになり，この熱の力で陰液が押し出されたもの。実証の発汗であり，傷寒病や温病・瘀血・湿熱・食積などにみられる。本病態でも，汗をかきやすいと訴えることがあり，①との鑑別が必要となる。

　④亡陽†**と亡陰**†：①と②が重症となったいわばショック状態や重篤な

病態にみられる発汗である。
　以上のように，病的発汗は陰虚や表気虚などの虚証と，外感熱邪などの実証にみられる。

2 病的発汗の病態

　病的発汗は，表証†に伴う発汗と裏証†に伴う発汗の2つに大きく分類される。さらに出現時期（自汗・盗汗）・程度（多汗）・部位（全身的・局所的）などによって分類される。

表証の発汗

　傷寒病や温病の外感病発病初期（**表証**）では，無汗と発汗の2つがみられる。発汗の有無は，表証の虚証と実証の鑑別の重要な指標となる。すなわち，無汗は実証，発汗を伴う表証は温病以外では虚証であることが多い（図3-4，表3-6）。

(1) 無汗

　傷寒病による表証＋実証（表実証）でみられ，筋肉関節痛・強い悪寒・浮緊脈を伴うことが多い。これは外界の寒さ（寒邪）によって，体表面が縮こまり閉塞し，汗がうまく出られなくなったためである（これを**腠理閉塞**という）。このとき，衛気の機能は正常つまり虚証ではない。

(2) 有汗

　発汗を伴う表証は，傷寒病・温病・衛表不固証などでみられる。
　①傷寒病：発汗を調節する衛気の機能が低下しているときに，外界風寒邪が体表面に取り付くと発汗がみられる。ジトッとした出きらない汗を訴えることが多い。体表面の締まりがない状態といえる。傷寒太陽病

2．発汗症状（汗証）

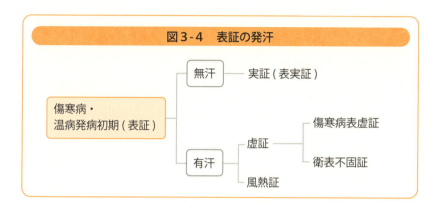

表 3-6　表証の発汗

	症状	病態	方剤
無汗	筋肉関節痛・強い悪寒・浮緊脈など	傷寒病表実証	麻黄湯・葛根湯
有汗	悪風・出きらない汗・頭痛など	傷寒病表虚証	桂枝湯
有汗	平素虚弱で易汗・易感冒	衛表不固証（気虚証）	玉屏風散*・桂枝加黄耆湯
有汗	発熱・軽度悪風・咽頭痛・口燥・舌尖紅色など	温病風熱証	銀翹散*・桑菊飲*

の中風の証である。悪風などを伴うことが多い。

　②衛表不固[†]証：気虚証のための発汗。気虚であると，発汗を調節する体表の衛気の機能が低下して，汗が漏れやすいつまり汗をかきやすくなる（易汗）。さらに衛気機能の低下は身体保護作用の低下をもたらし，外界の邪に襲われやすくなる。感冒や花粉症，夏バテなどに罹患しやすくなるのである。

　③風熱証：外界風熱の邪が取り付くと，その熱によって汗が出る。温病風熱証の発病初期にみられる。発熱・軽度悪風・咽頭痛・口燥・舌尖

紅色などを伴うことが多い.

裏証の自汗・盗汗,多汗・戦汗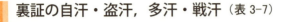

(1) 自汗

　覚醒時の病的発汗を自汗という.安静時に自然と発汗をみたり,活動時にはより強く発汗する.多くは体表の衛気の虚弱(気虚)のために,発汗の調節が不良となり津液が漏れるものである.皮膚表面が粗くまばらになり,汗が漏れると理解してもよい.また発熱性疾患の覚醒時の発汗を自汗ということもある.
　自汗の多くは,気虚や陽虚によって出現する.気虚や陽虚による自汗は,疲労時に出現・悪化したり,発汗時や発汗後に冷感を伴うことが多い.
　気虚の自汗は疲労倦怠感・息切れ・易感冒などの気虚症状,さらには食欲不振・下痢などの脾虚症状を伴うことが多い.陽虚の自汗は,冷感を伴うことが多く,また寒冷刺激で出現・悪化することもある.気虚症状に加え四肢冷感・淡白舌などの寒症状を伴うことが多い.
　その他に,瘀血・痰飲・食積・陰虚内熱などでもみられる.

(2) 盗汗（とうかん）

　睡眠時に発汗し覚醒すると止むもので,いわゆる寝汗である.睡眠時に発汗しており覚醒するもなお発汗し続ける汗は,**盗自汗**という.次のような病態でみられる.
　①**陰虚内熱**:陰虚証などの体内の熱のために津液が蒸されたための盗汗.盗汗時に熱感を伴う,五心煩熱・のぼせ・顔面紅潮・紅舌無苔や少苔などを伴うことが多い.
　②**気虚**:体表衛気の虚弱のための盗汗(気虚)で,病態と症状はすで

に述べた。

③**その他**：瘀血や痰飲・食積によってもみられる。

　成書では盗汗は陰虚内熱証が多いとあるが，筆者の調査によれば，それほど多いわけではなく，あくまで全身の状態を把握して総合的に考えていく POINT参照 （149頁）。

(3) 多汗

　大量に発汗するもの。体内の熱邪が盛んとなった病態（裏熱亢盛）や亡陽などでみられる。

①**裏熱亢盛**：裏熱が盛んになり，体液（津液）が蒸されて体表に漏れたために起こる。高熱・煩躁・口渇（冷飲を好む）・脈洪大などを伴うことが多い。

②**亡陽**[†]：したたるような冷汗（冷感を伴う汗）が出現し，同時に顔色蒼白・四肢の著明な冷感（厥冷）・脈微（絶えんばかりの脈：微脈）などを伴う。

(4) 戦汗

　全身の悪寒戦慄の後に出る発汗をいう。温病の経過中に出現することが多い。戦汗は，正気と病邪が相争うことによって出現するものであり，病状が悪化もしくは好転の転換点にあることを示す。

①**好転の戦汗**：高熱が持続した後，悪寒と戦慄が出現し，その後発汗して解熱し身体が爽快となり数脈がみられなくなれば，病状は回復に向かう。これは正気が病邪に勝ったためである。

②**悪化の戦汗**：上記と同様な状態で発汗するも，熱や煩躁が持続すれば，その疾病は悪化しつつあることを示す。これは，病邪が正気より強いためである。

第3章　主要症状の診断

表 3-7　裏証の自汗・盗汗，多汗・戦汗

	症状	舌脈	病態	方剤
自汗・盗汗	疲労で出現・悪化，疲労倦怠感，息切れ，易感冒，食欲不振，顔色不良，下痢など	淡白舌 脈無力	気虚 （自汗多い）	玉屏風散* 補中益気湯 黄耆建中湯 桂枝加黄耆湯
	〔寒症状〕冷感，透明多尿，顔色蒼白，寒冷刺激で出現・悪化，発汗時冷感	肥大舌 歯痕 遅・沈脈	陽虚 （自汗多い）	桂枝加竜骨牡蛎湯 八味地黄丸
	ほてり，のぼせ（夜間も多い），不眠，便秘，口燥感，夜間に焦燥感などの熱症状，瘀血他覚症状	紫斑舌 舌下静脈怒張 〔熱性多い〕 渋脈	瘀血	桃核承気湯 血府逐瘀湯*
	重だるさ，湿気で悪化，胃内停水，浮腫，めまい，下痢，悪心嘔吐，尿量減	膩苔 歯痕 滑脈	痰飲 （熱性多い）	茵蔯五苓散 竜胆瀉肝湯 竹筎温胆湯
	胃もたれ，食後下痢，胸焼け，噯気，呑酸，食欲不振	膩苔 滑脈	食積	平胃散 保和丸*
	五心煩熱，のぼせなどの潮熱，顔面紅潮，羸痩，口燥，めまい，不眠	紅舌乾燥舌 無苔・少苔	陰虚内熱 （盗汗多い）	当帰六黄湯* 温清飲加黄耆末
多汗	熱感を伴う，高熱，煩躁，口渇（冷飲を好む）	紅舌 黄苔 脈洪大	裏熱亢盛	大承気湯 白虎加人参湯 防風通聖散
	したたるような冷汗，顔色蒼白，四肢の著明な冷感（厥冷），微弱呼吸，温暖刺激を好む	淡白舌 脈微脈 脈浮大無力	亡陽†	四逆湯*
戦汗	発汗後，清熱し身体爽快	数脈消失	病状は回復	
	発汗するも熱感や煩躁が持続		疾病は悪化	

2. 発汗症状（汗証）

POINT 自汗と盗汗の病態

　自汗と盗汗の病態は同様であることも多い。したがって，盗汗と自汗のみから病態を類推せず，あくまでも全身状態から考えていくべきである。病態の考慮にあたっては，以下の3つの発汗病態の要素を理解し考えていくとよい。なお盗汗の病態の詳細については，筆者の論文を参照されたい 文献 。

　①衛気の機能失調：これは気虚や陽虚による自盗汗である。疲労で出現・悪化し，冷感を伴うことが多い。当然ながら，全身の気虚・陽虚症状がみられる。

　②陰虚証：陰虚証による自盗汗は，熱により津液が押し出されて発汗するものであり，熱感を伴うことが多い。また少苔・無苔などの陰虚症状が同時にみられる。

　③邪熱：邪熱によるものは，熱を伴う発汗であり，かつ実証の発汗である。実証症状や瘀血の細絡など，邪の特有症状に注目するとよい。

　以上のように，熱を伴うか冷感も伴うかが重要な鑑別点となる。

　その他に痰飲・瘀血・食積などのために，気の交流不利となり自盗汗が出現する場合がある。このときには熱感・冷感はみられない，あるいは上半身に熱感，下半身に冷感がみられる場合（上熱下寒）などの症状を伴うこともある。

【文献】三浦於菟ほか：盗汗病態理論の史的変遷. 日東医誌63（1）：1-14, 2012

column 盗汗という名称について

　寝汗の意味で用いる盗汗という言葉は，汗を盗むのか，それとも盗まれた汗なのか。少し不気味な，不思議な言葉である。盗汗の由来について解説した書物は，探した限りでは存在しなかった。そこで盗の語源から調べみた。「盗」字の「次」は，羨の原字であり，物をほしがり涎を垂らすことだという。「次」＋「皿」から成る盗は，皿のごちそうをほしがることを意味し，さらに物の一部を抜き取る意味があるという。

　この語源から推察すれば，意識のない睡眠時に，ちょうどタラーッと墜ちる涎のように，体液が抜き取られ外に出ていくことから命名されたのかも知れない。それにつけても，知らないうちに抜き取られるとは，確かに不気味な言葉ではある。

局所の発汗

身体の一部のみで発汗をみるものである。邪による気血流通障害とそれに伴う熱の偏在，気血（陰陽）両虚のための気血循環不全などによって出現することが多い。

(1) 頭汗(ずかん)（表3-8）

頭皮や前額部・後項部，あるいはこれらすべてのみに限局して発汗するもの。上下の気血の交流が悪くなり出現することが多い。以下の①②は実証，③④⑤は虚証によるものである。

①**上焦熱盛**：頭部に熱が集まり，その熱で蒸されて発汗するもの。いわゆる熱がり体質の頭汗もこれに相当する。煩熱（熱くイライラする）・冷水を好む口渇・黄苔・脈浮数などを伴うことが多い。

②**湿熱**：食積・痰飲・湿の熱性変化（湿熱）などのために，気血の交流がうまくいかず上部に熱がこもり蒸されて生じたもの。いわば湿熱による交通遮断である。体が重い・黄色少尿・黄膩苔などを伴うことが多い。盗汗がよくみられる。

③**瘀血＋熱**：瘀血と熱が結びつき，気血の交流がうまくいかず，熱が上昇して頭汗が生じたもの。自汗と盗汗がみられる。腹部脹満感・熱感・頭痛・頻尿・夜間発熱・煩躁などのほか，瘀血他覚症状がみられる。

④**気虚（陽虚）**：虚弱者や重篤な疾病後，気が衰え上昇力が弱まり，頭部の衛気が虚弱となり発汗するもの。息切れ・倦怠感・易感冒などの気虚や冷感などの陽虚症状を伴うことが多い。また血虚によって出現することもある。自汗が多い。

⑤**虚陽上浮**：下焦（おもに腎臓）の強い寒証のために，陽気が納まらなくなり頭部に浮き上りその熱で発汗するもの。上熱下冷（冷えぼてり）の**真寒仮熱**†の状態であり，温めると頭部のほてり・発汗は軽減する。

⑥**陽気虚脱（亡陽）**：重篤な疾病の末期で陽気が消失せんとするとき

2. 発汗症状（汗証）

表3-8 頭汗

		症状	舌脈	病態	方剤
実証		煩熱（熱くイライラする）・冷水を好む口渇・熱がり体質	黄苔脈浮数	上焦熱盛	防風通聖散 柴胡加竜骨牡蛎湯
		体が重い・口内乾燥・盗汗が多い・黄色少尿	黄膩苔滑数脈	湿熱食積	竜胆瀉肝湯 平胃散合竹筎温胆湯
		腹部脹満感・熱感頭痛・頻尿・夜間発熱・煩躁・自汗と盗汗・瘀血他覚症状	紫舌渋脈	瘀血＋熱（瘀熱）	桃核承気湯
虚証		虚弱者・重篤な疾病後・息切れ・倦怠・易感冒・冷感など	淡白舌	気虚（陽虚）	玉屏風散*
		上熱下冷（冷えぼてり）・真寒仮熱† 温めると頭部のほてり・発汗は軽減・自汗が多い		虚陽上浮	桂枝加竜骨牡蛎湯加附子 八味地黄丸
		重篤な疾病の末期・前額部の多汗・四肢厥冷（著明な冷感）・呼吸困難	脈微	陽気虚脱（亡陽）	四逆湯*

（**亡陽**）に発汗するもの。詳細は亡陽†を参照。前額部の多汗・四肢の厥冷（著明な冷感）・呼吸困難・脈微などを伴う。

(2) 半身発汗（表3-9）

「左右半身のどちらか，あるいは下半身などに限局して発汗するもの。邪などによる経絡の閉塞や気虚などのために，気血の巡行が停滞して出現することが多い。中風・痺証・筋肉萎縮（痿証）・顔面神経麻痺・下半身麻痺（截灘）などでみられることが多い。

表3-9 半身発汗

	症状	舌脈	病態	方剤
左右半身の発汗	顔色蒼白・疲労倦怠感・息切れ・動悸・自汗や盗汗	淡白舌 薄白苔・少苔 弱脈	気血不足	十全大補湯
左右半身の発汗	身体の重だるさ・湿気で悪化・筋肉関節痛・筋運動障害	白膩苔 滑脈	寒湿	疎経活血湯合五苓散・活絡丹*
下半身の発汗	腰部下肢の倦怠感・腰痛・夜間尿・口燥・紅乾燥舌尺脈を触れない・盗汗が多い	少苔か無苔	陰虚内熱	六味地黄丸合三物黄芩湯 知柏地黄丸*
下半身の発汗	腰部下肢倦怠感・腰痛・夜間尿・冷感・浮腫・尺脈を触れない・自汗と盗汗	淡白舌 薄白苔	腎陽虚	八味地黄丸

(3) 手掌・足底発汗（表3-10）

手掌や足底部の発汗。陽明病，中焦や下焦の湿熱，胃陰不足や腎陰虚などの陰虚内熱などでみられることが多い。

(4) 胸部（心部）発汗（表3-11）

胸中央部が発汗するものであるが，あまり多くはみられない。心気虚証や心陰虚証・心腎陰虚証などでみられる。

［補足］盗汗の部位別分類

盗汗の身体部位別の病態相異学説が『医方弁難大成』にみえる。本書には「右半身の盗汗は，気中の元陽が固まらないため。左半身は血中の真気が傷ついたため。上半身は陽が衰え上昇できなくなったため。下半身は陽が弱まり下降して滋栄できなくなったためである。要するに盗汗は陽気が衰弱した病態が多い」とある。盗汗は陽虚によって出現し，左

2．発汗症状（汗証）

表3-10　手掌・足底発汗

症状	舌脈	病態	方剤
外感病・全身熱感・便秘・腹満腹痛・自汗盗汗・胸部胃部の痞塞感・四肢の重だるさ・褐色少尿・口内乾燥	黄乾燥苔黄膩苔数実脈	陽明病湿熱	大承気湯茵蔯五苓散（中焦湿熱）竜胆瀉肝湯（下焦湿熱）連朴飲*（中焦湿熱）
四肢冷感・疲労倦怠感・食欲不振・下痢・自汗が多い	淡白舌白苔弱脈	脾虚	六君子湯
四肢のほてり・口燥・嘈雑感・不眠・盗汗が多い	紅乾燥舌少苔か無苔	陰虚内熱	麦門冬湯（胃陰不足）三物黄芩湯六味地黄丸合三物黄芩湯（腎陰虚）

表3-11　胸部（心部）発汗

症状	舌脈	病態	方剤
動悸・息切れ・疲労倦怠感・胸部悶絶感・胸痛・顔面蒼白	淡白舌弱脈・結代脈	心気虚	桂枝加竜骨牡蛎湯合人参湯養心湯*
動悸・不眠多夢・四肢のほてり・口燥・不安・顔面紅潮・盗汗	紅乾燥舌少苔か無苔弱脈・結代脈	心陰虚（心腎陰虚証）	炙甘草湯天王補心丹*

右の相異は陰陽の相異によるとの学説である。

また『雑病源流犀燭』(1773) にも，部位別の病態と治法が詳細に述べられている．すなわち，頭汗は血虚で四物湯，手足汗は胃熱で大柴胡湯だが，無効なら陰陽不和であり八物湯加半夏・茯苓，両脇汗は湿熱，陰嚢汗は湿熱流注などである．さらに『王氏医存』にも，「汗は皆虚証であり，心虚では頭汗，肝虚では背汗，腎虚ではさらに汗，肺虚では胸汗，脾虚では手足の汗となる（即汗処知其虚処）」と述べられている．

第3章　主要症状の診断

これらには，盗汗の記載はないが，盗汗と自汗は包括されるという観点からみれば，盗汗にも適応される可能性はある。これらの学説の是非については今後の検討が必要であろう。

3 頭部顔面症状

1 眩暈と目昏

眩暈（目眩（もくげん））

眩暈（げんうん）（めまい）は，目がくらみ回ることであり，**目眩**（もくげん）ともいう。その病態には，気血両虚・腎陰虚などの虚証，肝火上炎・痰飲・瘀血などの実証，肝陽上亢などの虚実錯雑証がある。実際には虚証と実証が混在した虚実錯雑証が多い。虚実の鑑別では，舌診が参考になることが多い。具体的な鑑別は**表3-12, 13**を参照。

眩暈は回転などの動きを伴う症状であり，体内を風が吹いたような状

表3-12 眩暈の虚実

	実証	虚証
病期	急性	慢性
誘因	怒など精神的ストレス	疲労・病後
病状	重症 嘔吐・痰などを伴う	軽症 回転性めまいは少ない
体質	壮健	虚証の素因（脾虚・腎虚・肝血虚など）
舌診	膩苔（痰飲）・ 紫斑・舌下静脈怒脹（瘀血）	淡白舌・少苔・無苔

態にたとえられる。体内の風は肝によって調節されることから，眩暈には肝の病態がよくみられる。これを**肝風**†（肝の病態のため体内に風が吹く）という。実際には，肝風と痰の錯雑証（**肝風挟痰**）の病態が多い。

　①**虚証の眩暈**：気虚によるものは，清気が脳に上昇しないためである。腎陰虚や血虚によるものは，脳が滋養不足となったためである。

　②**実証の眩暈**：痰飲や瘀血のものは，脳への経絡が阻害されたために出現する。肝によるものは，肝の火や陽気の高まりにより脳がかき乱された（擾乱）ためにおこる。これには，実証である**肝火上炎**†と虚実錯雑証の**肝陽上亢**†の2つがある。

　なお眩暈と頭痛は類似する病態も多く，同様の方剤が使用されることが多い。これらについては頭痛の項を参照されたい。

> **POINT　眩暈の字義と学説**
>
> 　眩と暈とは異なる症状を指す。「玄」には，「暗くてよくみえない，黒色，奥深く微妙」などの意味がある。黒色に象徴される北方神の玄武，玄人（くろうと）の玄である。ここから眩は，「目の前が暗くなる，ボーッとする，物が不明瞭でぼんやりする」状態をいう。眩は虚証に多い症状である。
>
> 　「暈」の字は日＋車輪から成り，月や日を囲む光の輪が原義である。ここから「眼前の物がグルグルと回り，ボーッとする」症状の意味となった。徹夜した朝の太陽がまぶしくクラクラしておこるめまい状態である。
>
> 　つまり，眩はくらみ（黒・暗），暈は回転の意味であり，ともにボーッとする症状が含まれる。臨床上，これらは同時に出現することが多く，「目がくらみ回る」ことを眩暈と総称した。
>
> 　眩暈の東洋医学的病態は，歴史的には「痰，無くば眩を作らず」の朱丹渓学説と，「虚，無くば眩を作る能わず」の張景岳学説が有名である。一読すると，朱説は眩暈には虚証は存在しない，張説では痰の病証はないと受け取れる。しかし，他の病態があることは承知しているが，主張する病態が多いので重要であるという強調文であることに注意すべきである。

3．頭部顔面症状

表3-13 眩暈のまとめ

		症状	舌脈	病態	方剤
虚証		腰部下肢倦怠脱力感・顔面紅潮・耳鳴り	少苔か無苔 尺脈に触れない	腎陰虚	六味地黄丸 左帰丸*
		疲労で誘発や悪化・倦怠感・顔色不良・動悸・不眠・食欲不振・下痢	歯痕肥大舌 淡白舌 細脈	気血不足	十全大補湯 人参養栄湯 補中益気湯 加味帰脾湯
実証		悪心嘔吐・頭重・頭帽感・胸悶・四肢の重だるさ・食欲不振	膩苔 滑脈	痰湿内蘊	半夏白朮天麻湯 五苓散 苓桂朮甘湯
	顔色紅潮・目赤・耳鳴り・脹満頭痛・焦燥感・易怒・不眠・午前悪化・紅舌黄苔・弦脈	口苦・季肋部痛・悪夢・便秘・褐色少尿・過多月経・鼻出血	黄膩苔 紅舌 弦脈	肝火上炎	柴胡加竜骨牡蛎湯 竜胆瀉肝湯
		多夢・動悸・健忘・腰部下肢脱力倦怠感	少苔・紅舌 弦細脈	肝陽上亢	釣藤散 天麻鈎藤飲*
		外傷や手術の既往・固定性頭痛を伴うことがある・細絡などの瘀血他覚所見	紫舌 舌下静脈怒脹 渋脈	瘀血	桃核承気湯 血府逐瘀湯* 桂枝茯苓丸

目昏（表3-14）

　昏とは，日暮れ・暗やみ・くらむの意味であり，**目昏**とは物がはっきりと見えない状態である。おもに血虚証などの虚証で出現するが，その他の精神的ストレスによる気滞などでも出現する。老人・虚弱者・重篤な慢性病などでよくみられる。

また日中は視力は正常であるが，夜間に視力が低下するものを雀目（じゃくもく）という。いわゆる夜盲症・鳥目である。この病態は目昏とほぼ同様である。

表3-14 目昏（もくこん）のまとめ

症状	病態	方剤
疲労で悪化・倦怠感・慢性疾患・虚弱体質・老人	気血両虚 肝血虚 腎虚	補中益気湯 十全大補湯 六味地黄丸 杞菊地黄丸*
精神的ストレスで出現や悪化・焦燥感・胸部脇部脹満感	気滞	四逆散 加味逍遙散

2 頭部・頭髪症状（表3-15）

頭部と頭髪は気血や腎機能の異常でみられることが多い。

表3-15 頭部・頭髪の症状

	症状		病態	
頭部	小児の頭部の大きさ異常（小頭か大頭）知能障害		腎精不足	
	小児泉門異常	陥没	虚証	先天の気の不足 後天の滋養不足
		閉じるのが遅い	腎気不足	
		高突	熱証（驚風†の前兆）	
	頭部が自然に揺れる		肝風内動，気血不足	
頭髪	毛髪が薄く抜けやすい・髪に潤いがない		精血不足	
	突然の部分的脱毛（円形脱毛）		血虚・風邪の侵襲	
	若年脱毛	発育不良・栄養不良・虚弱児	腎虚	
		壮健	血熱	

3 眼症状

眼症状は肝の病態でみられることが多い。

眼目症状（表 3-16）

表 3-16　眼目の症状

症状		病態
眼瞼発赤腫脹		肝経風熱
眼瞼痙攣		肝風内動
眼目周囲の浮腫		水湿貯留
眼目周囲の陥没		津液消耗
目尻・目頭	発赤糜爛	湿熱（肝経が多い）
	淡白色	気血不足
眼球結膜黄染（黄疸）		おもに湿熱
開眼して睡眠（おもに小児）		脾胃虚弱・気血不足
瞳孔散大		精気衰弱の危篤状態
両目上視・斜視		肝風内動・肝風痙攣の前兆

眼痛（表 3-17）

表 3-17　眼痛

症状	病態	方剤
重度眼痛・目赤	肝陽上亢・肝火上炎	竜胆瀉肝湯
眼痛・目赤・流涙・光がまぶしい	風熱犯目	桑菊飲*・清上防風湯
軽度の眼痛・目赤	陰虚火旺	杞菊地黄丸*

4　鼻症状

鼻の症状は肺・脾・胃と関係が深いとされる。

鼻部の症状（表 3-18）

表 3-18　鼻部の症状

症状		病態
鼻翼呼吸	急性病・小児高熱・咳嗽・気喘	肺熱
	慢性病・老人・咳嗽・息切れ	肺腎虚証
鼻頭白色		気血不足
鼻頭紅色		肺・脾鬱熱
鼻頭青色		寒証（腹痛など）
鼻頭淡黒色		腎陽虚・寒証痰飲
鼻頭冷感・くすんだ黒色		生命力不良・重病
酒皶鼻		肺胃鬱熱・血熱・瘀血
鼻腔内糜爛		胃熱・血熱

鼻汁（鼻涕）〔付〕鼻出血（鼻衄）（表 3-19）

　鼻汁の病態は，急性と慢性，あるいは鼻汁の性状から透明鼻汁（鼻鼽）と粘性鼻汁（鼻淵）などに分類される。後者については163頁の POINT を参照。

（1）鼻汁診断の一般原則

　鼻汁診断の一般原則は次のようなものである。
　①透明で水様性の鼻汁：急性病では風寒邪の侵襲，慢性では脾肺気虚や腎陽でみられることが多い。
　②黄色粘性鼻汁：湿熱証でみられることが多い。
　③白色粘性で多量の鼻汁：湿邪が多い。多くは脾虚のために湿が生じた（脾虚生湿）ものである。
　④慢性鼻汁で黄色あるいは緑色で粘性のもの：湿熱によるものが多い。

（2）急性鼻汁

　急性の鼻汁は，外感病でみられることが多い。透明な鼻汁で悪寒を伴うものは風寒の邪，黄色粘性の鼻汁は風熱の邪の侵襲によるものが多い。外感風熱でも透明鼻汁がみられることもあり，風寒か風熱かの判断は，悪寒や熱感，咽頭痛の有無などの表証の状態で行うことが重要である。
　また急性で反復性に起こる透明鼻汁は**鼻鼽**とよばれる。
　治法：風寒の邪による鼻汁には，小青竜湯が多用される。これは本剤中に解表薬（桂枝）が含まれるからである。軽度な鼻汁には葛根湯加川芎辛夷，消化器症状を伴う軽度な鼻汁には香蘇散，悪寒や冷感が強いときには麻黄附子細辛湯が使用される。風熱の邪のものには桑菊飲*や銀翹散*が使用される。清上防風湯で代用可能である。

表3-19 鼻汁と鼻出血の病態と方剤

	症状		病態	方剤
急性鼻汁（悪寒や発熱を伴う）	透明水様性鼻汁（鼻鼽）	外感表証	外感風寒	小青竜湯 麻黄附子細辛湯 葛根湯加辛夷川芎 香蘇散
	黄色で粘性または透明鼻汁		外感風熱	桑菊飲*・銀翹散*
慢性鼻汁	透明水様性鼻汁（鼻鼽）		脾肺気虚	苓甘姜味辛夏仁湯・香蘇散 玉屏風散*合蒼耳子散*
			腎陽虚	八味地黄丸
	黄色粘性な臭味を伴う鼻汁（鼻淵）		湿熱燻蒸	辛夷清肺湯・越婢加朮湯・竹筎温胆湯
	白色粘性で多量な鼻汁		湿邪・脾虚	二陳湯合六君子湯
鼻出血（鼻衄）			肺胃鬱熱	黄連解毒湯

(3) 慢性鼻汁

　慢性の鼻汁は，肺や脾・腎の病態の結果，出現したものが多い。治療に際しては，脾虚や肺気虚の方剤を加方したり，緩和期には根本的治療（本治）をはかるべきである。また記述した病態以外にも，瘀血や燥証が共存する病態もあり注意を要する。

　①**透明で水様性の鼻汁**：鼻鼽の病態で，次のような原因で出現することが多い。肺気虚のための風寒邪の日常的侵襲，脾虚のための湿気の生成，腎陽のための体液調節不良などである。このうち，脾肺両虚証がよくみられる。

治法：苓甘姜味辛夏仁湯が多用される。これは表証治癒作用はなく，胃腸障害も起こしにくいためである。その他，風寒邪の場合，急性鼻汁と同様の方剤が使用される。肺気虚には玉屏風散*合蒼耳子散*が使用される。玉屏風散*は桂枝加黄耆湯合黄耆建中湯で代用可能である。腎虚症状を伴うときには，八味地黄丸を使用したり加方する。

②**白色粘性で多量な鼻汁**：湿邪によるものが多い。この原因は消化機能低下（脾虚）が多い。これは水分の吸収が不良となり湿が停滞して鼻腔に上昇したものである。

治法：脾虚を改善して湿邪を除く二陳湯合六君子湯が使用される。

③**黄色あるいは緑色の粘性臭味を伴う鼻汁**：鼻淵の一種で，湿熱により蒸されて（湿熱燻蒸）出現したものである。湿熱の原因は，肺気虚や脾虚のことが多い。また虚火による湿熱も多く注意が必要である。

治法：熱を冷まし湿を除く（清熱除湿）。辛夷清肺湯が多用される。熱証が軽度なものには，竹筎温胆湯や越婢加朮湯が使用される。

〔付〕**鼻出血**：**鼻衄**ともいう。衄とは，ネバネバした，はなぢの意味である。その多くは，肺や胃に熱が鬱し（肺胃鬱熱），血が経絡を妄行†したために生じる。清熱作用のある黄連解毒湯が使用される。時に陰虚による虚熱，成人女性では倒経†で生じることもある。

> **POINT　鼻鼽と鼻淵**
>
> 鼻汁は，その性状から大きく鼻鼽と鼻淵に分類される。
> **鼻鼽**：風寒や風熱などの外邪によって，透明鼻汁・鼻閉・鼻腔瘙痒感・くしゃみなどが突然に，かつ反復性に出現する病態。アレルギー性鼻炎・花粉症などの季節性アレルギー性鼻炎などに相当する。
> **鼻淵**：「淵」とは深い池，奥深い様などの意味である。鼻淵とは，慢性的に黄色や白色の粘性で混濁した臭気を伴う鼻汁が出現する疾患である。重症化すると頭痛やめまいなどが出現する。西洋医学の副鼻腔炎や慢性鼻炎などに相当する。

POINT　花粉症の漢方治療

　季節性アレルギー性鼻炎（以下，花粉症）は国民病ともよばれ日常臨床でよくみられる。現在その治療として，小青竜湯・麻黄附子細辛湯など辛温性の方剤が多用されている。特に春季のものに多いようである。春季では透明鼻汁が出現する花粉症が多いことから，これを寒性と考えた結果であろう。しかし筆者の研究によれば 文献 1)〜4) ，春季花粉症では，熱性や寒熱錯雑証も多くみられ，必ずしも寒性のみではない。そこで，研究にもとづき春季の花粉症の病態について述べてみたい。

検討結果

　漢方薬のみの治療で有効だった花粉症 165 例（男性 47 名，女性 141 名）を対象とした。有効方剤を薬効別に分類したところ，次の 3 つに分類され，発病・発現症状・体質などに特徴がみられた。

　①**寒証（辛温）群**〔51 例（30.9％）〕：体を温める辛温剤（**表1**）で有効がみられた群。1 月中旬から発病し，2 月中下旬が最も多く（約 55％），平均発病日は 2 月 12 日であった（**図1**）。透明鼻汁が多く（92.2％），早朝や午前，寒冷刺激で出現しやすい。重度の咽頭痛はない。易感冒・胃腸虚弱・冷え性・夏季に体調がよいなどの虚寒証体質者が多く（約 70％），また白色皮膚や顔色蒼白者も多い。さらに花粉症以外の合併症や春季以外の花粉症を保有して

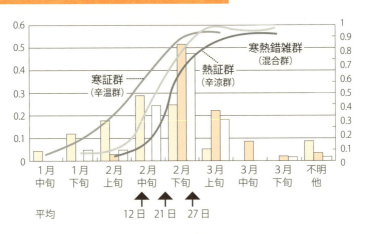

図1　初発日（辛温・辛涼・混合各群）

3．頭部顔面症状

いる。

本群はおもに寒冷時期に発病する虚弱体質者に多くみられ，寒証の花粉症である。そのため，小青竜湯・麻黄附子細辛湯などの体を温める方剤が有効だったといえる。

②**熱証（辛涼）群**〔49例（29.7%）〕：体の熱を冷ます辛涼剤（**表2**）で有効がみられた群。2月下旬から3月上旬に多く発病（約70%）し，平均発病日は2月27日であり（**図1**），寒証群とは約2週間のずれがあった。

胃弱者などの虚弱体質者は少なく，熱がり，冷水を好む，冬季に体調が良いなどの熱証体質者が多い。透明鼻汁が多く（71.4%），ついで粘性鼻汁（28.6%）であった。鼻汁時の顔面のほてり（69.4%），温暖刺激で鼻汁出現（44.9），重度鼻閉（65.3%），重度の咽頭痛（32.7%）などが多くみられた。他覚所見では，ほぼ全例に咽頭が発赤（93.9%）し，そのうち重度発赤も半数（46.9%）にみられた。さらに紅舌（53.1%），眼瞼充血（46.9%）や眼球充血（55.1%）なども多くみられている。

本群は温暖になり始めた時期に発症する壮健者や熱証体質者に多い熱証の花粉症であり，そのために体の熱を冷ます清上防風湯や桑菊飲*などが有効だったのだろう。本群は温病の花粉症ともいえる。温病理論については第3巻を参照。

■**表1　寒証群使用方剤**

小青竜湯と合方加減	20（39.2）
玉屏風散*と合方加減	15（29.4）
補中益気湯と合方加減	4（7.8）
小青竜湯合玉屏風散*	3（5.9）
苓甘姜味辛夏仁湯と合方加減	2（3.9）
麻黄附子細辛湯と合方加減	2（3.9）
他	5（9.8）

■**表2　熱証群使用方剤**

清上防風湯と合方加減	22（44.9）
桑菊飲*と合方加減	17（34.7）
越婢加朮湯合清上防風湯合方加減	5（10.2）
洗肝明目散*加減	3（6.1）
他	2（4.1）

■表3 寒熱錯雑群有効方剤

清上防風湯合小青竜湯と合方加減	21(38.9)	桑菊飲*合蒼耳子散*	2(3.7)
小青竜湯合桑菊飲*と合方加減	9(16.7)	他	18(14.8)
桑菊飲*合玉屏風散*と合方加減	4(7.4)		

③寒熱錯雑（混合）群〔54例（32.7％）〕：寒証群と熱証群の使用方剤の合方で有効がみられた群（表3）。発病日は2月中下旬が多く（平均2月21日，図1），①寒証群と②熱証群の間であった。寒冷刺激で出現し，鼻汁時に顔面のほてり・重度鼻閉・冷水を好む・紅舌も軽症・咽頭発赤・眼瞼充血などの熱証症状と，冷え性・易感冒・胃腸不調・夏季に体調良好などの寒証症状が混合してみられる。どちらかといえば，自覚症状は寒証症状，他覚所見は熱証である場合が多いようである。

そこで，温める辛温剤と冷ます辛涼剤を投与した。清上防風湯合小青竜湯がよく使用された。

以上のように，花粉症の東洋医学的病態は単一ではなく，寒証群・熱証群・寒熱錯雑群の3群に分類され，その割合はほぼ等分であることが確かめられた。

寒証の花粉症は，虚弱者で寒証体質者・他季節の花粉症保有者に多くみられ，寒証の全身症状を呈し，寒冷時期に多く発症する花粉症といえる。熱証の花粉症は，体力壮健者に多くみられ，熱証の全身症状を呈し，温暖になり始めた時期に多発する花粉症だといえる。寒熱錯雑証の花粉症は，寒証花粉症者より軽度の虚弱者と寒証保有者であり，寒熱錯雑症状を呈し，寒冷と温暖が相半ばする時期に発症する花粉症だといえる。すなわち，体質は寒証群に似るが，熱証群の症状が混在する前両者の中間タイプの花粉症といえよう。

花粉症診療の注意点と診療の進め方

まず透明鼻汁であっても寒証とは限らず，熱証も存在することに注意すべきである。②の熱証群であっても，約70％という効率で透明鼻汁が出現し

ていたからである（図2）。熱証で透明鼻汁となる仕組みは，清代の『医碥』では，鼻腔に鬱した熱によって鼻腔にある水分が蒸発して透明鼻汁になるとしている 文献4）。したがって，局所症状だけでなく，体質・発病日・全身的自他覚症状などを把握し総合的に判断すべきである。ただし粘性や黄色鼻汁は熱証の可能性が高い。

　そこで簡便な花粉症の治療法について述べておきたい。まず粘性鼻汁や黄色鼻汁であれば，熱証群の可能性が高く，清上防風湯など辛涼剤を投与する。もし強い咽頭痛がみられれば，桔梗・石膏を合方する。

　透明鼻汁の場合，1月下旬から2月中旬までの発病で，虚寒証体質者であれば，まず小青竜湯など辛温剤を投与する。効果は1〜3日以内に認められる。無効であれば，熱証花粉症治療剤の清上防風湯を投与する。さらに無効であれば，混合群として小青竜湯合清上防風湯を投与する。

　小青竜湯は胃腸障害を起こすことがあり，胃弱者や胃腸障害がみられたときには，苓甘姜味辛夏仁湯に変方する。

　以上の3群の方剤で効果がみられないときには，瘀血や燥証が合併している可能性がある。瘀血があれば当帰芍薬散や桂枝茯苓丸，燥証には麦門冬湯などを合方するとよい。

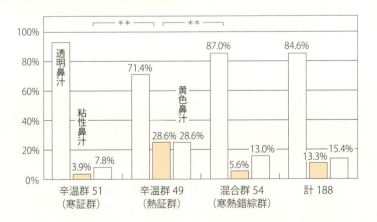

図2　春季花粉症の鼻汁症状

【文献】
1）三浦於菟：花粉症の漢方治療．診療研究 326：24-28，1997
2）三浦於菟ほか：春季花粉症の病態像―有効方剤にも基づく検討―．日東医誌 52（2）：191-205，2001
3）三浦於菟：アレルギー性鼻炎，特に春季花粉症の東洋医学的病態像の検討．日東医誌 54（1）：116-125，2003
4）三浦於菟：寒熱錯雑証を呈する春季花粉症の病態像―その文献学的考察―．漢方の臨床 48（12）：1666-1675，2001

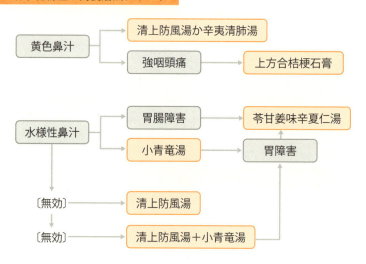

春季花粉症の簡便治法チャート

5 耳症状

耳の症状には腎の機能が反映されることが多い。

耳鳴り（表 3-20）

表 3-20　耳鳴り

症状	舌脈	病態	方剤
突発性耳鳴・耳を押さえると増悪	紅舌・薄黄苔	多くは実証	柴胡加竜骨牡蛎湯
顔面紅潮・焦燥感・口苦・目赤	弦数脈	肝火上炎	釣藤散
慢性耳鳴・胸部痞塞感・嘔気嘔吐・口粘感・少尿・もたれ・顔面紅潮・下痢や便秘	紅舌・黄膩苔・滑数脈	痰火	竹筎温胆湯合釣藤散
セミの鳴き声のような弱音耳鳴・軽快増悪する・耳を押さえると軽減・虚証や腎虚の症状		多くは虚証 腎精消耗 肝陽上亢 肝腎陰虚 脾胃虚弱	六味地黄丸（腎陰虚） 耳聾左慈丸*

難聴（耳聾(じろう)）（表 3-21）

表 3-21　難聴

症状	病態
突然の聴力減退	多くは実証。肝火上逆・湿熱など
慢性や老人の聴力減退	多くは虚証。腎虚などで正気が消耗

耳介の症状（表 3-22）

表 3-22 耳介の症状

症状	病態
耳輪部（耳の縁）焦げた黒色・枯燥	温病後期・腎精消耗・腎虚の消渇病
耳輪部（耳の縁）淡白色	寒証・風寒侵襲・危篤状態
耳輪部（耳の縁）紅色	健康状態・熱証・肝胆湿熱
耳輪部（耳の縁）甲錯†	慢性瘀血
耳介裏面の血管露出・耳根部の冷感	麻疹の前兆
耳内よりの膿液流出	肝胆湿熱・風熱・腎虚火旺
耳が厚くて大きい・紅潤色	正気充実し予後良好
耳が瘦せて小さい・焦黒色や淡白色	正気消耗し予後不良

6 咽頭口唇症状

咽喉の症状（表 3-23）

咽頭症状は肺・胃・（腎）などと関係する。

表 3-23 咽喉の症状

	症状	病態	方剤
外感熱病†	発赤腫脹し疼痛	肺熱・胃熱	桔梗石膏 銀翹散*・白虎湯*
	発赤腫脹し化膿	肺か胃の強い熱証（熱毒）	銀翹散* 清上防風湯合桔梗石膏

3. 頭部顔面症状

内傷雑病†	鮮紅色・柔らかい・乾燥・軽度疼痛	陰虚内熱	麦門冬湯合温清飲 養陰清肺湯*
	淡紅色・腫脹ない・軽度疼痛・難治	虚火上浮 ↑	八味地黄丸
	四肢冷感・下痢など	陰陽両虚	

口唇の症状（表 3-24）

口唇の症状は，脾胃の病態を表すことが多い。

表 3-24 口唇の症状

	症状	病態
色彩	淡白	気血両虚
	青紫	瘀血・寒証
	深紅	温病の営や血分証
形状	開口し閉口不能	中風（脱証）
	閉口のままで開口不能	中風（閉証）・破傷風
	口をきつく閉じる	破傷風（特に新生児）
	口をきつく閉じる・痙攣	脾虚生風†・肝風内動†
	口唇の歪み・眼目の歪み	中風
	口唇亀裂	外感燥邪・熱証による津液不足（熱邪傷津）
	口角糜爛	脾胃鬱熱
	口角より唾液流失	脾虚湿盛・胃熱・寄生虫（虫積）

7　歯と歯齦症状

歯と歯齦は腎や胃の疾病で現れることが多い。

歯の症状（表 3-25）

表 3-25　歯の症状

症状	病態		
潤沢	津液充実		
乾燥	津液不足	軽度光沢	胃熱による津液不足（傷津）
		軽度光沢	腎陰虚による津液枯渇
歯が動き歯根が露出淡紅色歯齦	腎精不足		
	腎陰虚による虚火上炎		
睡眠中の歯ぎしり	胃熱・寄生虫（虫積）		

歯齦の症状（表 3-26）

表 3-26　歯齦の症状

	症状	病態
色彩	淡白	気血両虚
	紅色	胃火上炎
出血	歯齦の腫脹疼痛＋口臭	胃火上炎
	腫脹と疼痛なし＋歯の動揺	気虚・虚火上炎

4 排便・排尿異常

　大便と小便（尿）は，おもに消化器（脾胃）機能や体液（津液）代謝の状態，さらには全身の虚実寒熱などを判断する重要な根拠となる。したがって，大便と小便（合わせて二便（にべん）という）の回数・時間・量・色調・状態・排出時の随伴症状などをよく問診あるいは望診する必要がある。また排便・排尿異常の病態の判断にあたっては，全身の状態を加味して考えていくことが重要となる。

1 便秘

1 便秘の基本病態（図3-5）

　便秘とは便を下に降ろす力（「大腸の気」という）がなんらかの原因で弱くなり（「大腸の腑気が降りず」），便を下へ送っていく作用（大腸の伝導作用）が低下あるいは失われた状態である。

　便秘は，①大腸の熱や燥状態（熱秘），②気のめぐりの低下（気秘），③排便力の低下（虚秘），④冷え（冷秘），⑤腸内の乾燥などによって引き起こされる。①②は実証（実秘），③は虚証（虚秘），④は虚証または実証の便秘である。これらのうち臨床で多いのは，①熱・燥の便秘（熱秘）であり，②気滞の便秘（気秘）がそれにつぐ。またいくつかの病態が同時に出現することも多い。

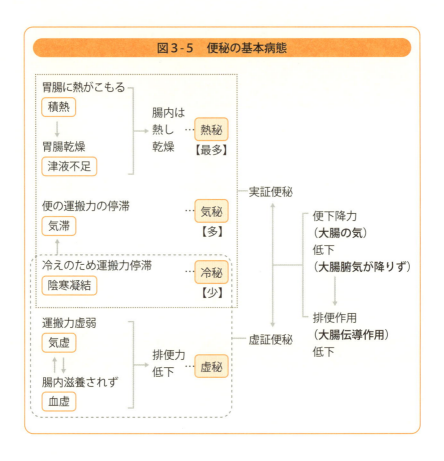

図3-5 便秘の基本病態

治療：各病態に対応した治療が行われる。

①熱秘：熱を冷まし潤す（清熱潤腸）。代表的方剤には，大承気湯・調胃承気湯・大黄甘草湯・麻子仁丸・桃核承気湯などがある。

②気秘：気をめぐらせる（理気通便）。四逆散・九味檳榔湯などがある。

③冷秘：温めて気をめぐらせる（温陽通便）。大建中湯・九味檳榔湯などがある。

④虚秘：排便力を高める（益気通便）。桂枝加芍薬大黄湯などがある。

⑤腸内乾燥：腸を滋養する（潤腸通便）。潤腸湯などがある。

2　便秘の各病態

便秘の病態（証）を明確にするためには，虚・実そして寒・熱を考えていく。その際には，舌診が参考となる（図3-6）。苔があるものは実証，ないものは虚証，舌質紅色・黄苔は熱証，舌質淡白は寒証や虚証であることが多い。

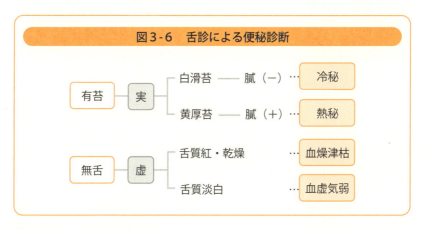

図3-6　舌診による便秘診断

実秘（実証の便秘）

①**熱性の便秘（熱秘）**：熱性体質者や過食過飲，発熱病後期などで，大腸に熱がこもり，そのために大腸の水分（津液）が失われて便が固まったもの。つまり熱と燥によって起こる便秘で実際の臨床では最も多い。

症状：固便・腹満痛や腹満感・圧痛などの実証症状のほか，口渇（好冷）・口内炎・黄苔などの熱症状などがみられる。

治法：腸の熱を冷まし潤して排便する（清熱潤腸通便）。大承気湯・大黄甘草湯など排便力が強く，調胃承気湯がそれにつぐ。麻子仁丸はバランスがよく，一般的便秘に多用される POINT 。瘀血患者には，桃核承気湯や通導散，一貫堂医学の臓毒証体質者には防風通聖散が使用される。

表3-27 便秘の虚実の鑑別

	虚証	実証
腹痛	無か軽度	有
腹部按	喜ぶ	嫌う
腹部脹満	脹満感（−）	脹満感（痛）
排便後	疲労感	爽快
舌苔	無か正常	有（腻苔など）
舌質	肥大・歯根	

表3-28 便秘の寒熱の鑑別

		寒証	熱証
腹部		冷感	（−）
		時に腸蠕動感	（−）
体質		冷え性	普通か熱がり
		温暖を好む	冷たさを好む
食物		温性飲食物を好む	冷性飲食物を好む
薬物		一般の下剤で下痢	
舌苔		白苔	黄苔
舌質		淡白色・肥大	紅色

②気滞の便秘（気秘）：精神的なストレス・運動不足などにより，大腸の気の流れがスムーズにいかず停滞し，排便が行われにくくなったもの。

症状：ストレスで増悪し腹部脹満が強く，さらにゲップ・胸部痞塞感などの気滞症状を呈する。

治法：気をめぐらせる（理気通便）。四逆散がよく使用されるが，熱性が強いものでは大承気湯，湿がやや強いものには九味檳榔湯（瀉下力は弱い）などが使用される。また大柴胡湯も使用される。

虚秘（虚証の便秘）

　慢性疾患・老人・産後などで気血不足となり，排便機能が弱まったために便秘となった虚証の便秘。①気虚による便秘と，②血虚の便秘の2つがあるが，後者がよくみられる。

　症状：いずれも腹痛や脹満感・便意はともにないか軽度のことが多く，全身倦怠感などの虚証状態を呈する。

　①気虚の便秘：排便力が低下し弱まったもの。便はあまり固くなく，排便後に疲労感を覚えることも多い。

　治法：排便力を高め排便する（益気通便）。気虚は強くなく軽度の気滞があるものには桂枝加芍薬大黄湯がよく使用される。その他に，補中益気湯・六君子湯・人参湯などの全身性の気虚改善薬，脾虚のある小児には小建中湯なども用いられる。

　②血虚の便秘：大腸の水分が失われたための便秘。皮膚が枯燥した老人などによくみられる。便は固く兎便状が多く，めまい・動悸・ほてりなどの全身的な血虚状態が同時にみられることが多い。

　治法：腸を滋養して排便する（潤腸通便）。代表方剤は潤腸湯。その他に，四物湯・加味逍遙散などの血虚改善薬も使用される。

> **POINT　全身的な便秘について**
>
> 　便秘の治療で重要なことは，便秘はあくまで疾病の本質（本）ではなく，みかけの症状（標）ということである。言い換えれば，便秘とはそれを引き起こさせる病態が，基本的に存在するということだ。
>
> 　たとえば，慢性の便秘は脾虚証によることが多く，冷秘は腎陽虚証などの虚寒証が隠れていることがある。さらに瘀血による血虚や熱証の便秘，肝気鬱結による気秘，そして本文では触れなかったが，痰飲による便秘なども存在する。
>
> 　要するに，大腸という局所だけで便秘をとらえず，全身的にその病態を考

えていくことが大切となる。疾病を全身的・総合的にとらえるのが，東洋医学の疾病把握法であることはいうまでもない。したがって，全身状態改善によって便秘を軽快させていくことが，重要であり理想となる。「下剤を使用せずに便秘を治療する」，ここに東洋医学の妙があるといえよう。

寒証の便秘（冷秘）

陽虚体質者や老人などで，冷えのために大腸の気のめぐりが弱まり，排便力が低下したものである。寒性の便秘（**冷秘**）であり，虚実錯雑証

表3-29 便秘の病態と方剤

虚実	症状	舌脈	病態	方剤
実証	固便・腹部脹満痛（感）・拒按・圧痛・黄苔・口渇（好冷飲）・顔面紅潮・口臭・口内炎・小便褐色	乾燥舌 滑実脈	熱秘	大承気湯 大黄甘草湯 麻子仁丸 調胃承気湯
実証	便意あるも排便せず・腹部脹満や痞塞感・ゲップ・ストレスで増悪・食欲不振	薄白苔 薄黄苔 弦脈	気秘	四逆散（気滞） 大柴胡湯（熱強） 九味檳榔湯（弱）
実証	腹部冷感や冷痛・喜暖・腸蠕動自覚・四肢冷感・顔色蒼白	淡白舌・潤舌 白色苔 遅沈脈	冷秘	大建中湯 九味檳榔湯
虚証	排便力低下（便意あるも排便できず）・固便（−）・便後疲労感・腹満痛（−）・顔色蒼白・倦怠感	淡白舌 薄白苔 虚脈	気虚	桂枝加芍薬大黄湯
虚証	大便乾燥兎便状・口燥感・動悸・めまい・顔色萎黄・皮膚枯燥	乾燥紅舌 無苔 細脈	血虚	潤腸湯

を呈することが多い。

症状：腹部や四肢が冷える・温めると腹部の調子は良好となる・腸がモコモコと動く感じがする（大腸の蠕動感）・冷えによる腹痛があるなどの症状が出現する。特に大腸の蠕動感は特徴的な症状である。臨床的には少ないが，時にみられ，治療方法が異なるため，その存在を知っておく必要がある。

治法：温めて気をめぐらせる（温陽通便）。大建中湯が多用されるが，その他に人参湯・当帰四逆湯加呉茱萸生姜湯・温経湯などの温剤もよく用いられる。

表3-30 頻用瀉下方剤

方剤	病態	症状ほか
大承気湯	実熱＋気滞	脹満痛・圧痛が強いとき
大黄甘草湯	実熱	大黄・甘草2味の単純な下剤 他剤と合方して使用するとよい
麻子仁丸	実熱	一般的な方剤
四逆散	気滞の方剤	脹満感・口苦・季肋部の圧痛(胸脇苦満)・ゲップ・排便力は弱い
桂枝加芍薬大黄湯	気虚＋気滞	脹満感・全身倦怠感・冷感・食欲不振・力のない腹部膨満（虚満）
潤腸湯	津液不足	兎便・皮膚枯燥・舌質紅乾燥・無苔・腹痛（－）
九味檳榔湯	気滞＋水湿	腸鳴・軽度の脹満感・白膩苔・下肢浮腫・排便力は弱い
大建中湯	冷秘	腹部冷感・冷痛・喜暖・腸蠕動自覚・白色苔・舌質淡白・潤

> **POINT** 便秘方剤の使用法

便秘は日常的によくみられる症状の1つであり、特に女性によくみられる。

便秘方剤の強弱と使用法：本病態に使用される方剤のうち、瀉下作用が最も強いものは、大承気湯と大黄甘草湯である。ついで、調胃承気湯・麻子仁丸・桂枝加芍薬大黄湯・九味檳榔湯の順となる。

大黄甘草湯は薬力は強いが単純な下剤であり、適合しないと下痢となりやすい。いわば、西洋薬的な方剤といえる。麻子仁丸は大承気湯より作用は弱く、大黄甘草湯より緩和である。本文で述べた熱・腸内乾燥・気滞という便秘の一般的な病態を治療する生薬がバランスよく配合されている。麻子仁丸は、最も一般的かつ多用される漢方便秘薬であり、高齢者・習慣性便秘・病後の便秘などに幅広く用いることができる。しかし冷秘には不適応であることに注意を要する。

便秘の方剤選択に迷う場合には、まず麻子仁丸から開始する。投与の結果、強すぎればより弱い方剤、弱すぎる場合には強い方剤へと変方するとよい。

一貫堂臓毒症体質の改善薬である防風通聖散は、本体質者や類似体質者の便秘には効果的である。しかし体力が低下した虚証には、ふさわしくない。虚証には桂枝加芍薬大黄湯が適する。また冷え性でむくみがちの人には、九味檳榔湯がよい。駆瘀血剤で排便することも多く、瘀血患者であることを見きわめ投与する。

常用量や少量の下剤で下痢をしたり、逆に反応しないときには、冷秘または虚証の病態を考える。冷秘では、少量の一般の下剤で下痢となることも多く、腸の蠕動感などの腹部や全身の冷え症状に注目する。

虚証、特に脾虚証の場合、大黄含有の方剤では合わず、六君子湯などの補虚剤で排便がみられることもある。食積（消化不良）がある場合には、その改善薬である平胃散で便秘が改善することもある。潤腸湯は高齢者に適応する下剤とされがちであるが、若い人でも適応となることがある。

下剤はとかく排便作用だけに注目しがちである。瀉下作用によって、全身を改善するのが本来の目的であり、各自の病態に合わせた選択が必要である。また上述の瀉下作用の強弱の分類は、あくまで便宜的なものであり、各自の病態によって、その効果は異なることに注意が必要となる。

服用法：一般に漢薬は空腹時に服用するが、特に下剤は食後服用だと排便力が落ちる。就寝前などの空腹時の服用が効果的である。エキス剤では、1日3回服用の指示が多いが、下剤はまず就寝前1回の服用から始めるのが

4．排便・排尿異常

■ 下剤の強弱

通常下剤		駆瘀血性下剤	
強	大承気湯・大黄甘草湯 調胃承気湯 麻子仁丸 防風通聖散 桂枝加芍薬大黄湯	桃核承気湯 通導散・大黄牡丹皮湯 桂枝茯苓丸	強
弱	九味檳榔湯	加味逍遙散	弱

寒証：大建中湯・九味檳榔湯
血虚：潤腸湯

■ 排便作用のあるエキス方剤

駆瘀血剤	通導散 桃核承気湯 大黄牡丹皮湯 桂枝茯苓丸 治打撲一方	瘀血体質 瘀血＋熱証 瘀血＋熱証 瘀血＋痰飲
血虚証	四物湯 加味逍遙散 当帰芍薬散	一般的血虚証 血虚＋気滞＋脾虚証 血虚＋痰飲
腎虚証	六味地黄丸	腎陰虚証
脾胃剤	小建中湯 桂枝加芍薬湯 帰脾湯 大柴胡湯 茵蔯蒿湯 人参湯	脾胃虚弱（児童） 気虚＋気滞 心脾両虚証 湿熱＋気滞 湿熱証 脾陽虚証
その他	防風通聖散 三黄瀉心湯 乙字湯	臓毒証体質者 実熱証 痔

■瀉下作用のある漢薬

(1) 瀉下薬

効能	漢薬
攻下薬	大黄・芒硝・番瀉葉・芦薈・巴豆
潤下薬	麻子仁・郁李仁
峻下逐水薬※	甘遂・大戟・芫花

※峻下逐水薬：強力な瀉下作用とともに利水作用のある薬物。浮腫・腹水・胸水などに使用される。虚証には使用されない。

(2) 通便作用のある漢薬

解表薬	牛蒡子
清熱涼血薬	玄参
清熱利湿薬	冬葵子
活血薬	桃仁
清熱化痰薬	栝楼
止咳薬	杏仁・蘇子
安神薬	柏子仁
平肝熄風薬	決明子
補血薬	当帰・何首烏
補陽薬	肉蓯蓉・胡桃肉

※種子薬は潤腸通便作用を有するものが多い。

よい。効果がない場合には、漸次服用回数を増やすか、他の方剤を考慮する。

　副作用：下痢はよくみられる漢方薬の副作用の1つである。この防止のためには、瀉下作用のある方剤、排便作用のある生薬が含まれている方剤などを把握しておく必要がある。特に大黄含有方剤、瘀血や血虚に使用される方剤について注意が必要である。これらの方剤は証と適合しないときに副作用として下痢が出現することが多い。

4．排便・排尿異常

■大黄含有エキス方剤

効能	方剤
攻下	潤腸湯・麻子仁丸・桂枝加芍薬大黄湯・九味檳榔湯・大黄甘草湯
瀉火解毒	大柴胡湯・茵蔯蒿湯・治頭瘡一方・防風通聖散・三黄瀉心湯・柴胡加竜骨牡蛎湯
瀉火解毒・攻下	調胃承気湯・大承気湯
駆瘀血	大黄牡丹皮湯・桃核承気湯・治打撲一方・通導散
その他	乙字湯

2 下痢

1 下痢の基本的病態

　消化吸収とは，体にとって有益なもの（精微物質・清なるもの）を飲食物から分離し体に取り込むことである。この機能は**運化**[†]**作用**とよばれ，消化器官（脾胃）の働きによって行われる。下痢の病理は，この運化作用と大いに関連をもつ。

　下痢とは，飲食物がうまく消化吸収されず下ったものである。より詳しくいえば，消化管（脾胃）の消化吸収がうまく行われず（**運化作用の失調**），そのために飲食物から生体に有益な物質（精微物質＝**清**）がうまく分かれず（清濁不分），その結果不必要なもの（濁）と精微物質が混在し，水様状態となって下ったものだといえる（**図3-7**）。つまり，下痢の重要かつ基本的な病態は脾胃機能の失調である。

　この脾胃機能の失調は，次の2つの状態に分けられる。

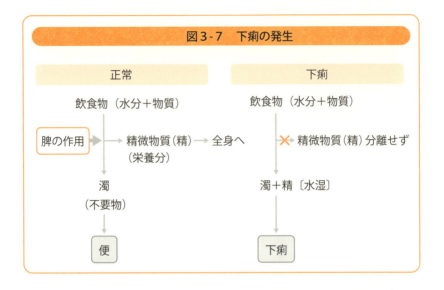

図3-7 下痢の発生

　①**脾作用の低下（脾虚）**：消化吸収を行う消化器（脾）の機能が衰え低下したもの。

　②**運化作用の失調**：消化器（脾）の機能は低下していないが，消化吸収（運化）がうまく働かなくなったもの。つまり工場の機械は正常だが，なんらかの原因でうまく作動しない状態である。この病態はさらに2つの病態に分かれる。

　（1）**外邪の下痢**：外部の下痢有害な邪のために，脾胃の機能が阻害されたもの。エンジンに霜が付着し調子が悪くなるように，なにかに邪魔をされうまく働かなくなったものである。この邪には，湿・寒・熱・暑（夏の暑さ）などがあり，外邪による下痢だといえる。このうち湿によるものが最も多く，かつ他の邪も湿に結び付いて現れることが多い。外邪の下痢とは，湿邪による下痢と言い換えてもよい。

　（2）**消化不良の下痢**：多量の飲食物摂取により，脾胃がオーバーロードとなり消化吸収が追い付かず，不消化物が貯留して下ったもの。限界を越えて働かされた機械のようなものである。消化不良の下痢であり，

これを**食積**による下痢という。ただし実際にはこの下痢も水分の発生にほかならず，大まかにいえば湿邪として考え処理される。

結局，この運化作用不対応の下痢は，「湿邪が盛んとなったための下痢」とまとめられる。

以上のように，下痢には①脾虚証が中心のものと，②湿邪が中心のものの2通りの病態があり，下痢とは**脾虚**と**湿盛**の2つの要因によって発生するといえる。言い換えれば，下痢のおもな病変臓器は**脾**であり，病理の要素は**湿**ということになる。この2つの要因が関連しあいかかわりあって下痢の病態が形作られる。脾虚によるものは虚証の下痢であり，湿邪などによるものは実証の下痢となる。

下痢の2つの要因は，互いに関連をもつ。すなわち脾虚による下痢は，湿邪をさらに発生させる。一方，湿邪による下痢が長期に及ぶと，脾の負担が増加し脾機能が低下する，つまり脾虚証を発生させる。このため，この2つの病態が同時に存在することも多い。実際の臨床では，常にこの2つの病態の軽重やどれが中心かつ本質的な病態（本）であるかを考え治療していく必要がある。

以上に加えて気滞による下痢もよくみられる。肝気が鬱結し気のめぐりが悪くなり，脾胃に影響を及ぼして下痢となるものである。精神的ストレスによる下痢に多い。

治療：以下の3つが下痢治療の原則となる。

①脾虚証の改善（補脾）：人参・白朮などの脾機能を高める生薬・方剤を使用する。

②湿を除く（化湿止痢 注3）：蒼朮・沢瀉などの湿邪を取り除く薬物で下痢を止める。

③気をめぐらせる（理気†）：柴胡・枳実・香附子・陳皮・芍薬などの気をめぐらせる薬物（理気薬）で下痢を止める。

下痢に使用される方剤は，これらが組み合わされ構成されていることが多い。特に③は①や②と組み合わされることが多い。

> **注3** 化湿止瀉：化とは変化させること。おもに脾の吸収作用により，湿を取り除いて下痢を止める方法である。

2　下痢の各病態

　下痢の病態は虚証と実証（**表3-31**），寒証と熱証（**表3-32**）の判断が重要となる。まず①邪が強いかどうか，つまり実証か。②脾虚などの虚証があるかを考える。診断にあたっては，便の性状（**表3-33**），排便感の異常も重要となる（**表3-34**）。

　①**実証の下痢（暴瀉）**：感冒や暴飲暴食などの誘因がある，急激に発症する，腹痛を伴う，腹部を圧することを嫌う（拒按[†]）などの症状を伴う下痢（**暴瀉**）は，実証であることが多い。

　②**虚証の下痢（久瀉）**：いわゆる胃腸虚弱体質者などの慢性の下痢，腹痛はないか弱い，腹部をさすると気持ちが良い（喜按）などの症状を伴う下痢は，虚証（久瀉）であることが多い。

　ただしベースは虚証であるが，下痢は実証という虚実錯雑証もあり注意が必要となる。

　ついで③寒証と④熱証のいずかを考えていく。

表3-31　下痢の虚実証鑑別

	実証	虚証
病態	湿邪が盛ん	脾虚（腎虚）
病因	外邪	虚弱体質・疲労で増悪・慢性病
発病	急激	慢性
腹痛	強・拒按・下痢後痛み↓	ないか弱い・喜按
尿	不利（量少）	

表3-32 下痢の寒熱証鑑別

	寒証	熱証
便	水様便・不消化便 寒冷刺激で出現悪化	黄褐色・臭気
飲食物	温性を好む	冷性を好む
腹痛	喜温	嫌温
口渇	(−)〜(±)	(+) 喜冷
苔	白苔	黄苔
尿	沈遅	弦数
小便	透明・量多い	高濃度・量少ない
全身	冷え性	
その他		裏急後重・肛門熱感

表3-33 便の性状

不消化便	食積・脾虚・腎陽虚
交代性便*	肝脾不和・脾虚
硬便後に下痢	脾虚

＊交代性便：便秘と下痢が交互に出現するもの

表3-34 排便感の異常

肛門灼熱感	湿熱証の下痢
残便感・不快感	肝脾不和・湿熱証
裏急後重	湿熱・湿熱気滞
便失禁	脾腎陽虚
肛門下垂感	脾虚による中気下陥

③**寒証の下痢**：冷え性体質者・水様便や不消化便・寒性飲食物の摂取あるいは冬季や明け方などの寒冷刺激で出現悪化する・腹部を温めること（喜温）や温かい飲食物を好む・口渇はあまりない・透明多量の尿が多い・白苔などの症状が伴う下痢は，寒証であることが多い。腎陽虚による**五更瀉**†が代表的である。

④**熱証の下痢**：黄褐色で臭気を伴う・温めることを嫌う・寒性飲食物を好む・**裏急後重**†や肛門熱感がある・高濃度の少量の尿が出る・黄苔がみられるなどの下痢は，熱証であることが多い。湿熱証の下痢が代表的なものである。

実証下痢

(1) 寒湿

寒湿や風寒の邪が脾胃を襲い脾胃に停滞して，急激に下痢を発生させたもの。感冒初期の下痢に多い。同時に悪寒発熱・関節痛・浮脈など外感表証の症状を伴う。また冷飲食物の取り過ぎや寒冷刺激による急性下痢も本証となる。寒冷刺激で悪化することも多い。

症状：寒証の下痢症状がみられる。腸鳴腹痛を伴う水様性の下痢便がみられ，白苔や白膩苔であることが多い。しかし食欲不振・もたれ感などの脾虚症状は軽度である。

治法：温めて湿気を除き止痢する（温裏散寒）。五苓散・藿香正気散*が代表方剤である。強い下痢や食積症状を伴うときには胃苓湯，寒症状が少ないときには四苓湯が使用される。これらは，一般的な止痢剤として多用される。強い腹部の寒症状（腸の蠕動感など）があるときには，大建中湯も使用される。

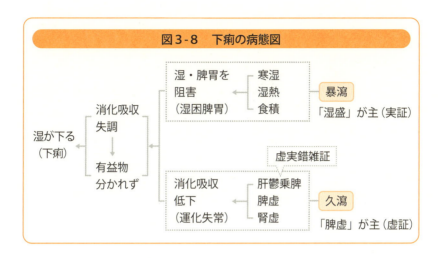

図3-8　下痢の病態図

(2) 湿熱

湿熱の邪による下痢。暑・熱湿邪の侵襲，寒湿や食積の下痢が熱に変化(化熱)したなどの原因で出現する。夏秋季にみられる食中毒の下痢，暴飲暴食による裏急後重†を伴うような急激な下痢などによくみられる。

症状：熱証の下痢症状がみられる。急激な腹痛を伴い黄褐色で臭気が強い下痢で，黄膩苔がみられる。肛門熱感や裏急後重を呈することもある。

治法：熱を冷まし湿を除き止瀉する（清熱除湿）。葛根芩連湯*が代表方剤である。茵蔯五苓散や黄芩湯（猪苓湯と合わせてもよい）も使用される。また，熱症状と寒症状がともにあるときには半夏瀉心湯が使用される。

(3) 食積†

いわゆる暴飲暴食による消化不良の下痢で，飽食の現代では非常に多い。その他に，高齢者・胃弱物などの消化能力低下者，薬物の副作用のためにみられることもあり，見落とされやすいため注意が必要である。

症状：腹痛を伴う腐敗臭の下痢で，下痢後痛みは軽減する。多くは食

後に出現する．その他に，ゲップ・腹部痞塞感や脹満感・もたれ感・呑酸†などの症状を伴うことも多く，腐苔・厚膩苔などの特徴ある舌所見がみられる．

治法：不消化物を除く（消積）．平胃散が使用される．熱証を伴うときには（黄苔となることが多い），少量の黄連解毒湯や半夏瀉心湯を平胃散に加える．さらに中等度の胃部脹満感を伴うときには香蘇散，腹痛や強い脹満感が伴うときには四逆散，寒性の胃痛があるときには安中散を加える．強い下痢には，平胃散に五苓散を加えた胃苓湯が用いられる．なお中国大陸では本病態に保和丸*が使用されるが，日本人にはあまり適当とはいえない．これは食生活の相異のためであろう．

虚証下痢

(1) 脾虚証

消化機能（脾）の低下による下痢で，いわゆる胃腸虚弱者の下痢がこれに相当することが多い．その他に，過敏性腸症候群などでもみられる．

症状：虚証の下痢症状がみられる．慢性長期の下痢で，腹痛はないか軽度，水様便や泥状便で，時に便秘となることもある．その他に，胃もたれ・食欲不振などの脾虚症状や倦怠感などの気虚症状が出現する．ひどくなると四肢腹部の冷えといった寒証を伴う（脾陽虚証）．

中気下陥†による下痢では，排便時に肛門部や全身が下に落ちていくような感覚（下垂感）が起こることがある．中気下陥とは，脾気虚によって出現した特殊な病態である．

治法：脾の機能を高める（健脾）．基本方剤は，六君子湯・啓脾湯である．その他に，人参湯・桂枝加芍薬湯，中気下陥があるときには補中益気湯，夏バテ（疰夏†）の下痢には清暑益気湯など多種の方剤が使用される．その際には，日本漢方の口訣が参考になることも多い．

(2) 腎虚証

　全身の生命力の大もとである腎の機能が低下し，脾の消化吸収作用を助けることができず下痢となったもの。腎・脾の両虚証による下痢といえる。腎の病変は，おもに腎陽虚証によるものであり，脾虚証も重症になると陽虚となるため（脾陽虚），寒証症状が出現する。

　症状：明け方の最も寒いときに出現する下痢（**五更瀉**†）が特徴的な症状である。その他に，腹部や全身の冷感・腰下肢の倦怠感・頻尿などの腎陽虚証を伴う。脾（陽）虚と腎陽虚の両方の症状が出現する。

　治法：腎陽を温め補う（温補腎陽）。脾陽虚証を伴うものには真武湯が使用される。その他に，附子理中湯（人参湯に附子末を加えてもよい）・四神丸*などが使用される。

(3) 肝気鬱結

　精神的ストレスなどの原因により気のめぐりが停滞（肝気鬱結）し，脾や胃に影響を与え，そのために脾胃が伸びやかに機能しなくなり（肝脾不和）出現したもの。肝と脾，両方の病変であるが，脾病変のほうが強いもの（脾虚証がおもな原因のもの：脾虚肝乗）と，肝気鬱結が強いもの（肝気横逆）の2つがある。過敏性腸症候群によくみられる。しかし過敏性腸症候群は必ず肝鬱であるとは限らず脾虚証のみであることも多く，西洋病名から単純に決めていくべきではない。

　症状：肝鬱という実証と脾虚証の虚実錯雑証が特徴であり，虚実両証の症状が出現する。精神的ストレスで増悪する腹痛腸鳴を伴う下痢で，下痢後腹痛は軽快することが多い。その他に，胸腹部脹満感や痞塞感，ゲップ，排ガスなどの気滞症状がみられる。

　治法：気をめぐらせ脾の機能を高める（理気健脾）。代表方剤は痛瀉要方*（白朮芍薬散）であるが，六君子湯（または四君子湯）合四逆散で代用できる。香蘇散なども使用される。

第3章　主要症状の診断

表3-35　下痢の各病態

虚実	症状	舌脈	病態	方剤
実証	水様性下痢・寒冷刺激で悪化・腸鳴・腹部脹満感（痛）・食欲不振・口渇（−）・外感表寒証症状（悪寒発熱・頭痛・鼻閉・関節痛など）	白膩苔 脈浮	寒湿証	五苓散 藿香正気散* 胃苓湯 大建中湯 半夏瀉心湯（寒熱錯雑）
実証	急激な腹痛のある下痢・残便感・黄褐色・強い臭気性下痢・重度で裏急後重・肛門熱感・口渇・濃性少量尿	黄膩苔 脈滑数	湿熱証	黄芩湯 茵蔯五苓散 葛根芩連湯*
実証	腐敗臭の下痢・腹痛を伴い下痢後痛みは軽減・不消化便・時に残便感・ゲップ・呑酸・食後の胃もたれや腹部痞塞脹満感	腐苔 厚膩苔 脈滑弦	食積証	平胃散 胃苓湯 保和丸*
虚証	慢性下痢・水様便・泥状便・時に便秘・顔色蒼白・倦怠感・食欲不振・腹痛（−）〜（±）・脂肪分過食にて増悪・食後に胃もたれ・不消化感・重度では寒証を伴う（脾陽虚証）	淡白舌 白苔 脈細弱	脾虚証	啓脾湯 六君子湯 人参湯 補中益気湯 清暑益気湯 桂枝加芍薬湯 参苓白朮散* 真武湯（脾腎両虚）
虚証	明け方の下痢（五更瀉）・腹部冷感・温めると軽快・強い冷感・腰下肢の倦怠感・不消化便	淡白舌 白苔 脈沈細	腎虚証	附子理中湯 四神丸*
虚実錯雑証	精神的ストレスで増悪・胸腹部脹満感・腹痛腸鳴下痢・下痢後腹痛軽快・ゲップ・排ガス	薄白苔 脈弦	肝気鬱結（脾虚＋気滞）	痛瀉要方* 六君子湯合四逆散 香蘇散

4. 排便・排尿異常

> **POINT** 下痢の病因と病態

　下痢の病態の判断にあたっては，病因や体質も非常に参考になる。感冒下痢のように風寒の邪が原因の下痢（外邪による下痢）は，小児でよくみられる。

　また夏季は湿熱の下痢が起こりやすい。しかし暑邪による夏バテの下痢は脾虚証が多くなる。さらに冷飲食物の取り過ぎやクーラーにより発症・悪化するものは，寒性の下痢が多いなどである。

　精神的なストレスによる下痢は，気のめぐりが悪くなる（気滞）ために出現することが多く，精神的ストレスで発症・悪化し，腹痛や腹部脹満感を伴う下痢が多い。ストレスの有無を確認することが大切である。この下痢は胃弱であっても，消化機能が正常であってもみられる。

　暴飲暴食による下痢（食積の下痢）は食後に発生しやすい。膩苔や腐苔・胃もたれなどがよくみられる。

　胃腸虚弱者の下痢は，慢性の下痢や高齢者の下痢に多い。これらは脾虚や腎虚の下痢であり，白苔・歯痕がよくみられる。冷え性体質の下痢は，脾陽虚や寒湿の病態が多く，白苔・淡白舌・歯痕がよくみられる。

病因による下痢鑑別

原因・体質	症状ほか
1．外邪	風寒邪による感冒下痢（小児に多くみられる）でみられる。夏季の湿熱下痢。夏バテ下痢は脾虚証が多い。冷飲食物過多やクーラーによる寒性下痢など。
2．精神的ストレス	肝気鬱結証となりやすい。腹痛下痢・排便後腹痛消失・脹満感など。
3．暴飲暴食	食積の下痢。食後に発生しやすい。腐苔・膩苔が多くみられる。
4．胃腸虚弱	慢性下痢や高齢者の下痢は脾虚や腎虚の下痢が多い。白苔・歯根が多くみられる。
5．冷え性体質	脾陽虚や寒湿の下痢が多い。白苔・淡白舌・歯痕が多見される。

3 排尿異常症状

尿は肺・脾・腎，さらには膀胱の働きによって形成される。したがって，これらの臓器の機能の異常によって，排尿異常が出現する。尿の異常には，尿量の異常（多尿・少尿）・排尿回数の異常・排尿障害（癃閉・尿失禁・遺尿）などがある（表3-36，図3-9）。厳密には，遺尿とは夜間などの睡眠中に無意識に尿が漏れるものをいい，尿失禁とは覚醒しているときに尿が漏れてしまうものをいう。しかし遺尿と尿疾患の病態はほぼ同様であり，特に区別しない場合も多い。

表3-36 排尿異常の一般原則

尿の色が濃く，尿量が少ない	熱証
尿の色が透明で，尿量が多い	寒証

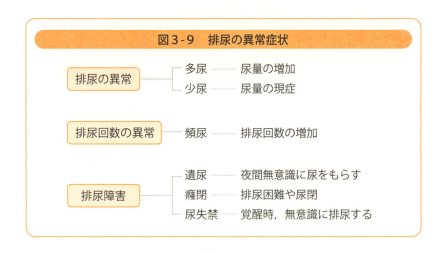

4. 排便・排尿異常

表3-37 尿量の異常

	症状	病態	方剤
多尿	口渇・多飲・体重減少	消渇	
	透明尿・寒さを嫌い温暖を好む・高齢者・腰下肢倦怠無力	腎陽虚	八味地黄丸
	悪寒・下腹部鈍痛・四肢冷感	寒邪膀胱襲来	呉茱萸湯 当帰四逆加呉茱萸生姜湯
	腰部下肢重だるさや疼痛	寒湿下注	苓姜朮甘湯
少尿	濃縮尿・熱感・温暖を嫌い冷たさを好む	実熱証	竜胆瀉肝湯
	発汗過多や吐瀉の後の濃縮少尿	熱盛傷津	
	透明尿＋浮腫	水湿内停	五苓散

表3-38 排尿回数の異常

	症状	病態	方剤
頻尿	尿量減少・褐色濃縮尿・排尿痛・残尿感・尿意急迫	下焦湿熱 淋病†	五淋散 猪苓湯
	疲労倦怠で悪化・下垂感・疲労でほてり感・胃弱	中気下陥	補中益気湯
	下腹部（小腹）や季肋部脹満感・精神ストレスで悪化	肝気鬱結	加味逍遙散
	少腹痛・口燥感・紫色皮膚舌変化	瘀血	桃核承気湯 桂枝茯苓丸
	夜間透明尿・余瀝†	腎気不固	八味地黄丸
	頻尿で大便は乾燥	脾約†病	麻子仁丸

表3-39 排尿障害

	症状	病態	方剤
癃閉	排尿したいが出ない・小腹部脹満・褐色尿	湿熱下注 結石・腫瘤	五淋散 抵当丸*
	尿意がない・小腹部脹満（−）	津液不足	
	精神的ストレスで悪化・情緒不安定・腹部脹満痛（感）	肝気鬱結	加味逍遙散合五淋散 沈香散*
	排出する力がない・腰部冷感と倦怠感	腎陽虚	八味地黄丸・右帰丸*
	排出する力がない・口燥・四肢ほてり・紅舌少苔	腎陰虚	六味地黄丸合猪苓湯
	小便時下垂感・倦怠感・疲労ほてり・脾虚症状	中気下陥	補中益気湯
尿失禁（遺尿）	意識障害時の尿失禁	中風熱入心包	
	意識明瞭・高齢者・腰下肢倦怠無力・疲労倦怠	腎気不固	八味地黄丸
	顔色不良・腰下半身倦怠無力・羸痩	腎気不固 心脾両虚	八味地黄丸合帰脾湯 桑螵蛸散* 桂枝加竜骨牡蛎湯
	頻尿・下腹部下垂感・談笑時失禁・脾虚症状	中気下陥	補中益気湯
	頻尿・褐色尿・排尿痛残尿感	膀胱湿熱	五淋散
	頻尿・下腹部鈍痛や圧痛・瘀血他覚症状	瘀血	抵当丸* 桃核承気湯合四逆散

5 胃腸症状

1 食欲と味覚の異常

　食の異常とは，食欲の減退や増進，食事量の過多の異常を指す。この異常は，脾胃（消化吸収機能）の働きと密接に関係している。脾胃の機能が低下したり，邪によってその働きが阻害されると食欲と食事量の異常が出現する。その他に，肝や湿なども影響を与える。

　食欲と食事量が増加すれば，胃気が回復したということであり，予後は良好の兆しである。これに対し，食欲と食事量が減少するのは，胃気が衰弱したためであり，予後は不良の兆しである。

　また，時に久病や重病でまったく食欲がなかったものが，急に食欲を出して暴食することがある。これを「除中[†]」といい，重篤な状態を表す。

　食の異常には，大きく分けて以下の3つがある。

①**食欲低下**：食への意欲が低下したもの。脾胃機能の低下や，湿・湿熱などで出現する。これにはさらに次の3つがある。

（1）**食思不振**：食欲がでない「食べたくない」状態。

（2）**食欲はそれなりにあるが食事の量が少ない**：「食べられない（納少）」状態。

（3）**厭食**[†]：特定の食物や食物の臭いを嫌う，食事を見ただけで嫌になるなどの状態。多くの場合，消化不良によって飲食物が胃内に停滞することで出現する。妊娠のつわりも厭食の一種である。

　また外感感冒などの急性病では，外邪排除のために食欲が低下するこ

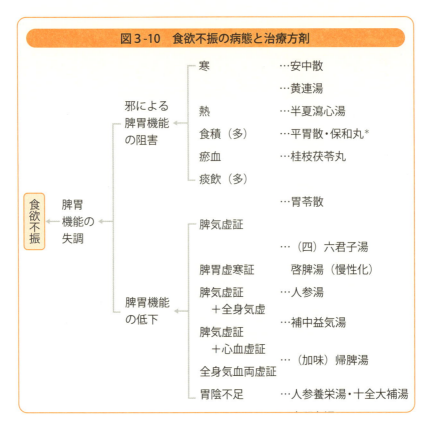

図3-10　食欲不振の病態と治療方剤

とがある。これは飲食物が邪を強めてしまうために起こる。

②**食欲亢進**：多くは熱によって出現する。以下の2つがある。

（1）**胃機能正常**：食欲が旺盛で食後すぐに空腹感が出現し，食事量が異常に多いもの（多食易飢）。これは胃の機能は正常だが，胃熱が盛んとなったために消化機能が亢進して食欲が旺盛となったものである。本病態はさらに脾機能正常と脾機能低下の2つに分けられる。

（2）**胃陰不足**：空腹感はあるが，食欲はあまりわかず結果として少量の食事摂取に止まるもの（飢不欲食）である。これを**嘈雑感**[†]
（そうざつかん）

5．胃腸症状

表 3-40　食の異常──食欲低下

症状	病態	方剤
食思不振・納少・疲労倦怠・顔色萎黄・羸痩・下痢・（舌）淡白舌	脾胃気虚	六君子湯 啓脾湯
食思不振・納少・疲労倦怠・腹部もたれ・寒冷刺激の下痢・腹部冷感・四肢冷感・（舌）淡白歯痕肥大舌	脾胃虚寒	人参湯
食思不振・納呆・口が粘る・泥状便や下痢または便秘・残便感・悪心嘔吐・体の重だるさ・尿少・湿気で不調・（舌）膩苔	湿邪困脾	五苓散 半夏瀉心湯 （寒熱錯雑） 茵蔯五苓散
夏季の野外活動の既往・高熱頭痛・多汗・口渇・煩躁	中暑	白虎加人参湯
食思不振・身体疲労倦怠・めまい・ほてり・盗自汗・羸痩・口渇・（舌）乾燥紅色舌・少苔	疰夏	清暑益気湯
脂肪分を嫌う（厭食）・食思不振・黄疸・季肋部痛・季肋部脹満感・身熱不揚・口苦・（舌）黄膩苔	肝胆湿熱	大柴胡湯 小柴胡湯 茵蔯蒿湯
食思不振・納少・焦燥感・イライラ・不眠・緊張・精神的要素による食欲の変動・噯気・痞塞感・脹満感・（脈）弦脈	肝脾胃不和	半夏厚朴湯 （梅核気） 抑肝散加陳皮半夏
厭食納呆・酸腐臭を伴う噯気・胸やけ・胃もたれ・胃部脹満感・食後下痢・（舌）膩苔や腐苔	食積	平胃散
厭食・食思不振・月経停止・悪心・（脈）滑数脈	妊娠悪阻	平胃散
上記症状＋嘔吐	妊娠悪阻	小半夏加茯苓湯

※食欲不振を起こす病態には，本表以外にも全身的な気血両虚・中気下陥証（脾気虚＋全身気虚）・脾胃の寒熱錯雑証などがある。

第3章 主要症状の診断

表 3-41 食の異常──食欲亢進

	症状	病態	方剤
多食易飢	口渇・口臭・熱感・呑酸・便秘・羸痩・（舌）紅舌黄苔	胃熱亢進	玉女煎* 清胃散* 白虎加人参湯
	下痢・泥状便・胃灼熱痛・嘈雑感・胃もたれ・脹満感・口渇・口臭・熱感・呑酸・（舌）紅舌・歯痕・肥大舌	胃強脾弱	麻子仁丸
飢不欲食	嘈雑感・飲食少量・口燥・胃部灼熱感か痞塞感・（舌）紅舌・少苔か無苔	胃陰虚	麦門冬湯 益胃湯*

表 3-42 味覚の異常

症状	病態	方剤
口が苦い（口苦） 口が甘い（口甜） 口が粘る（口粘）	熱証・肝胆火旺・心火上炎・脾胃湿熱	小柴胡湯 半夏瀉心湯 茵蔯蒿湯
口に酸水がでる 口が酸味（口酸）	消化不良・肝胃不和	安中散 竜胆瀉肝湯
味を感じない（口淡）	脾胃気虚・寒証	六君子湯・人参湯
口に酸味と腐敗臭	食積	平胃散
口が塩辛い（口鹹）	腎虚	六味地黄丸
口に渋みがある	熱邪傷津*・熱証・気火上逆	白虎加人参湯

※熱邪傷津：熱のために体液（津液）が消耗し失われたもので,「傷」とはそこなわれるの意味である。
※五臓はそれぞれ次のような味覚と関係があるとされる。肝─酸,心─苦,脾─甘,肺─辛,腎─鹹（塩味）。

という。空腹感に見合った食事量がとれない状態である。胃の陰分が不足（胃陰不足）したために，熱をもち空腹感が生じる。ところが消化機能の低下のために食事量がとれないのである。つまり胃の機能が低下した食欲亢進といえる。

食欲亢進がみられる典型的な疾病は**消渇**†（糖尿病など）であり，重症の消渇では多食・多尿・口渇・羸痩（これを**三多一消**という）などの症状が出現するが，多食は胃熱が亢進したためである。

③**嗜食**†**異物**：「嗜」とは好むの意味であり，泥や紙，生米などの食物以外の異物を食べたがる状態をいう。小児によくみられ，多くは寄生虫によって出現する。

2 悪心・嘔吐・噯気・吃逆

悪心・嘔吐・噯気・吃逆などは，おもに胃気上逆という病態で出現する。そこで，この病態についてまず説明する。

胃に入った飲食物は，腸へと降りていく。胃は飲食物を下方に向かわせる機能がある。つまり胃の機能は，下方向のベクトルを有している。この生理状態を，胃気は下降すると表現し，これが正常な状態。胃気とは胃の機能や胃の作用方向，つまり胃の働きという意味である。

ところが，なんらかの原因で胃気が下降することができないと，逆に胃気が上に上昇してしまう。これを**胃気上逆**とよぶ。この結果，悪心・嘔吐・噯気・吃逆が出現する。その他に，胃痛・胃部脹満感なども胃気上逆で出現する。したがって，その治法は胃の機能を調えおだやかにし，胃気を降ろす（**和胃降逆**）こととなる。

悪心・嘔吐

悪心・嘔吐 注4 の病態には，実証と虚証がある。

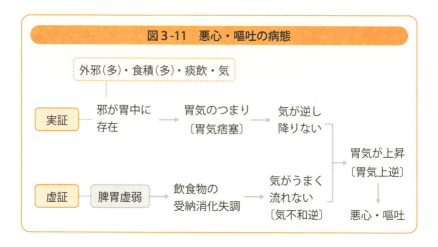

図3-11 悪心・嘔吐の病態

①**実証**：胃に風寒や風熱・暑湿などの外邪や，食積・痰飲・気滞などの邪が存在するために，胃気の働きがうまくいかず，胃気が下降できず上逆して，悪心嘔吐が引き起こされる。食積・痰飲，ついで外邪によるものが多い。

②**虚証**：脾胃の機能が弱まり（脾胃虚弱），そのために胃の飲食物の消化活動や飲食物の受け入れがうまくいかなくなる。その結果，胃気が下方向にうまく流れずに上昇して悪心・嘔吐が引き起こされる。

なお，つわり（妊娠悪阻）・車酔い・二日酔いなども悪心・嘔吐の病態として処理されることが多い。

〔付〕**反胃**（はんい）：**胃反**（いはん）ともいう。「反」とは，手で布や板をそらした姿を表し，かえす，もとにもどる，ひるがえるなどの意味である。反胃とは，いったん胃に入った飲食物をはき出して飲食前の状態に戻すというところからの命名であろう。反胃は，「朝，食して暮れに吐く（朝食暮吐）」といわれるように，食後に時間をおいてから嘔吐するものをいう。一般には，食後の胃もたれ・胃部膨満感などの不消化状態を伴い，飲食物を吐くことが多い。脾胃虚寒・胃熱・痰飲・瘀血などによって出現する。

嘔吐とは，単に吐くという意味であり，広義では反胃は嘔吐の範疇に

5. 胃腸症状

表3-43 悪心・嘔吐の各病態

症状	舌脈	病態	方剤
突然の嘔吐・悪寒か熱感・頭痛・発汗か無汗	浮脈	外邪犯胃	銀翹散*（風熱証） 小柴胡湯 半夏瀉心湯（風寒証）
腐臭のゲップ・胃もたれ・食後に下痢	白膩苔 腐苔	食積（多）	平胃散
水様性吐物・胸部胃部の痞塞感・胃内停水音・腸鳴・食欲不振・めまい・動悸	白膩苔 滑脈	痰飲（多）	茯苓飲・二陳湯 小半夏加茯苓湯 五苓散
寒冷刺激で悪化・冷飲食物を嫌う・口渇なし	淡白舌 肥大歯痕舌	胃寒	人参湯・呉茱萸湯 安中散
食欲不振・倦怠感・胃もたれ・下痢・胃部痞塞感		胃虚寒	六君子湯
上記症状＋胃部痞塞感・軽い胃痛		胃虚寒気滞	六君子湯合香蘇散
嘈雑感・口渇口燥・少量嘔吐で乾嘔が主	紅色乾燥舌 少苔・無苔	胃陰不足	麦門冬湯
梅核気・胸部閉塞感・ストレスと関連		気滞＋痰飲	半夏厚朴湯
胃部痞塞・腸鳴・下痢	黄膩苔	寒熱錯雑 ＋痰飲	半夏瀉心湯
ストレス関連・胸脇苦満・焦燥感 胸部脹満痞塞感・口苦		肝気犯胃	小柴胡湯・四逆散 大柴胡湯 柴胡疏肝湯*
つわり・めまい・動悸	白膩苔		小半夏加茯苓湯
車酔い・めまい			小半夏加茯苓湯 半夏白朮天麻湯
二日酔い・下痢・口渇			五苓散 半夏瀉心湯

含まれる。しかし一般的に嘔吐とは，飲食直後に吐くものや食事をしなくても胃液などを吐くものをいい，その量は多くはない。これに対し，食後数時間してから飲食物を多量に吐き出すものを反胃ということが多い。

> **注4** 嘔と吐：「嘔」とは，体を曲げて声を出すなどの意味があり，声のみで物が出ないこと。つまりからえずき，はき気の意味である。「吐」とは，充満したものが，声なく一度に吐き出されることである。嘔は声と物が出ること，吐とは声なく物が出るという説もある。いずれにせよ，嘔は音，吐は物を重視した言葉である。したがって，嘔吐とともに出るものを吐物とよび，出血を伴えば吐血となる。また，はき気を吐き気と書いている辞書が多いが，本来の意味からすれば，嘔き気が正しい。

表3-44 悪心嘔吐の虚証・実証鑑別

	緩急	病期	量	臭	兼証	病因
実証	急	短期	多量	有臭（酸味・腐臭）	実証症状	外邪・飲食
虚証	緩慢	長期	少量	無臭	虚証症状	合併疾患

表3-45 吐物の鑑別

症状	病態	方剤
透明で稀い，無臭	胃寒	呉茱黄湯
汚濁して酸腐臭を伴う	胃熱	黄連解毒湯・清胃散*
未消化物混入，酸腐臭あり 未消化物混入，酸腐臭なし	食積 肝鬱犯胃	平胃散 柴胡疏肝湯* 四逆散合半夏厚朴湯
透明で稀い痰涎	痰飲	二陳湯・小半夏加茯苓湯 茯苓飲
黄緑色の苦味の吐物	肝胆湿熱	小柴胡湯・竹筎温胆湯
鮮血か紫暗色の血塊，飲食物の残渣混入	胃熱・瘀血 肝火犯胃	

> つまり，嘔気である（伝統的には乾嘔という）。中国語では，嘔はou（オウ），吐はtu（トゥー）と発音し，はくときの音を模した擬声語であろう。

吃逆，噯気

吃逆†とはシャックリ，噯気†とはゲップのことである。その病態はともに悪心嘔吐と同様に，おもに**胃気上逆**によって出現し胃の病態でみられることが多い。ちなみに，吃逆には生薬の柿蔕が多用される。

表3-46 吃逆の病態

症状		病態	方剤
急性病。高音で力強くよく響く		実証（胃の実証）	
慢性病。低音で弱々しい		虚証	
急性病。寒冷刺激で悪化・温性の飲食物を好む・食欲不振・口渇（-）	白苔	胃寒証	人参湯 五苓散 丁香散*
急性病。口臭・口渇・冷水を好む・便秘・褐色少尿	黄苔	胃火上逆	四逆散合黄連解毒湯 竹葉石膏湯
胸部季肋部の痞塞感や脹満感・腸鳴・噯気・精神ストレスで悪化		気滞	四逆散 旋覆花代赭石湯*
慢性病の重篤な疾病。連続性吃逆・額の発汗を伴う・食欲不振・下痢・倦怠感		胃気消耗	柿蔕湯*
慢性病。嘔吐・食欲不振・下痢・温性の飲食物を好む・四肢冷感		脾陽虚	人参湯合香蘇散 附子理中湯
口燥・乾燥舌	少苔や無苔 紅舌	胃陰不足	麦門冬湯合香蘇散（半量） 益胃湯*

表3-47 噯気の病態

症状	舌脈	病態	方剤
食後の酸腐臭を伴う噯気・胃もたれ・食欲不振	腐苔	食積	平胃散
悪心か嘔吐・食欲不振・胃部痞塞感	白膩苔	痰飲	二陳湯
悪心か嘔吐・食欲不振・胃部痞塞煩熱感・口渇	紅舌 黄膩苔	痰火上逆	竹筎温胆湯
胃部痞塞感・季肋部脹満感・食欲不振	脈弦	肝気犯胃用	四逆散
胃部痞塞感・食欲不振・下痢・倦怠感	淡白舌 脈細	胃気虚	六君子湯
上記症状＋四肢冷感・寒冷刺激で悪化	淡白舌	脾胃虚寒	人参湯

3 口燥・口渇と唾液異常

口渇・口燥

　口渇とは，身体が水分を要求して多量の水分を欲しがることで，いわゆる「のどがかわいた」状態である。身体の津液不足や熱証・燥証で出現することが多い。これらの病態がみられないとき，つまり寒証や湿証

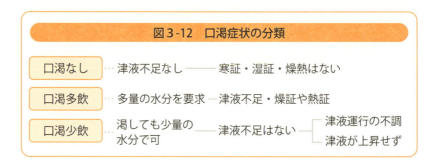

図3-12　口渇症状の分類

5. 胃腸症状

では口渇は起こらないことが多い。

口渇はさらに次の2つに分類される。

①**多飲**：多量に水分を欲しがる状態で，体内水分の不足・燥証・熱証などで出現する。

②**少飲**：渇していても少量の水分で満足する状態である。少飲は津液の不足はないが，津液の運行調節が不調な状態，あるいは津液がうまく上昇できないなどで出現することが多い。

表3-48 多飲と少飲の病態

	症状	舌脈	病態	方剤
多飲	激しい口渇と多飲（冷水を好む）・顔面紅潮・発汗	数脈	裏熱盛	白虎加人参湯
	軽度口渇・発熱・咽頭痛	浮脈	外感温病初期	銀翹散* 桑菊飲*
	口渇・多飲多食・多尿・羸痩		消渇	
少飲	温水を好む		痰飲内停 陽虚	補陽剤 温裏剤
	飲むとすぐに吐き出す・時に満飲感がない・めまい・浮腫	膩苔	痰飲内停	五苓散 苓桂朮甘湯
	身熱・身体頭部の重だるさ・黄色尿・胸悶	黄膩苔 滑脈	湿熱	茵蔯蒿湯 竜胆瀉肝湯
	口燥・口内乾燥（夜間に増悪）・不眠・四肢煩熱	乾燥紅舌 少苔か無苔	陰虚火旺	六味地黄丸 炙甘草湯
	乾咳や少咳・痰排出困難・時に口燥感・口内乾燥・唇乾燥	乾燥紅舌 少苔	肺陰虚証	麦門冬湯 滋陰降火湯
	口内乾燥・口燥感		瘀血	桃核承気湯 通導散
	午後発熱・煩躁・発疹	紅か絳舌	温熱病 営血証※	清営湯*

※熱によって営陰が蒸騰されて咽喉を潤すため，口渇は軽度で，飲水も少量。

口燥(こうそう)†(感)とは，口乾(こうかん)ともいい，口腔内が乾燥し口をそそぎたくなる状態であり，ごく少量の水分を欲しがること。いわゆる「くちがかわいた」状態である。著明な津液不足はみられない。口燥は上記の口渇少飲に含めて把握してもよい。

口渇と口燥の鑑別は臨床上重要である。しかしこの区別がつかない患者もおり，注意を要する。また温水と冷水のどちらを好むかを問診することも重要である。温水を好めば寒証や陽虚証で，冷水を好めば熱証や陰虚証であることが多いからである。

唾液異常

唾液は透明漿液性の「涎(せん)」と粘性泡沫状の「唾(だ)」に分類される。涎は

表3-49 唾液異常の病態

症状	病態	方剤
多量の唾液	胃寒	人参湯
	水湿	二陳湯
	食積	平胃散
多量の透明な唾液・腹部冷感	脾胃虚寒	人参湯
口渇・飲むと嘔吐・尿量減少・下痢	痰飲貯留	五苓散
口角より自然に唾液が流失する	脾胃虚証 虫積※	六君子湯
多量の透明な唾液・腰痛・下肢倦怠感・下肢冷感・腎虚尿症状	腎陽虚	八味地黄丸
粘稠性唾液・口中粘性感	脾胃湿熱	茵蔯蒿湯・小柴胡湯 甘露消毒丹*
粘稠性唾液・口内炎・口臭・寒症状なし	胃熱	黄連解毒湯

※虫積：おもに小児の寄生虫病。

脾の病態と，唾は腎の病態と関連が深いとされる。臨床的には，透明多量な唾液は脾虚や寒証，粘液性唾液は湿熱証や胃熱でよくみられる。特に透明多量の唾液は人参湯の適応症状として有名である。

  胸焼け

胸焼けの多くは胃が熱を帯びることで発生する。不消化物が停滞し熱を帯びた食積や胃熱によるものが多い。時に寒性（胃寒・脾陽虚）や胃の潤いの低下（胃陰虚）で発生することもあり，注意が必要である。

表3-50 胸焼けの病態

症状	舌象	病態	方剤
呑酸・腐臭のある曖気・食後の下痢胃もたれ・食欲不振	膩苔 腐苔	食積	平胃散 平胃散合安中散
強い胸焼け・口臭・胃痛・嘈雑感・口渇（好冷水）・熱感	黄苔	胃熱	白虎加人参湯 三黄瀉心湯 黄連解毒湯 竜胆瀉肝湯
多唾・寒冷刺激で悪化・温めることを好む・冷え性	薄白苔 潤舌	胃寒	人参湯（脾陽虚） 安中散
嘈雑感・口燥	紅色舌 少苔・無苔	胃陰虚	麦門冬湯

6 胸部症状

1 咳嗽と痰

　咳嗽とは，肺がなんらかの邪に犯されたために，肺がこの邪を外に出そうとしたものである。咳嗽を起こす邪には，肺から喀出される**痰飲湿の邪（喀痰）**と**火（熱）邪**の2種類がある。咳嗽は喀痰という邪と火邪を外界に排泄するために起こるといえる。当然ながら，肺が咳嗽の中心的病位となる。具体的な咳嗽と喀痰の病態については，第3巻の肺の生理と病態の項で述べる。

2 動悸

　動悸とは，西洋医学と同様に心臓が不正常となり出現した症状であり，心の病変として把握される。動悸は以下の3種類に分類される。
　①**驚悸**（きょうき）†：突発的に出現する持続時間が短い軽症の動悸で，出現しないときは正常人と同様である。驚悸とは緊張したり，驚いたときに出現する動悸という意味で，多くは精神的なものと関連がある。
　②**怔忡**（せいちゅう）†：情緒とは無関係で，持続時間が長い重症の動悸。
　③**心悸**（しんき）：自然発生的なもので，病人が不安感に襲われるような軽い動悸。驚悸（きょうき）の一種と考えられる。
　動悸は次の2つの病態で出現する。①心による血の循環作用の失調と，②心に宿るとされる神（**心神**†）の安定が失われた（**心神不安・心**

6．胸部症状

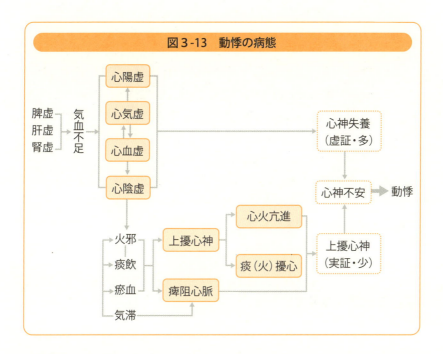

図3-13　動悸の病態

神不寧）ことによる2つである。なお動悸と不眠はともに心の病態であり類似点も多い。これについては，不眠の項を参照。ここでは動悸の病態を虚証と実証の観点から考えてみる。

虚証の動悸

　虚弱体質・慢性病・出血・疲労，さらには脾虚証や腎虚証などによって，全身の気や血が不足し（重症化すれば陰陽両虚証となる），このために出現した動悸である。すなわち，機能するエネルギー活力（気）や滋養分（血）の不足により心が養われなくなり（**心神失養**），心の機能が低下して動悸が出現したものである。虚証の動悸には以下のような病態がある。

(1) 気血不足（気血両虚）

　気血の生成不良により出現した動悸で，血虚証がより強い病態でみられることが多い。心虚と脾虚の合併病態（心脾両虚）もよくみられる。

　症状：運動や疲労で起こることが多く，さらに自汗・倦怠感などの全身的な気虚症状やめまい・不眠などの血虚症状を呈する。心脾両虚証では，食欲不振・胃もたれなどの脾虚症状が加わる。

　治法：気と血を補い高める（補益気血）。芎帰調血飲が多用される。冷感や寒証を伴うときは，十全大補湯や人参養栄湯なども使用される。心脾両虚証には，帰脾湯が使用される。皮膚枯燥・ほてり・倦怠感など陰虚が強い病態（気陰両虚）には，炙甘草湯が多用される。脾虚証による動悸には，小建中湯が使用される。

(2) 心気虚（心陽虚）

　気虚のため心の機能が低下した動悸で，悪化すると陽虚症状（心陽虚）となる。痰飲（水飲）の病態を合併しやすく，下記の水飲凌心証の動悸に発展していく。

　症状：労作時に増悪する動悸で，持続的に出現することも多い。倦怠感・胸部圧迫感・自汗・息切れなどの気虚症状がみられる。心陽虚の動悸では，四肢冷感・顔面蒼白など寒証症状や肥大舌などの痰飲症状がみられることが多い。また不安・不眠・抑うつ症などの精神症状を伴うこともある。

　治法：心気を補い高め（補心気），心陽虚には同時に温める（温補心陽）。心気虚には，桂枝加竜骨牡蛎湯が多用される。妙香散*も心気虚には優れた方剤である 文献 。緊張や興奮などの「こころ」の不安定症状を伴い，ストレスなどで出現・悪化する動悸には，抑肝散加陳皮半夏も使用される。心陽虚には，保元湯*などが使用される。

表3-51 虚証の動悸

症状	舌脈	病態	方剤
運動や疲労による動悸 〔気虚症状〕息切れ・自汗・倦怠感・顔面蒼白 〔血虚症状〕めまい・不眠・健忘	淡白舌 細弱脈	気血不足	帰脾湯（心脾両虚証） 炙甘草湯（気血虚両虚） 小建中湯（脾虚証） 芎帰調血飲（気＜血虚） 十全大補湯・人参養栄湯
労作時に増悪・悪化する持続性の動悸 〔気虚症状〕倦怠感・胸部圧迫感・胸悶感・自汗・息切れなど 〔寒証症状〕四肢の冷感・顔色蒼白・他の陽虚症状や痰飲（水飲）症状	淡白舌 脈細弱	心気虚 ↓	桂枝加竜骨牡蛎湯（気虚証） 抑肝散加陳皮半夏 （ストレスと関連） 妙香散*
	淡白舌 肥大舌 白苔 脈遅無力	心陽虚	保元湯*
精神的ストレスで増悪・出現する動悸が多い 〔血虚＋熱症状〕不眠・めまい・夜間のほてり・耳鳴り・顔面紅潮・焦燥感・盗汗・口渇・口燥感	紅舌 乾燥舌 薄黄苔 無苔 か少苔 脈数細	陰虚火旺	天王補心丹* （心腎両虚・陰虚火旺） 酸棗仁湯（陰虚内熱） 温清飲（血虚証＋熱証） 知柏地黄丸*（腎陰虚＋熱証）

(3) 陰虚火旺

血虚証が悪化し陰虚証となって熱をもち，この陰虚の熱（火）が心をおびやかしたものである．陰虚が本で熱（火旺）が標の虚実錯雑証である．心を養う血は肝や腎から供給されるため，腎陰虚や肝陰虚と合併することも多い．特に腎陰虚との合併は心腎不交といわれる．

症状：血虚証と熱証がみられることが特徴となる．緊張や興奮など精神的なストレスにより出現・悪化することが多い．夜間のほてり・盗汗・

不眠・顔面紅潮・焦燥感・冷水を好む口渇や口燥・めまい・耳鳴り・紅色乾燥舌・少苔や無苔など陰虚内熱の症状がみられる。

　治法：血を滋養し虚熱を冷ます（養血清熱）。天王補心丹*が多用される。その他に，酸棗仁湯・温清飲・加味逍遙散などが使用される。また強い熱証には黄連解毒湯を合方する。腎陰虚証が中心病態でかつ熱証がみられるときには知柏地黄丸*が使用される（六味地黄丸合温清飲または黄連解毒湯で代用）。

【文献】
三浦於菟ほか：妙香散の効能と適応病態―妙香散加減及び補中益気湯の合方で不眠と頻尿の軽快をみた一例―．漢方の臨床 60(4)：653-664，2013

実証の動悸

　邪が心を襲い取り付き，心の働きが阻害され（**上擾心神**†）動悸が出現したもの。一言でいえば，邪が心を脅かした動悸である。動悸を起こす邪には，外界から侵入した熱邪（たとえば猛暑など）や湿熱の邪，体内で産生された痰飲や瘀血・気滞などがある。

　痰飲は気滞や陽虚などの結果出現し，さらに熱化すること（熱と合併する）が多い。熱（火）邪による動悸には，実証と虚証のものの2種類がある。虚証の熱とは陰虚による熱である。実証の熱邪には，気滞の長期化や重症化により熱が出現したもの（気滞化熱），痰飲が熱を帯びたもの（痰火）などがある。

(1) 水飲凌心†

　虚証の基礎のうえに出現した虚実錯雑証である。その多くは，心陽虚証（心陽虚弱）のために，水分がうまく代謝せず貯溜して，心を襲ったものである。

　症状：労作時に出現する持続性の動悸が多い。息切れ・胸悶感・四肢

表3-52 実証の動悸

症状	舌脈	病態	方剤
持続性で労作時に増悪する動悸（虚実錯雑）〔陽虚症状＋痰飲〕息切れ・胸悶感・四肢冷感・めまい・小便不利	淡白舌白滑苔脈沈弦	水飲凌心	真武湯（心陽虚弱＋腎陽虚証）苓桂朮甘湯（痰飲＋気虚証）連珠飲*（血虚証伴う）苓桂甘棗湯*（奔豚）
強い一過性の動悸〔心神不安症状〕イライラ・焦燥感・不眠多夢〔熱か湿熱症状〕口苦・黄膩苔・小便褐色・便秘・口内炎など〔気滞症状〕季肋部・胸部圧迫感（胸悶感）	脈弦滑数	痰火擾心	竹筎温胆湯（痰＋軽度熱）黄連解毒湯（痰熱）柴胡加竜骨牡蛎湯（気滞＋湿熱）半夏厚朴湯（痰飲＋気滞）
突発性一過性の固定性胸痛を伴う動悸胸部圧迫感・瘀血身体症状	紫斑舌下静脈怒脹渋脈結代脈	心血瘀阻（瘀血）	血府逐瘀湯*（瘀血＋気滞）冠心Ⅱ号方*桃核承気湯（実熱）桂枝茯苓丸（慢性・実熱）通導散（痰飲＋瘀血・寒熱錯雑）

冷感・めまい・尿不利などの陽虚に痰飲が加わった症状がみられる。

　治法：陽気を補い高め痰飲を除く（補気祛痰）。痰飲に気虚症状が伴うときには苓桂朮甘湯が使用される。心陽虚に加え，腎陽虚のために体液の調節不良のため体内に水分が貯留した病態には真武湯などが使用される。その他に，血虚証を伴うときには連珠飲*（苓桂朮甘湯合四物湯），奔豚†には苓桂甘棗湯*が使用される。

（2）痰火擾心

　気の流れが停滞（気滞）し，そのために水分が運ばれずに貯留し痰と

なり，さらにこれらに熱が加わり（化熱），これらが心を襲ったものである。痰と熱（痰火）と気滞との合併による動悸が多い。

　症状：激しい一過性の動悸がみられる。不眠多夢・イライラ・焦燥感など心神不安症状，口苦・黄膩苔・褐色尿・便秘・口内炎などの湿熱症状，季肋部や胸部の圧迫感（胸悶感）などの気滞症状がみられる。

　治法：痰を除き，熱を冷まし，気をめぐらせる（化痰清熱理気）。痰飲と軽度の熱があるときには竹筎温胆湯，痰飲に重度の熱があるときには黄連解毒湯などが使用される。イライラして怒りっぽい・顔面のほてりなどの精神症状に加え湿熱と気滞症状があるものには柴胡加竜骨牡蛎湯が用いられる。気滞と痰飲症状があり，熱症状がないものには半夏厚朴湯が使用される。

（3）心血瘀阻

　血の循環停滞，つまり瘀血のために動悸が出現したものである。瘀血とは二次的な病態であり，本証は気滞・寒邪・湿熱邪，さらに陽虚などの色々な原因で出現する。狭心痛や心筋梗塞などの動悸に相当することが多い。

　症状：突発性の一過性で，固定性の胸痛や胸部圧迫感などを伴う動悸が多い。さらに唇や舌質の紫色や紫色斑などの瘀血の身体症状がみられる。

　治法：血と気をめぐらせる（活血理気）。血府逐瘀湯＊（四逆散合桃核承気湯で代用）や，冠心Ⅱ号方※などが使用される。瘀血の実熱証では桃核承気湯，慢性の実熱瘀血証には通導散，寒熱錯雑証で痰飲を伴う瘀血には桂枝茯苓丸なども使用される。

※冠心Ⅱ号：赤芍薬・川芎・紅花・降香・丹参。狭心症や心筋梗塞の治療方剤として，近年中華人民共和国で作成された。

6. 胸部症状

> **POINT**　動悸の病態の特徴

　心は生体の肉体的な活動や心理活動を総合的に主宰する臓器である（心は神を蔵するという。詳細は心の病態を参照）。そのため、不安・抑うつ・興奮・不眠などの精神症状とともに動悸が出現することも多く、また精神的なストレスが動悸の原因となることもよくみられる。

　さらに気血を生成する脾や、血の貯溜場所である肝、生体のエネルギーや物質（つまり陰陽）の源である腎と関連することも多い。したがって動悸は、これらの臓器と心の病変が合併して現れることも多い。

　臨床では虚証の病態が多く、また血虚証が比較的多くみられる。もちろん、実証と虚証が同時に存在したり両者が移行することもある。動悸自体の症状では、出現病態を鑑別できないことも多く、全身状態や脈診によって診断することが肝要である。

■脈診による動悸の診断

数脈	熱証
実脈（力がある脈・有力）	実証
細・弱い脈	虚証

例）数・有力・滑　：痰火内盛
　　細・数・無力　：陰虚内熱
　　沈・遅　　　　：寒証
　　弦・数　　　　：気滞化熱

3 嗄声と失声

嗄声（させい）とは，枯れた声のことで声がかすれた状態をいう。**失声（失音）**とは，嗄声が重症化し声が出なくなる状態をいう。肝気鬱結や陰虚でも出現することに注意が必要である。

表3-53 嗄声と失声

	症状	病態	方剤
急性疾患	突然声が出なくなる	肝気鬱結	四逆散 抑肝散加陳皮半夏
	突然声が出なくなる＋表証	外邪犯肺（肺気不宣）	
	咽頭発赤腫脹・咽頭痛・熱感	風熱証	銀翹散* 桔梗石膏
	咽頭発赤腫脹（－）・咽頭痛（－）・悪寒か悪風	風寒証	十味敗毒湯・甘草湯・葛根湯
慢性疾患	咽喉乾燥し嗄声	肺陰虚・腎陰虚	麦門冬湯合甘草湯

7 睡眠異常

1 不眠

睡眠の生理と病態

(1) 睡眠の生理

　日々とは，日中と夜間の繰り返しである。東洋医学では，このリズムパターンを，陰陽という考え方で捉えている。すなわち，活発に活動する日中を陽とし，活動が収束し休息する時間帯を陰として把握する。言い換えれば，人を活発に活動させるのが陽の力であり，陰は人に休息を与え新たなエネルギー，つまり陽を生み出す力と考えるわけである。ここから1日の活動を，日中は陽が盛んで陰が少なく，夜は陰が盛んで陽が少なくなり，1日のなかで陽と陰のバランスは緩やかに入れ替わったカーブを描いていると把握している。

　睡眠もまた，この陰陽の考え方で説明される。睡眠とは，夜間に陰が盛んになり，少なくなった陽は陰にピッタリと抱かれている状態である。睡眠時には，陽は陰からエネルギーを与えられ，明日の活動に備えて休息していると考えている。

(2) 不眠の病態

労作・虚弱体質・思慮過度・精神的ストレス・病後の生命力低下・飲食不摂生などの色々な原因により、陰が陽を抱ききれなくなり、陽が陰から溢れ出たため、つまり陽が陰より多くなったときに、不眠が出現する（図3-14）。これは陰陽がうまく調和しないことであり、これを**陰陽不交**という。溢れた陽は、蝋燭の火のように浮き上がり、心にある神（心

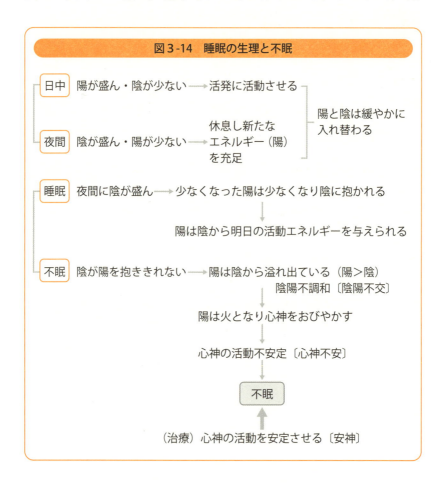

神†)はおびやかされて、活動がうまくできない不安定な状態(**心神不安**†)となり不眠が出現する。したがって不眠の治療は、心神を安定させること(**安神**†)となる。以上より不眠は、おもに次の2つの病態で出現することになる(図3-15)。

①**陰虚不眠**:陰が不足したために陽が納まらない。つまり、陽は正常だが陰が減り、相対的に陽が余る場合である。陰とは体を形作る根源的なもので、具体的には滋養分(水分+栄養分)であることはすでに述べた。つまり陰虚の不眠とは、滋養不足による虚証の不眠といえる。

②**陽盛不眠**:正常より陽が多く盛んとなり、陰に入りきれず溢れた場合である。正常な陰より、勝る陽がある場合であり、この陽は邪となり

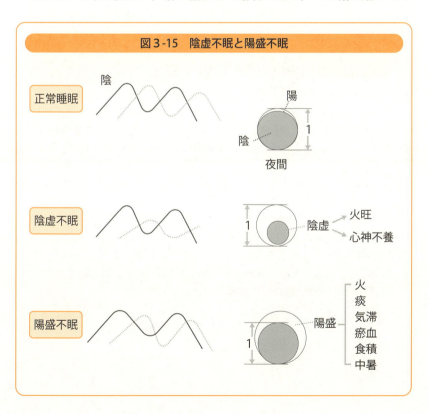

図3-15　陰虚不眠と陽盛不眠

心神を脅かし乱した状態（**邪気擾乱**）による不眠といえる。

まとめると，①陰が虚するか，②陽が盛んとなった場合（**陰虚陽盛**）に不眠が出現することになる。これは，日中の状態が鎮静化せず，睡眠時まで続いたような状態ともいえる。

以上は不眠の病態の原則を述べたものである。成書にはあまり書かれていないが，実際には陰虚陽盛以外の不眠，すなわち気虚や陽虚で寒症状がみられる不眠も存在する 文献 POINT参照 。そのため本文では気虚と陽虚の不眠についても記載した。

【文献】
三浦於菟：腎陽虚証不眠の病態．漢方の臨床 45(10):1314-1318,1998

POINT　心神・心神不安について

不眠は心神の機能が不安定になると起こると考えられている。

神とは，腎に宿る精（生命の物質的根源）と対をなす概念で，生命活動を行わせる根源的な力を指す。すなわち，「こころ」を含めた生命機能の総元締めであり，人を人たらしめている力ともいえる。端的にいえば生命そのものである。

神の機能が失調すると，生命活動がおびやかされた症状が出現する。軽度であれば，動悸・不安・不眠・息切れ・脈結代などであり，これを心神不安（心神が安定せず，穏やかに働けない）とよぶ。重度になると意識障害・意識消失など生命危険の症状が出現する。

心神不安を引き起こす原因には，2つある。1つは気や血の不足の結果，心神が養われないためである。これを**心神不養**（心神，養われず）とよび，虚証で，実際の臨床ではこの病態が多い。

今1つは，気滞・痰飲・瘀血，これらによって生じた火邪などが，心に取り付きその働きを妨げる病態である。これを**上擾心神**（上がりて，心神を擾す）といい，実証の病変となる。

不眠の各病態（図3-16）

(1) 陰虚の不眠（表3-54）

　陰虚の不眠は次の2つの病態で出現する。まず滋養不足により心神が養われなくなり，心神の働きが低下したもの（心神不養）。次にこの陰虚の結果熱が生じ，この熱によって心神の働きがより阻害されたもの（陰虚火旺）の2つである。滋養分を補い，熱を冷まし，心神を安定させること（滋陰清熱安神）が治法となる。

a. 陰虚火旺（虚火上炎）の不眠

　陰（滋養分）の不足のために，陽が陰に収まらず陽が溢れた状態。相対的に陽が盛んとなり火となって，炎のように上昇する。そしてこの虚火が，心神を脅かして不眠が出現するものである。熱をさます働きのある身体の水分が不足したためと考えてもよい。たとえば，仕事で疲れたが食事も取らず，体がほてって眠れないような状態といえる。

　ただし，実際の症例では，血虚に熱が加わった病態（血虚内熱），同時に気虚が合併した病態も多い（気血不足）。また腎陰虚が合併した病態（**心腎不交**[†]）もみられる。また発熱性疾患の後期や回復期などでみられることもある。

　症状：陰虚や血虚の症状に加え熱症状がみられる。

　①心神不安の症状：寝付きにくかったり，不眠時にほてりを伴う。動悸・多夢。

　②陰虚や血虚の症状：動悸・めまい（眩暈）や立ちくらみ・耳鳴り・多夢・口燥など。

　③陰虚火旺や血虚内熱の症状：四肢のほてり・胸苦しさ・盗汗など。血虚では熱症状が弱い。

　④腎陰虚の症状：心腎不交でみられる。腰部や下肢の重だるさ・腰痛・

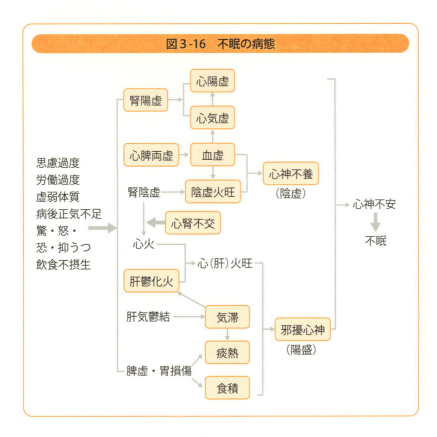

図3-16 不眠の病態

夜間尿や排尿困難など尿の症状など。

⑤舌脈：乾燥紅舌・少苔や無苔・細数脈，腎虚の合併では尺脈に触れないなど。

治法：陰を滋養し火を静め，心神を安定させ，高ぶりを除く（滋陰降火・安神除煩）。酸棗仁湯が代表方剤。本剤は疲れや血虚のために滋養分が不足し，心が高ぶって眠れない状態に使用される。同様の状態で，焦燥感など精神症状とほてりなどの熱症状が強いときには，女神散が使用される。その他に，黄連阿膠湯*などが使用される。また腎陰虚の合併による不眠（心腎不交†）には，清心蓮子飲・天王補心丹*・交泰丸*

表3-54 陰虚の不眠

症状	舌脈	病態		方剤
〔心神不安〕入眠障害・睡眠時の熱感・多夢・動悸 〔陰虚内熱〕熱感・盗汗・口燥	乾燥紅舌 少苔か無苔 細数脈	陰虚火旺	陰虚火旺	酸棗仁湯 黄連阿膠湯* 女神散
〔腎陰虚〕眩暈・耳鳴り・腰部下肢の重だるさ・尿症状（排尿困難・夜間尿など）	乾燥紅舌 少苔か無苔 尺脈触れず 細数脈		心腎不交	清心蓮子飲 天王補心丹* 交泰丸*
〔心神不安〕中途覚醒や浅眠・動悸 〔血虚〕倦怠感・眩暈・立ちくらみ・顔色不良	淡白舌・淡紅舌・肥大舌・薄白苔・細脈	心神不養	心脾両虚	加味帰脾湯 人参養栄湯 （気血両虚）
〔脾虚〕食欲不振・下痢				
〔気虚〕四肢冷感・倦怠感・月経障害 〔心気虚〕不安感・焦燥感・無力感・悪夢			気血不足	芎帰調血飲 （血虚＞気虚）

などが使用される。

b. 心神不養[†]の不眠

　陰虚のため滋養分が不足し，心神を養うことができず，そのため心神が安定して活動できないために不眠が出現したものである。たとえば空腹で寝付けないような状態である。消化機能が低下し滋養の産生が低下したことによる不眠（心脾両虚），全身的な気血不足状態で出現したものの2つの病態がみられる。

　症状：虚証症状が主で熱症状は軽度。虚弱体質者や気虚症状を伴うことも多い。中途覚醒や浅眠などがみられることも多い。いわば元気がな

い人の不眠である。

①血虚症状：共通症状にみられる。滋養不足のための動悸・倦怠感・立ちくらみや眩暈（めまい）・顔色不良など。ほてりは軽度かみられないこともある。

②気虚症状：気虚のために機能低下となったことによる四肢冷感・倦怠感・月経障害など。さらに気虚のために心神の活動が低下したことによる不安感・焦燥感・無力感など。

③脾虚症状：消化機能低下による食欲不振・下痢など。

④舌脈：淡白舌や淡紅舌・肥大舌・薄白苔・細脈。

治法：体を潤し元気をつけ，心神の働きを安定させる（養血補気・安神）。脾虚を伴うときには，消化機能を高める（健脾）。

心脾両虚の不眠には，加味帰脾湯がよく使用される。本剤は消化力が弱い人の不眠改善剤である。全身的な虚弱体質者（気血両虚），特に脾虚と肺気虚がみられ，冷感がある不眠には，人参養栄湯が使用される。めまい・動悸・月経不順などの血虚症状がやや強いときには芎帰調血飲が使用される。桂枝加竜骨牡蛎湯も使用される。

（2）気虚と陽虚の不眠

機能低下である気虚や気虚が重症化した陽虚による不眠である。特に寒証症状が特徴であり，他の病態との相違点である。

a．気虚の不眠

気の作用低下（気虚）や，そのために血の生成が不良となり，心を機能させる力（心気虚）が低下し，さらに心神が不安定となったことによるの不眠。心気虚による不眠である。脾虚や肝気鬱結など肝の病症を伴うことも多い。

症状：心気虚症状とともに一般的な気虚症状がみられる。精神症状を伴うことも多い。熱証症状はなく，寒証症状がみられやすい。

①心神不安症状：多夢や動悸を伴う不眠・息切れなどのほか，不安感・抑うつ感・無力感など精神症状もみられる。
　②気虚症状：倦怠感・自汗・労作で出現悪化など。脾虚を伴うときには，食欲不振・顔色不良・下痢など。肝の病症では，眩暈・眼花・痞塞感・精神的ストレスで出現悪化など。
　③舌脈：淡紅舌や淡白苔・薄白苔など。細脈あるいは細弦脈など。
　治法：気を補い心神を安定させる（補気安神）。焦燥不安・無気力感・悪夢・動悸・盗汗などの精神症状（心神不安定症状）がみられるときには，桂枝加竜骨牡蛎湯が使用される。本剤は気血を調和し機能を高め，「こころ」を静める作用があり，虚証の漢方的精神安定剤といえる。心神不養の不眠にも使用される。また妙香散*も使用される。本剤は，心気虚のために心神が安定せず，不安・恐怖・悲哀・動悸・盗汗などが出現した病態に使用される。脾虚症状を伴うときには，帰脾湯なども使用される。

b. 陽虚の不眠

　気虚が悪化した陽虚の不眠。心気虚あるいは心陽虚と腎陽虚の合併病態がよくみられる。これは，心と腎は相互に依存協力しあうことで生命を根源的に支える臓であり，一方の病症は他方に影響を及ぼすからである。
　症状：心気虚や心陽虚とともに腎陽虚症状がよくみられる。腎陽虚などの陽虚症状つまり寒証症状を伴うことが，気虚の不眠との相違点となる。
　①心神不安症状：上述の心気虚の症状と同様だが，精神症状はあまりみられない。
　②陽虚症状：倦怠感・自汗・労作で出現悪化などの気虚症状に加え，冷感・寒冷刺激で出現悪化，顔面蒼白などの寒証症状がみられる。また血の循環力が低下して瘀血症状（胸悶感・胸痛・細絡などの瘀血身体症状）などがみられる。さらに水分の運搬も不調となり停滞（痰飲）して

表3-55 気虚と陽虚の不眠

病態	症状	舌脈	方剤
気虚	〔心神不安〕多夢や動悸を伴う不眠・息切れ・不安感・抑うつ感・無力感 〔気虚〕倦怠感・自汗・労作で出現悪化 〔脾虚〕食欲不振・顔色不良・下痢 〔肝病〕眩暈・眼花・瘀塞感・精神的ストレスで出現悪化	淡紅舌・淡白苔・薄白苔・細脈・細弦脈	桂枝加竜骨牡蛎湯（気血両虚） 妙香散* 帰脾湯（脾虚）
陽虚	〔心神不安〕心気虚症状と同様・精神症状は少ない。 〔気虚〕倦怠感・自汗・労作で出現悪化 〔陽虚〕冷感・寒冷刺激で出現悪化・顔面蒼白 〔瘀血〕胸悶感・胸痛・身体瘀血症状 〔痰飲〕浮腫・身体の重だるさ	淡白苔・肥大舌・薄白苔・白膩苔・細脈・細遅滑脈	八味地黄丸（腎陽虚） 人参湯（脾虚） 桂枝人参湯（脾虚） 真武湯 （脾腎陽虚＋痰飲）

浮腫・身体の重だるさなどもみられる。

③舌脈：淡白苔・肥大舌・薄白苔や白膩苔など。細脈あるいは細遅滑脈など。

治法：腎陽や心気を温め補い心神を安定させる（温補腎心・安神）。腎陽虚を伴うときに八味地黄丸，腎陽虚が著明でないときには人参湯・桂枝人参湯などが使用される。また浮腫や体動感，めまいなど痰飲症状がみられるときには真武湯などが使用される。

（3）陽盛の不眠

活動力である陽が強くなりすぎて邪となり，心神の働きを阻害し不眠が出現したもの（**邪擾心神**[†]）である。この邪には，体内に生じた火邪や傷寒・温病による火邪，さらには夏期の暑邪による**中暑**[†]**証**（熱中症）や**疰夏**[†]などがある。その他の邪には，痰・気滞・瘀血・食積などがある。これらによって以下のような各種の病態が形成される。陰虚火旺との相異

は，陰の消耗つまり陰虚はないということである。本証は実熱証の不眠といえる。邪を取り除き心神を安定させる（祛邪安神）ことが治法となる。

a．心火火旺の不眠

体内に実熱が生じ，これが心神を脅かし，心神が不安定（心神不安[†]）となったことによる不眠。熱帯夜や高熱のために体が熱苦しくて眠れないような状態にたとえられよう。

症状：不眠時に熱感や動悸がするなど，実熱症状と心神不安[†]症状がみられる。

①実熱の症状：不眠時熱感・口渇（冷水を好む）・のぼせ・全身の熱感・胸が熱苦しい（胸悶感・胸部熱感）・熱苦しく身もだえる（煩躁）・顔面紅潮・言動異常など。また心熱によって褐色尿や口内炎・舌炎などもみられる。

②心神不安の症状：多夢・動悸・焦燥不安・異常行動など。

③舌脈：紅舌か舌尖紅色・黄苔・実数脈。

治法：熱を冷まし心神を安定させる（清熱安神）。黄連解毒湯が使用される。その他に，上半身の便秘を伴う実熱には三黄瀉心湯，燥証や出血証を伴うものには三物黄芩湯，口内炎や舌炎，褐色尿がみられるものには導赤散[*]などが使用される。

b．外感病の不眠

外界の風寒邪が体内に侵襲し熱に変化したり，温熱病の熱邪，夏の暑邪などが，心神をあぶり脅かして不眠となったもの。発熱性疾患の高温期の熱さや夏バテ（**疰夏**[†]）・熱中症（**中暑**[†]）による不眠である。

症状：外感病の熱証による急性の一過性の不眠であり，全身症状は経時的に変化する。

①心神不安の症状：熱感・熱苦しさ（煩躁）・倦怠感・強い熱感・動悸など伴う不眠。

②熱症状：熱感・冷水を好む口渇・盗汗自汗・食欲不振・倦怠感など。
③舌脈：紅色燥舌・黄苔・洪数脈。
治法：熱を冷まし心神を安定させる（清熱安神）。外感病や熱中症には，白虎湯*や白虎加人参湯，夏バテには清暑益気湯が使用される。重症化し気陰両虚証になった場合には，炙甘草湯なども使用される。

c. 肝気鬱結の不眠

　肝の気をめぐらせる作用（疏泄作用）が低下し，気のめぐりが停滞（気滞）して，心神がスムーズに働かず不安定（心神不安）となり不眠が出現したもの。精神的ストレスによる不眠である。

　症状：精神的ストレスにより出現・悪化しやすく，同時に気滞症状がみられる。

　①心神不安の症状：入眠障害や中途覚醒・熟睡できない・多夢などの不眠症状。精神的ストレスで出現・悪化するなどの不眠症状。焦燥感や憂うつ感・ため息（嘆息）・普段から怒りっぽいなどの心神不安定の症状がみられる。

　②気滞症状：胸部季肋部の脹満痞塞感・四肢痙攣などの気滞症状。さらに耳鳴りや眩暈などもみられる。

　③舌脈：淡紅舌・震顫舌・弦脈。

　治法：気をめぐらせ心神を安定させ気持ちを落ち着かせる（理気安神）。緊張や興奮がみられるときには，抑肝散や抑肝散加陳皮半夏が使用される。また食欲不振などの脾虚やめまい・動悸などの血虚がみられるときには加味逍遙散が使用される。

d. 肝鬱化火の不眠

　気滞が慢性化あるいは重症化して熱が生じ（化火），この熱が心神を脅かして不眠が出現したもので，肝気鬱結の不眠に強い熱症状が加わったものである。

症状：肝気鬱結の症状とともに熱症状がみられる。肝気鬱結より症状はより強くなったり，上半身の症状がみられたりすることも多い。また痰飲や湿なども伴うこともある。
　①気滞の症状・心神不安症状：肝気鬱結と同様。
　②熱症状：四肢や胸部，頭部などののぼせや熱感・顔面紅潮・眼球結膜充血（目赤）・口苦・頭痛・褐色尿など。
　③舌脈：紅舌・黄苔・弦数脈。
　治法：気をめぐらせ熱を冷まして心神を安定させる（理気清熱安神）。柴胡加竜骨牡蛎湯※が使用される。本剤は気滞と軽度の湿熱を除く。動悸・不安・焦燥・口苦・黄膩苔などがみられるときに使用される。

※柴胡加竜骨牡蛎湯：下剤である大黄が配合されたものと，大黄のない製剤があり注意を要する。(株)ツムラ社製は大黄の配合はない。小太郎漢方製薬(株)・クラシエ製薬(株)・大杉製薬(株)社製は大黄が配合されている。

e．痰熱（湿熱）の不眠

体内に停滞した病的水分が停滞（痰や湿）し，熱を帯び（痰熱や湿熱 注5），心神を脅かして不眠が生じたもので，アルコールの飲み過ぎで体がほてりムカムカして眠れない，気管支炎のため黄色痰，胸部が痞えて眠れないなどの状態に似ている。

症状：痰熱や湿熱症状がみられる。気滞症状や痰（湿）熱により消化器がうまく機能できなくなった症状（湿困脾胃†）などもみられる。
　①心神不安の症状：多夢・浅眠で中途覚醒が多い。時に焦燥感・不安感などもみられる。
　②痰（湿）熱の症状：熱感やのぼせ・胸部の熱苦しさや胸苦しさ・口苦・口内粘性感（口粘）・黄色多痰などの痰（湿）熱の症状。胸部の痞塞感・悪心・嘔吐・噯気などの気滞症状がみられる。
　③舌脈：黄膩苔・紅舌・滑数脈。
　治法：湿や痰を除き，熱を冷まし，心神を安定させる（祛痰清熱安神）。

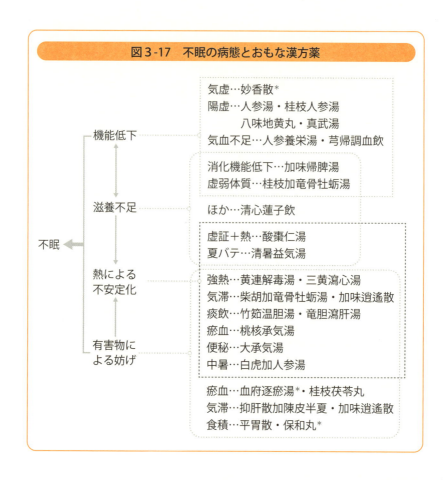

図3-17 不眠の病態とおもな漢方薬

竹筎温胆湯が使用される。本剤は全身に貯留した痰熱を除く。消化器に貯留して胃もたれ・嘔吐など，胸部に貯留して動悸・痞塞感・咳嗽など，心神を脅かして動悸・不安・抑うつなどが出現した病態に使用される。

また竜胆瀉肝湯 注6 も使用される。本剤は火邪の上昇症状（めまい・頭痛・耳鳴りなど）と湿熱が下半身に下がった（下注†）症状（褐色尿・頻尿・瘙痒感・黄色帯下など）がみられるときに使用される。

> **注5** 痰熱と湿熱：痰と湿に相違点はあるが，基本的には同様の病態であり，厳密に区別する必要はない。
> **注6** 竜胆瀉肝湯：本剤エキスには，(株)ツムラと小太郎漢方製薬(株)社製の2つがあるが，生薬構成が異なるので注意が必要である。(株)ツムラ社製は本文で示したように実証湿熱の治療方剤であり，小太郎漢方製薬(株)社製は一貫堂医学の解毒証体質の改善薬である。

f. 食積の不眠

飲食物がうまく消化排泄できない（**食積**†）ために出現した不眠。すなわち胃腸内の消化不良物停滞や大腸内の糞便停滞などのために，胃腸の気が下に降りず逆に上昇して心神を脅かし，心神が安定せずに不眠となったものである。たとえば，食べ過ぎて胃腸が苦しくて眠れず目覚めてしまったような不眠である。臨床的には多くはないが，見落とされやすい病態である。

　症状：消化不良（食積）の症状や腸内糞便停滞の症状がみられる。悪心・嘔吐や下痢後に安眠できることもある。熱に変化したための熱症状がみられることもある。

　①心神不安の症状：②のような胃腸症状が睡眠前や睡眠中に出現して眠られない，あるいは中途覚醒する。

　②食積・便秘の症状：胃もたれ・胃部不快感・腹部の脹満感や膨満痛・悪心嘔吐・異臭のあるゲップ（噯気）や呑酸・胸焼け，さらに便秘や下痢など。これらは食後に生じたり悪化したりすることが多い。

　③舌脈：白か黄膩苔・腐苔・弦滑脈。

　治法：胃腸の機能を調え，消化不良物を除き心神を安定させる（和胃消食導滞安神）。平胃散が使用される。本剤は最も一般的な食積治療剤であるが，排便作用はない。平胃散より強力な消化作用のある保和丸*もまた使用されるが，脂肪分をあまり食さない日本人には合わないことも多い。腸内に糞便が停滞しているときには，大承気湯で排出する。

表3-56 不眠と動悸のおもな使用方剤

	不眠の使用方剤	共通する使用方剤	動悸の使用方剤
心脾両虚	人参養栄湯	加味帰脾湯	
気血不足		桂枝加竜骨牡蛎湯	炙甘草湯・小建中湯
心腎不交	清心蓮子飲・交泰丸*	天王補心丹	知柏地黄丸*
心火火旺	導赤散*・三黄瀉心湯	黄連解毒湯	
陰虚火旺	朱砂安神丸*・黄連阿膠湯*	酸棗仁湯	温清飲
肝気鬱結	抑肝散加陳皮半夏・加味逍遙散		
肝鬱化火	竜胆瀉肝湯	柴胡加竜骨牡蛎湯	
痰熱	竹筎温胆湯・黄連解毒湯		
食積	平胃散・保和丸*・大承気湯		
瘀血	桃核承気湯・桂枝茯苓丸		血府逐瘀湯*・通導散
水飲凌心			真武湯・苓桂朮甘湯・連珠飲*・苓桂甘棗湯*
痰気交結			半夏厚朴湯

g. 瘀血の不眠

血の循環の停滞（瘀血）のために，心神の滋養が不良となったり，血熱のために心神が脅かされたりして不眠となったもの。食積と同様に臨床では見落とされやすいので注意が必要となる。

症状：瘀血症状，特に瘀血の身体症状を伴う。月経前など月経周期で出現・悪化することもある。

①心神不安の症状：月経前高温期に不眠出現など月経周期と関連した不眠もみられる。焦燥感・易怒など。

②瘀血症状：夜間ののぼせ・盗汗・口燥感・頻尿などの瘀血自覚症状。紫色皮膚・紫色変化・細絡・少腹急結などの身体症状がみられる。

③舌脈：舌下静脈怒脹・紫舌・舌紫斑・渋脈。

治法：血をめぐらせて心神の安定をはかる（活血安神）。実熱証瘀血には，桃核承気湯が使用される。実証瘀血には血府逐瘀湯＊（四逆散合桃核承気湯で代用）が使用される。冷えのぼせ・浮腫などがみられるときには，桂枝茯苓丸が使用される。

> **POINT** 不眠の病態の簡明な把握

　本文では，不眠の病態について陰陽論を用いて説明した。これは，1日の活動は陰陽論で総括されること，さらに『黄帝内経・霊枢』の次の条文が，不眠の病態の出発点であり，基本的認識を形成していることにもとづく。

　『霊枢』大惑論にはこうある。「衛気つまり陽が，陰に入ることができなければ，陽は留まって盛んとなる。また陰は虚してしまう。このために不眠となる」。不眠は陽気が盛んとなり，陰が少なくなると起こると書かれている。

　陰陽論の説明が難解なことは事実であるが，じつは不眠の病態はそれほど難しいものではない。「なぜ眠れないのですか？」という質問に対し，患者が色々な理由を申し立てることからも理解できよう。「興奮して眠れない」「暑苦しくて眠れない」「疲れすぎて眠れない」「考えすぎイライラして眠れない」，時には「空腹で眠れない」などと言う方がいるかも知れない。

　これらは感覚的で自然な考え方であり，東洋医学の不眠病態はこれらの訴えをうまく吸い上げて理論化し治療に反映した方法なのである。

　そこで不眠病態をおおざっぱに考えてみると，次の3つにまとめられよう。

　①**滋養分の不足**：潤いや栄養分不足のため体が弱り，生体がうまく機能せず不眠となったもの。エネルギー源不足の不眠であり，極端にいえば「空腹で眠れない，疲れて眠れない」状態である。

　②**有害物（邪）の存在**：体の機能がなにかによって邪魔されて寝付けなかったり，睡眠途中で起こされたもの。邪魔する有害物を邪ということはすでに述べた。邪には体内に発生したものと体外から襲ってくるものの2つがある。

　体内由来とは，色々な体内疾患によるもので，全身状態の把握が重要となる。消化不良物の停滞（食積），血の循環低下（瘀血），病的な水分停滞（痰飲）などがある。「胃が気持ち悪くて眠れない」（食積不眠）「足が重だるく

て眠れない」（痰飲不眠）などがその例だが，原因が不明なことも多い。

体外由来のものには，外界の暑さ（熱中症など），発熱性疾患によるものなどがある。「暑苦しくて眠れない」，あるいは「外がうるさくて眠れない」などはこの例といえる。

「イライラして眠れない」などは，精神的ストレスによるものである。これは気のめぐりの停滞（気滞），さらに人の「こころ」を総括する心神が不安定なために出現する。精神的ストレスの有無を確認することが重要となる。

③**熱状態・寒状態**：不眠とは生体活動が安静化せず活発な状態であり，日中の状態が夜間まで持ち越された状態ともいえる。日中とは，夜間に比べ活動が活発な状態，いわば体が熱を帯びた状態と考えられる。つまり熱によって体が乱されたための熱証の不眠である。「体がほてって眠れない」，時には「芯熱があって眠れない」などと訴える方がいる。発熱性疾患の後期にみられることも多い。ちなみに，後述する傾眠は体が弱まり冷えて起こるとされる。

「寒くて眠れない」のように，体が冷えた状態（寒証）となり眠れないこともある。ただし，冷えは蒲団を掛けることなどで改善されることもあり，推測では臨床的には少ないのかも知れないが，存在することは事実であり注意を要する。強い寒証不眠は腎陽虚を伴うことも多いようである。

熱や寒の状態の不眠は，上述の①や②の病態の結果出現すること，つまり同時にみられることが多い。

POINT　小児の不眠

多くはないが，小児の不眠に遭遇することもある。小児の不眠に西洋薬の睡眠薬は使用しづらいが，漢方薬では奏功することが多い。次のような方剤がよく使用される。

甘麦大棗湯：寝付きの悪い乳幼児や夜泣き，「こころ」が落ち込んだ小児などに使用。食品のナツメ・小麦などから構成され服用しやすい方剤。眠くもないのに，よくあくびをするという特徴的な症状がある。同様の症状がある成人にも使用される。

抑肝散：神経質で熱性痙攣を起こす小児の改善薬。あまり虚弱ではなく，神経質で落ち着きがなく，イライラしやすい小児に使用される。

柴胡清肝湯：癇が強い小児の体質改善薬。痩せ形，神経過敏で興奮しやす

い，くすぐったがりで刺激によく反応する，熱がり，鼻炎・アトピー・喘息などのアレルギー体質者などに使用される。

小建中湯：胃腸虚弱者で夜間に消化不良や腹痛を起こす小児に使用される。

> **POINT**　不眠と動悸の病態と治療方剤は類似する
>
> 　不眠も動悸もともに心の機能不調により出現し，またその病態も非常に類似している。すなわち両者ともに，火・痰・食積・気滞・瘀血などの邪によって，心神が脅かされるか，または血虚などによって心神が養われないことによって出現するからである。そのため，使用される方剤も同じことが多い。具体例は表 3-56 を参照されたい。
> 　相違点は，動悸では心陽虚のために水分が貯留して心を襲う（水飲凌心†）病態がみられるが，不眠ではあまりみられない。不眠は陰虚陽盛でよく出現し，陽虚つまり寒証の病態ではあまり出現しないからである。また食積による動悸もあまりみられない。

> **column**　西洋薬の睡眠薬と漢方薬
>
> 　「西洋薬の睡眠薬を止めたいので，漢方薬を服用したい」と来院する患者さんは多い。結論からいえば，なかなかに難しい。漢方薬の睡眠導入作用は西洋薬よりも弱いからである。睡眠は自然ないとなみである。そのように考える東洋医学の睡眠薬は，いわば体を眠りやすい状態にもっていく薬である。選択にあたっては，単に眠らせるのではなく，全身状態を改善することを目標にするとよい。そのためには，全身の状態をよく把握する必要がある。また当然であるが漢方薬は合う合わないがあり，合わない場合には変更する必要がある。

2 嗜眠

嗜眠†とは，疲労倦怠感とともにたまらなく眠くなる，あるいは知らぬ間に寝入ってしまうことである。**多寐**†・**嗜臥**ともいう。不眠の反対の病態で，陽気が不足（陽虚）したり陰が盛ん（寒証や痰飲）となった状態などで出現する（表3-57）。重要な病態は陽虚か脾虚による湿邪が盛んとなったものである。

表3-57 嗜眠の病態

症状	舌脈	病態	方剤
疲労倦怠して眠い・頭や身体の重だるさ・浮腫・食欲不振・胸悶	膩苔 濡脈	痰湿困脾	平胃散
食後眠くなる・疲労倦怠感・羸痩・食欲不振・下痢・食後に胃もたれや胃部脹満感	肥大舌 薄白苔 弱脈	脾虚	六君子湯合 香蘇散
1日中眠い・疲労倦怠・冷感・健忘	淡白舌 薄白苔 脈無力	陽気不足 （陽虚）	人参湯 附子理中湯
1日中眠い・無気力感・胸悶・肥満・身体の重だるさ	膩苔 滑脈	痰飲	竹筎温胆湯 二陳湯

II 疼痛症状

1 疼痛の基本病態

　臨床上，疼痛疾患はよくみられる。まず疼痛の起こり方・基本的病態から述べてみたい。

　疼痛の基本的病態とは次のようなものである。気と血が体内を流通し運行されることによって，生命は維持されている。気と血の流通経路を**経絡**（けいらく）とよぶ。疼痛は，この気と血の流れが停滞することによって出現すると考えられている。この病態を東洋医学では，「**通ぜざれば則ち痛む（不通則痛）**」と言い表す。この気血の運行停滞には，実証と虚証の2つの病態が想定されている。実証とは有害物（邪）による運行が妨げられたものであり，虚証とは運行する力が低下したための停滞である（図3-18）。

　この2つの病態から疼痛治療の原則が導かれる。つまり実証では妨げるものを取り除くこと（瀉法あるいは祛邪法）が，虚証では気血の力を高め補うこと（補法）が治療原則となる。

　ただし実際の臨床では，実証と虚証の疼痛が混在することが多い。また実証・虚証の判断は全身状態ではなく，まずは疼痛の性質にもとづいて行うことが必要である（表3-58, 59）。

第3章 主要症状の診断

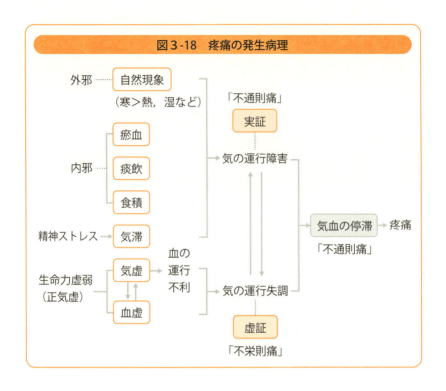

図3-18 疼痛の発生病理

1 実証の疼痛

　実とは充実している，なにかが存在するという意味であり，実証の疼痛とは落石による道路渋滞のように，実体のある有害物，つまり邪によって気血の運行が妨げられ，その結果，気血の運行が停滞して出現した疼痛である。すなわち邪による疼痛といえる。

　症状：急性期によくみられ，痛みは激しく，持続性で，疼痛部位に触れたり押すと増悪や嫌悪が起こる（拒按[†]），食後に疼痛（胃痛など）が出現しやすいなど。また急性炎症の発赤・腫脹・熱感などを伴う疼痛も実証であることが多い。

治法：落石を取り除くように，妨げるものを取り除く（瀉法あるいは祛邪法）ことがその治療となる。

以下のような病態で引き起こされる。

寒証の疼痛

外界の寒さや体内の冷えにより，気血の運行が妨げられ疼痛が発生したものである。臨床的に最も多い。

症状：寒さで疼痛が悪化・出現し，入浴などで温めれば疼痛が軽快する，冷え性などが基本症状である。その他，寒証の症状を伴うことが多い。

治法：身体を温める方法（温法）が用いられる。

湿証の疼痛

身体の病的水分の貯留（痰飲・湿）や外界の湿邪によって，気血の運行が妨げられ疼痛が発生したものである。

症状：梅雨や雨天時などの湿気で疼痛が出現・悪化することが特徴である。梅雨時に風呂場の湿気が増すように，外界の湿気に影響されて身体内の湿気が悪化したためである。その他，身体に重圧感や重い感じ・ぶら下がったような感じがする・浮腫を伴う・膩苔などの症状みられることが多い。

治法：湿気を除くこと（祛湿・利湿）がその治療となる。

瘀血の疼痛

血の停滞，つまり瘀血のために気のめぐりが停滞し，疼痛が出現したものである。

症状：傷性疼痛のように固定性の疼痛，チクチク刺すような痛み（刺

表3-58 疼痛病態の重要鑑別点

実証	突然痛む（暴痛） 激しく痛む（劇痛） 触れたり圧迫すると痛みが増悪（拒按） 飲食で痛みが増悪，食後に出現する
虚証	痛みが長時間続く（慢性痛） シクシク痛む（隠痛） 触れたりさすられると疼痛が軽減（喜按） 飲食で痛みが軽減 空腹時に出現する 疲労や労作時に悪化する 軽快・増悪する
寒証	温めると疼痛が軽減する 寒冷刺激で疼痛が出現あるいは悪化する 身体に冷感を伴う
熱証	冷やすと疼痛が軽減する 熱刺激で疼痛が出現あるいは悪化する 疼痛部に熱感を伴う
気滞	遊走性疼痛，脹満痛，ストレスで出現あるいは悪化する
瘀血	固定性疼痛，針で刺されるように痛む
湿証	湿気で疼痛が出現あるいは悪化する

痛）などが特徴である。細絡・紫舌・紫唇・少腹急結・渋脈などの瘀血症状がみられる。

　治法：血をめぐらせる方剤（駆瘀血剤・活血剤）が使用される。

気滞の疼痛

　気のめぐりが低下（気滞）し，疼痛が発生した病態である。

　症状：精神的ストレスによって発生したり悪化したりする，疼痛部位

が移動する（遊走性疼痛），脹ったような痛み（脹満痛），脹満感を伴うなどが特徴である。特にストレスとの関連が重要となる。

治法：気をめぐらせること（理気[†]）が治法となる。

食積の疼痛

食積[†]とは胃の消化不良のことである。飲食物には湿が含まれており，消化不良になるとこの湿が停滞（湿邪）し，さらに湿邪に阻害されて気もめぐらなくなり疼痛が出現する。

症状：食後の腹痛下痢・脹満痛やもたれ感・ゲップ・胸焼け・食欲不振・膩苔や腐苔などの胃の消化不良症状がみられる。食後に出現することが特徴である。

治法：消化力を高め不消化物を除く（化積・消食）。

熱性の疼痛

関節リウマチの関節の腫脹・熱感のような熱性の疼痛で，疾病の初期や極期にみられることが多い。

症状：入浴などの温暖刺激で発生・悪化する，冷やすと疼痛は軽減する，疼痛部に熱感を伴うなどが特徴である。その他，熱証症状を伴うことが多い。

治法：熱を冷ます（清熱[†]）。

2 虚証の疼痛

虚とは，本来あった生命力・抵抗力が低下した状態の意味である。気の機能が低下したり，血が消耗状態となり，そのために気血の運行が停滞して出現した疼痛である。これを特に「**栄えざれば則ち痛む（不栄則**

表3-59 疼痛の性質によるおもな病態

脹満痛	脹満感を伴う疼痛	気滞
遊走痛	疼痛部位が移動するもの	気滞・風湿痺証の初期
重圧痛	重だるさを伴う疼痛	湿邪
刺痛	針で刺されるような疼痛	瘀血
固定痛	疼痛部位が固定するもの	瘀血
絞扼痛（こうやくつう）	絞られるような劇痛	実邪
灼熱痛	灼熱感を伴う疼痛。熱刺激によって悪化	熱証疼痛
冷痛	冷感を伴う疼痛。寒冷刺激によって悪化	寒証疼痛
隠痛	シクシクとした持続性疼痛	気血不足・腎虚
空痛	実態がないような，なにもないような空虚疼痛	気血不足・精の消耗
痙攣痛	ピクピクとする疼痛	血虚・肝の病態

痛）コラム参照」ともいう。車のエンジンが故障して速度が落ちるように，気血を運行する力が低下した状態といえる。次のような病態で引き起こされるが，詳細は各項目も参照されたい。

①気虚や血虚の疼痛：全身の生命力・抵抗力が低下したもの。

②脾虚の疼痛：消化機能低下によるもの。消化機能低下症状（胃もたれ・下痢・食欲不振など）があり，かつ冷えている場合が多い。

③肝血虚の疼痛：動悸・めまいなど，一般的な血虚症状がみられる。

④腎虚の疼痛：根源的な生命力が低下したことによるもの。高齢者に多く，頭部（耳鳴り・めまいなど）や，下半身（腰痛・下半身脱力感・インポテンツなど），尿症状（浮腫・夜間尿・尿失禁など）の症状を伴うことが多い。

症状：慢性に経過した痛み（慢性痛），軽度な痛み，シクシクと痛む（隠痛），軽快・増悪する，疼痛部をさすられることを好んだり疼痛が軽減する（喜按），疲労や労作時に悪化する，消化管疼痛であれば空腹時に出現しやすく，また飲食で痛みが軽減するなどが特徴となる。その他

column 虚証疼痛の病理
－栄えざれば則ち痛むとは－

　近年，中国大陸では，虚証の疼痛の病態理論を，「栄えざれば則ち痛む（不栄則痛）」と説明している書物が多い。しかしその理由を明確に述べている書物は，私の知る限りほとんどない。そこで，その理由について私なりに考えてみたい 文献 。

　まず「栄」の字義から検討する。栄とは枯れるの反対語で，木を取り巻くように咲く花が原義とされる。このことから，栄とは生命の源泉，つまり気や血の意であり，特に血の意がより強いように思える。だとすれば「不栄則痛」とは，気血両虚，特に血虚によって疼痛が発生するという意味であろう。しかしなぜ気血両虚になると痛むのかは，今ひとつ不明瞭である。

　次に歴代医書の記述から考えてみたいが，じつはその記載は非常に少ない。江戸医学館の丹波元堅の『雑病広要』中の引用医書『医津一筏（いしんいちはつ）』によれば，血虚になると，気の巡行が病み，気がめぐらず停滞する。すると，後から来た気が追いつき，気と気が重なり鬱滞すると書かれている。つまり，虚証の疼痛といえども，気の鬱滞で発生するというのである。

　同様の記載は葉天士の『臨床指南医案』に見ることができる。本書のなかで，「慢性の疼痛になれば，経絡のなかに入っていき，虚実寒熱にかかわらず，軽度に邪を留めてしまうので疼痛となる」と述べている。さらに補法であっても，邪があるため収斂薬を用いると邪を留めてしまうので用いるべきではない」とも述べている。

　虚証の疼痛とは，気虚や血虚によって気血が鬱滞して発生すると考えられていたようである。

【文献】 三浦於菟：疼痛の東洋医学的病態論．漢方の臨床 53(4)：608-614，2006

に全身的な虚証の症状がみられる。

治法：単に止痛薬のみならず，気血の力を高め補う（補法）薬物を配合する必要がある。ガソリンを補給しエンジンを整備するように，生命力を補う，俗に言えば元気をつけることが必要となる。

表3-60 疼痛部位と病変臓腑

頭痛	後頸部痛	太陽経（膀胱・小腸）
	前額部痛	陽明経（大腸・胃）
	側頭部痛	少陽経（三焦・胆）
	頭頂部痛	厥陰経（心包・肝）
胸痛		心・肺
季肋部	（脇痛）	肝・胆
胃脘痛	（心窩部痛）	胃
腹痛	大腹痛※	脾
	小腹痛※	膀胱・腎・大小腸・子宮
	少腹痛※	肝・腸
腰痛		腎

※大腹：臍部より上，胃脘部より下
※小腹：臍部より下，恥骨結合より上
※少腹：小腹の両側

> **POINT** 疼痛の診断
>
> 疼痛の診断では，疼痛の性質と全身状態を合わせて病態を判断することが重要となる。特に全身状態の虚実と疼痛の虚実の鑑別が重要となる。全身状態が虚証でも，疼痛は実証という虚実錯雑証の疼痛があるからであり，臨床ではよくみられる。
> たとえば消化機能が低下し虚弱体質の人の腹痛の場合。食後に強い腹痛，腹痛部分に圧痛，便秘とする。この場合，身体的には虚証だが，疼痛自体は

便という有害物による実証の疼痛である。したがって，下剤により便を排泄する実証の治療方法が必要となる。また虫垂炎に例をとれば，体力が非常に低下した人であっても，虫垂炎そのものは実証と考えられる。

> **column**　「痛」字の字義と「通」について
>
> 　「痛」の「甬」は，人が上下にトントンと動くことが原義で，痛は突き抜ける，突き通すような病気の意味とされる。これは，痛みが体内を走る状態を表していよう。宋代の『医説』には，「塞がれば痛が発生する。通じさせるのがよい」と，舒王の痛字解が引用されている。『医説』では，この説には理があるとし，痛の治療には臓腑を通利させるべきと述べている。つまり，つらぬくような状態を意味する痛字には，痞塞されて痛みが出現するという認識が内包しているように思える。
>
> 　痛と通は「甬」が共通し，ともに「とおる」という類似性が見てとれる。さらに通には「よしみを通ずる，仲良くする」の意味もある。姦通罪の通である。疾病とは体内不調和の結果である。疼痛もまた流通の障害や停滞という体内の不調和の結果といえる。だとすれば，体内器官が協力し合い，通利することで疼痛の改善をはかるべきだという考え方が根底にあるようである。

2 | 重要疼痛の病態

1 胃痛（胃脘痛・心下痛）

　胃痛は**胃脘痛**や**心下痛**ともよばれる。胃痛の病態も疼痛の一般的病態と同様である。つまり，病邪や脾胃機能低下・気滞などのために，上から下へと降りていく胃の気（胃気）が停滞して胃痛が発生する（**図3-19**）。

　胃痛の病因では，暴飲暴食による機能低下（食積になりやすい），クーラーや冷たい飲食物など寒邪によるもの，精神的なストレス（気滞となりやすい）などが多くみられる。

　胃痛はまず虚証と実証に大きく分かれる。さらに寒証か熱証か，瘀血があるか，気滞が強いか，他の邪（湿邪・食積など）があるかなどと考えを進めていく。そしてこれらを総合して胃痛の病態が判断され方剤が選ばれていく。

　胃痛の証の判断のためには，胃痛を発生させる原因・疼痛の性質・他の全身状態，さらに漢方方剤の既往とその効果などを，きめ細かく観察する必要がある。特に漢方方剤の既往は聞き逃しやすく注意を要する。そして虚証か実証か，寒証か熱証かを大きく把握することが重要となる。

　その際，虚証胃痛は全身の虚証症状を，実証胃痛は全身の実証症状を伴うことが多く参考とすべきである。これは寒熱の胃痛も同様である。臨床的には，胃痛は寒証で出現することが多く，また脾は寒証となりやすい。熱証の胃痛は実証が多い。しかし寒熱が不明瞭な場合も多い。

　脾胃のみならず，他の臓腑の影響も考えていく。たとえば，脾胃機能

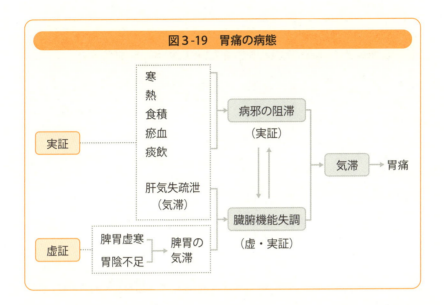

図3-19 胃痛の病態

の低下は気滞をもたらす。逆に肝気鬱結による気滞は，脾胃機能に影響を及ぼし脾胃機能の低下がもたらされるなどである。

胃痛における虚実寒熱の鑑別

(1) 虚証・実証の胃痛（表3-61）

①実証の胃痛
　邪のために胃気の流れが妨げられて出現したもの。この邪には外界の寒・外界の熱・食積・瘀血・痰飲などがある。邪の種類によって各病態が決められる。
　症状：急性に起こる強い痛み，固定的で脹満痛も多い。圧痛があり触れられたりさすられることを嫌がる（拒按），食後に増加するものが多い，冷水などの冷たい飲食物を好む傾向があり，体質は壮健な人が多い。

表3-61 胃痛における虚実の鑑別点

虚証	実証
慢性	急性
鈍痛・固定しない	激痛・固定
空腹時痛・食後軽減	食後疼痛
喜按	圧痛・拒按
喜温傾向	喜冷傾向
脹満痛（−）	脹満痛
食後の脹満感やもたれ感	（−）
体質虚弱	体質壮健
他の虚証症状	他の実証症状
祛邪法で悪化	補法で悪化

六君子湯などの虚証改善方剤，つまり補法方剤の服用で悪化するときには，実証胃痛であることも多い。このことは意外に見落としやすく注意を要する。

②虚証の胃痛

脾や胃の機能低下のために気のめぐりが弱まり停滞して出現したもの。脾と胃は協力し合い消化吸収作業を行っている。そのため虚証の胃痛は，単に胃だけでなく脾の機能低下（脾虚証）を伴うことが多い。重要な病態には，脾胃虚寒証・胃陰不足などがある。

症状：胃弱体質者のように虚弱な人が多い，慢性に経過しシクシクとしたような鈍痛・脹満痛は少ない。空腹時に増悪・出現し，飲食後に軽快する傾向がある。食後の胃もたれや胃部脹満感を伴うことも多い。また胃部をさすると気持ちがよく（喜按），胃部を温めたり温かい飲食物を好む傾向がある。大柴胡湯などの実証改善方剤，つまり祛邪方剤で悪化するときには，虚証胃痛が多い。

> **POINT** 虚証と実証の関係

往々にして虚証か実証かと，どちらかに決めてしまいがちである。しかし実際の臨床では，虚証と実証が同時に存在すること（虚実錯雑証）も多い。一見して実証（虚証）であっても，虚証（実証）が隠れていることも多く注意が必要となる。この場合，虚証が本質的な原因（本）であり，実証は標ということになる。

例をあげてみよう。脾虚証になると湿邪などの邪が発生しやすくなり，実証の下痢が引き起こされる。この場合，脾虚の存在を見落としがちである。精神的ストレスにより強い実証の胃痛が出現した場合，経過が長いときには，脾虚が隠れていることも多く，治療に際し配慮が必要となる。このように慢性化すると虚証が合併しやすくなる。

(2) 寒証・熱証の胃痛（表3-62）

①寒証の胃痛

体内に生じた冷えや外界の寒さ（寒邪）などにより，気のめぐりが停滞し胃痛となったもの。臨床的には，胃痛は寒証で出現することが多い。体内で生じた冷えは，虚証が原因となるもの，特に脾虚など脾の病症によるものが多い。ただし実証の寒証胃痛もあり注意が必要である。

症状：寒性のため冷えると増悪し，温めると軽快する。温かい飲食物を好むなどが出現する。また下痢を伴うことが多いが，絶対的ではない。淡白舌で肥胖や歯痕を伴い潤っており，白苔であることが多い。また黄連解毒湯などの寒性薬の服用で悪化することが多く，重要な鑑別点となる。

②熱証の胃痛

体内に生じた熱や外界からの熱邪が停滞して胃痛を起こさせるもの。気滞・食積など体内発生熱の胃痛には，気滞・食積・湿熱などがあり，実証が多い。胃陰不足は虚熱の胃痛を生じさせやすい。

症状：灼熱感がある疼痛で，口渇・口苦・胸焼け・口内炎・嘈雑感[†]

表3-62　胃痛における寒熱の鑑別点

寒証	熱証
温かい飲食物を好む	冷たい飲食物を好む
温めるとよい	冷やすとよい
寒冷刺激で悪化	温暖刺激で悪化
	灼熱痛・胸焼け
	口渇・口苦・口内炎・嘈雑感
下痢	便秘
他の寒証症状	他の全身熱証症状
淡白色舌・肥胖・歯痕	紅色舌・肥胖（－）
白苔・潤	黄苔・乾
熱性薬で悪化	寒性薬で悪化

を伴い，冷たい飲食物を好み，冷やすと胃痛は緩和する。便秘を伴うことが多いが絶対的ではない。人参湯などの温性薬の服用で悪化することが多く，重要な鑑別点となる。紅色舌や黄苔で，乾燥している舌が多い。

胃痛の各病態（表3-63）

実際の臨床では以下の病態が混在することが多い。

(1) 実証

①胃寒証

外界の寒邪や冷たい飲食物の過剰摂取により出現したもの。脾虚を伴う虚実錯雑証も多くみられる。

症状：寒冷刺激で悪化することが特徴である。

胃痛症状：冷たい飲食物など寒冷刺激によって悪化し，温めれば軽快する。

脾胃症状：温性飲食物を好む。虚寒証との鑑別が必要となり，脾虚証

の症状が強ければ虚寒証を疑う。

　舌脈：淡白舌，薄白苔，弦緊脈。

　治法：温めることで止痛する（温中止痛）。安中散が代表処方である。頭痛や悪心・嘔吐を伴うものには呉茱萸湯，気滞による軽い脹満痛と軽度食欲不振やもたれ感があるときには香蘇散が使用される。その他に良附丸[*]などがある。

② 胃熱証

　長期化した気滞や，寒邪や食積が熱に変化（化熱）したり，湿邪に熱が加わった（湿熱）病態でみられる。臨床上は湿熱証が多い。

　症状：熱性刺激で悪化する胃痛で，嘈雑感などの特異的症状が出現する。

　胃痛症状：灼熱痛で温性刺激で悪化する。

　脾胃症状など：冷たい飲食物を好む，口渇がみられる。その他，胸焼け・口苦・口臭，さらに嘈雑感[†]・飢餓感・食しても空腹感が軽減しないなどの特異的な熱証症状がみられる。また焦燥感などもみられる。

　舌脈：紅舌，黄苔，弦数脈。

　治法：熱を冷ますことで止痛する（清熱止痛）。黄連湯がよく使用される。心下痞塞感を伴う軽度の胃痛には半夏瀉心湯，下痢を伴うときには黄芩湯，便秘と腹部脹満痛などを伴うときには大承気湯などが使用される。その他，嘈雑感・口苦を伴うものには左金丸[*]，さらに化肝煎[*]なども使用される。また胃熱が強いときには，湿熱を治す黄連解毒湯などを併用する。

③ 食積

　暴飲暴食などにより，飲食物がうまく消化されず不消化物となり蓄積し胃痛を発生させたもの。不消化物が熱を帯び，熱証となる病態も多い。急性の消化不良症にあたり，日常の診療で意外によくみられる。また平素から脾胃虚証である者，つまり胃弱の人が，過食のために食積となることもあり，注意が必要である。

　症状：不消化症状のため，症状が食後に出現するのが特徴である。胃

表3-63 胃痛の病態

虚実	症状	舌脈	病態	方剤
実証	[胃痛] 冷性飲食物や寒冷刺激で悪化，温めれば軽快 [脾胃] 温性飲食物を好む	淡白舌 薄白苔 弦緊脈	胃寒	安中散 香蘇散 　（軽度の脹満痛） 呉茱萸湯 　（頭痛・嘔吐を伴う） 良附丸*
実証	[胃痛] 灼熱痛，温性刺激で悪化 [脾胃など] 冷性飲食物を好む，嘈雑感，飢餓感，食べても空腹感が軽減しない，口渇，胸焼け，口苦，口臭，焦燥感	紅舌 黄苔 弦数脈	胃熱	黄連湯・黄芩湯 　（下痢） 半夏瀉心湯 　（心下痞塞感） 大承気湯（便秘） 左金丸*（嘈雑感） 化肝煎* 黄連解毒湯（湿熱）
実証	[胃痛] 食後の胃痛，圧痛，拒按 [脾胃] もたれ感，腹痛下痢，食欲不振，噯気，胸焼け，不消化物の嘔吐	腐苔 厚膩苔 滑脈	食積	平胃散 　＋安中散（胃痛時） 　＋黄連湯（熱証時） 　＋黄連解毒湯 　（強い熱証時）
実証	[胃痛] 精神的ストレスで誘発悪化の脹満痛，移動性，軽快増悪，季肋部・胸痛・背部の放散痛 [脾胃] 噯気，腹痛下痢，排便異常，胸焼け，嘈雑感，口苦，口燥 [気滞] 胸部痞塞感，焦燥不安感，緊張感，易怒，ため息，あくび	淡紅舌 紅舌 薄白苔 黄苔 弦脈	気滞	四逆散 柴胡疏肝散* 大柴胡湯（気滞湿熱） 大承気湯（便秘） 香蘇散（軽度気滞）

2．重要疼痛の病態

実証	[胃痛] 固定的，刺痛，圧痛，拒按，食後に悪化，吐血下血 [瘀血] 身体症状（細絡など） 　自覚症状（口燥・頻尿・のぼせなど）	舌紫斑 舌下静脈怒脹 渋脈	瘀血	血府逐瘀湯* 桃核承気湯＋四逆散 　（上記代用） 失笑散*加丹参 膈下逐瘀湯* 腸癰湯 当帰芍薬散 　（湿証，やや虚証）
実証	[胃痛] 軽度痞塞痛，水分摂取で悪化 [脾胃など] 食後嘔吐，腸鳴，胃内停水音，腸鳴，下痢，めまい	白膩苔 白滑苔 肥大歯痕舌 滑脈	痰飲	苓桂朮甘湯 　＋小半夏加茯苓湯 　（嘔吐時） 九味檳榔湯 　（便秘・脹満感） 旋覆花代赭石湯* 　（心下痞塞・嘔吐）
虚証	[胃痛] 軽度のシクシクとした痛み，空腹時に出現，食後や温めると緩和，喜按 [脾虚など] 胃腸虚弱者，食欲不振，胃もたれ，腹痛がない下痢，全身倦怠感 [寒証] 冷え性体質，腹部・四肢の冷感，温性飲食物を好む，寒性飲食物を嫌う	淡紅舌 淡白舌 薄白苔 細脈	脾胃虚寒	黄耆建中湯 小建中湯（胃弱者） 人参湯（強い寒証） 大建中湯 　（腹部冷・腸蠕動） 安中散 六君子湯（脾虚改善） 小建中湯 　（小児脾虚改善）
虚証	[胃痛] 軽い熱感を伴うシクシクとした痛み [胃] 嘈雑感，口燥感，便秘，食欲不振（食べたいが入らない）	紅燥舌 少苔 無苔 細数脈	胃陰不足	一貫煎* 益胃湯* 麦門冬湯 　＋芍薬甘草湯 　（強い胃痛時）

もたれや腹痛下痢を伴うことも多い。脾虚と異なり熱証がみられることも多い。

　胃痛症状：食後に起こる胃痛。圧痛や触れられることを嫌う（拒按）。同時に以下の脾胃症状を伴うことが多い。

　脾胃症状：食後のもたれ感や腹痛・下痢，食欲不振（食べたくない），ゲップ（噯気），胸焼け，不消化物の嘔吐などがみられる。

　舌脈：腐苔が特徴とされるが，わが国ではあまりみられない。厚膩苔，滑脈。

　治法：消化力を高め不消化物を除き止痛する（消食止痛）。平胃散がよく使用されるが，強い熱証や強い痛みを伴うときには，効果が少ない。痛みが強い場合には安中散，熱証がみられれば黄連湯と合方する。熱証が強いときには黄連解毒湯を少量加えてもよい。

④気滞

　胃潰瘍のように精神的なストレスなどにより，気がうまくめぐらなくなり（気滞）発生したものである。肝気鬱結と合併することが多い。

　症状：精神的ストレスによって誘発・悪化することが多く，気滞による全身症状もよくみられる。症状は固定的でなく，軽快・増悪することも多い。

　胃痛症状：精神的ストレスにより誘発・悪化する脹満痛。胃痛は移動することも多い。季肋部痛や胸痛・背部痛などに放散して同時にみられることもある。

　脾胃症状：気のめぐりが不良となりゲップ（噯気），腹痛下痢[*]，下痢や便秘，交代性の下痢・便秘などの排便異常など。気滞が熱を帯びたことによる胸焼け・嘈雑感・口苦・口燥などが出現する。

　気滞症状：気がスムーズにめぐらないために胸部痞塞感，焦燥不安感，緊張感，易怒，ため息（嘆息），あくび（欠伸）などがみられる。

　舌脈：淡紅舌や紅舌，薄白苔や黄苔，弦脈。

　治法：気をめぐらせて止痛する（理気止痛）。四逆散が代表方剤で，

心窩部や季肋部の脹満痛や脹満感のときに使用される。柴胡疏肝散*も同様の症状に使用される。その他，四逆散適応症状に湿熱症状や便秘が加わり疼痛も強いときには大柴胡湯，便秘が強いときには大承気湯，軽度の脹満痛やゲップには香蘇散などが使用される。

※気滞による腹痛下痢：精神的ストレスで誘発され，腹痛とともに下痢が起こり，排便後に腹痛は軽快することが多い。

⑤瘀血

胃痛の長期化や出血などにより，おもに血の流れが停滞して出現したもの。慢性に経過した胃痛では，本病態を考慮する必要がある。全身性の瘀血症状や舌の所見も参考にして診断する。

症状：固定的な強い痛みが出現しやすい。全身的な瘀血身体症状がみられることが多いが，絶対的ではない。

胃痛・脾胃症状：固定的で強く刺すような胃痛。圧痛があり，さすられることを嫌がる（拒按）。食後に悪化することもある。吐血・下血などがみられることもある。

瘀血症状：細絡などの身体瘀血症状。口燥・頻尿・のぼせなどの瘀血自覚症状。これらがみられないときもある。

舌脈：舌辺紫斑，舌下静脈怒脹，渋脈。

治法：血をめぐらせることで止痛する（活血止痛）。失笑散*加丹参，膈下逐瘀湯*，血府逐瘀湯*などが使用される。これらには相当するエキス剤はないが，桃核承気湯合四逆散（血府逐瘀湯の代用），腸癰湯，当帰芍薬散（湿症状もありやや虚証気味）などで代用する。

⑥痰飲

貯留した痰飲に邪魔され，気の流れが停滞し出現したもの。

症状：水分摂取で悪化，食後に嘔吐・腸鳴など痰飲の症状が中心となる。

胃痛症状：詰まったような軽度の胃痛，水分摂取により悪化する。

脾胃症状：食後に嘔吐・腸鳴，胃内に停水音，下痢，めまいなどがみ

られる。
　舌脈：白膩苔，白滑苔，肥大歯痕舌，滑脈。
　治法：痰飲を除き止痛する（袪痰止痛）。苓桂朮甘湯が代表方剤であり，嘔吐があるときには小半夏加茯苓湯と合方する。その他，腹部が脹り，軽度の痛みと便秘があるときには九味檳榔湯，心下が詰まり，嘔吐するときには，旋覆花代赭石湯*が使用される。

(2) 虚証

①脾胃虚寒

　脾の作用が低下し，そのため胃気のめぐりが弱まり停滞したもの。いわゆる胃弱者の胃痛である。胃腸虚弱体質者や冷え性体質者でよくみられる。
　症状：軽度の胃痛で脾虚証と寒証の両証の症状が出現する。
　胃痛症状：シクシクとした軽度の胃痛。空腹時に出現し食後に緩和する。温めると緩和しさすられることを好む（喜按）。
　脾胃などの症状：食欲不振・食後に胃もたれ・腹痛がない下痢などの脾虚症状，腹部や四肢の冷感・温性飲食物を好み寒性飲食物を嫌うなどの寒証症状，さらに全身倦怠感などがみられる。
　舌脈：淡紅舌や淡白舌，薄白苔，紅色舌や黄苔はみられない，細脈。
　治法：脾胃を温める機能を高めて止痛する（温補脾胃）。黄耆建中湯が多用される。食欲不振が強い場合には小建中湯が使用される。本剤は胃腸虚弱児の腹痛によく使用される。寒証が強く，下痢・唾液が多いときは人参湯，腹部が冷え，脹満痛があり，腸の蠕動を自覚するときには大建中湯なども使用される。また脾虚改善作用はないが安中散を使用してもよい。胃痛軽快後は六君子湯，小児では小建中湯などを投与し脾虚証の改善をはかる。

②胃陰不足

　胃の水分（津液）が失われ，胃内部が乾燥して熱をもったもの。発熱病後期や老人によくみられる。

症状：乾燥症状と熱症状がみられ，嘈雑感という特異的症状が出現する。舌症状を参考にする。

胃痛症状：シクシクとした軽い熱感を伴う胃痛。

胃症状：滋養不足のために嘈雑感†がよくみられる。その他，口燥感・便秘・食欲不振（食べたいが入らない）などがみられる。

舌脈：紅舌，乾燥舌，少苔や無苔，細数脈や細弦脈。

治法：胃を滋養することで止痛する（養胃止痛）。一貫煎＊や益胃湯＊が使用される。エキス剤では麦門冬湯を使用する。痛みが強いときには芍薬甘草湯を合わせる。

2　頭痛の病態と方剤

頭痛の基本的病態

　他の症状と同様に，頭痛の原因や病態も頭部だけに限定せず，全身に求める。頭部は全身の気と血が注ぐところであり※，気血がバランスよくスムーズに流れて，頭部の正常の活動が維持される※。この気血の運行に障害が起こる（**竅絡失和**†（きょうらくしつわ））と頭痛が発生する。そこでまず頭痛を原因から分類してみたい。

※「五臓の精華之血，六腑清陽之気，皆上りて頭部に注ぐ」とあり，気と血は頭部にめぐっていると考えられていた。

※頭部（脳）の作用：視覚・聴覚などの感覚・記憶などは脳の作用と考えられている。しかしこの作用は，五臓の生理活動が正常に発揮されてはじめて維持されるとされ，ここに東洋医学における生理観の特徴がある。また脳は「精明の府」といわれる。脳が正常であれば，感覚器や記憶がハッキリ，スッキリとした状態になるところからいわれたのであろう。

(1) 頭痛の原因

①外感の頭痛

なんらかの原因で気血の流通が阻害されて出現したもの。つまり「通じざれば則ち痛む」の一般的な疼痛発生原則（239頁参照）による実証の頭痛である。流通を阻害する原因には次の2つがある。

（1）外界の風・寒・暑・湿などの自然現象が体に取り付き邪となったもの。つまり外界の邪による頭痛で、これを**外感（病）**[†]**の頭痛**とよぶ。

（2）邪や体内に発生した痰飲・瘀血・熱などの邪が頭部に取り付いたもの。

②内傷の頭痛

気と血が多いあるいは少ないためのもの。いわば気と血のバランスがくずれたもので、次の2つのタイプがある。

（1）気や血が不足し頭部に滋養分が行きわたらず引き起こされるもの。つまり**気虚証**や**血虚証**の頭痛である。

（2）気が強くなり頭部に上がったもの。気は陽性で熱をもった存在であり（これを陽気という）、上昇する性質がある。そのため、気が強くなると頭部に上昇して熱性の頭痛を引き起こす。さらに次の2つのタイプがある。

〈1〉正常状態よりも気が高ぶったもので、実証の熱性の頭痛である。たとえば、自動車が火災となったような場合である。

〈2〉滋養分が不足し（陰虚）、その結果、相対的に陽が盛んとなったもの（**陰虚陽盛**）で、虚実錯雑証の熱性の頭痛である。これが最も多くみられる。たとえば自動車のラジエーターの水分が不足し熱が生じたような場合である。

頭痛の病態には、寒と熱のバランスの崩れ、つまり寒か熱のどちらかが強い状態を伴いやすい。なぜなら、頭痛を引き起こす外邪には冬季の感冒のような寒性と、熱中症（中暑[†]）のような熱性があること、さらに気が少なく（気虚）なれば寒を、血が少なく（血虚）なれば熱となり

やすいからである。

　このように頭痛には，寒性あるいは熱性のいずれかの病態が多く現れる。具体的には寒性の頭痛は，風寒邪・寒湿邪などの外感の邪，さらに気虚・陽虚などによるものである。一方，熱証の頭痛は，外界の暑邪，さらに血虚・陰虚・気滞・熱邪によるものである。

(2) 頭痛の病態の分類（図 3-20）

　以上の頭痛の病因にもとづき，実際の臨床では次のように分類すると把握しやすい。

　まず大きく①**外感の頭痛**（外界の邪が襲ったもの）と，②**内傷の頭痛**に分ける。内傷とは体内臓器作用の失調によるもので，外感の頭痛以外の頭痛である。痰飲や瘀血など体内の邪による実証の頭痛も内傷とするのは，体内臓器の作用失調がこれらの邪の原因だからである。

　さらに寒性か熱性か，痰飲や瘀血があるか（痰飲が多い），どの臓器

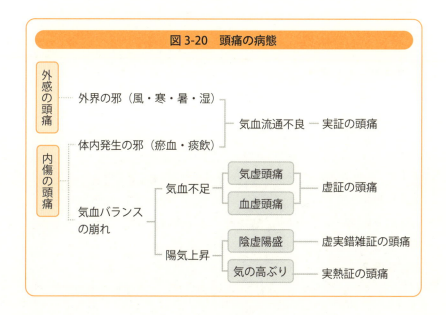

図 3-20　頭痛の病態

の失調かと考えを進めていく。

そこでまず外感頭痛と内傷頭痛の鑑別を述べておきたい（**表3-64**）。外感頭痛は，急性に出現し病期が短く，激しい頭痛で持続性であることが多い。また，悪寒・熱感などの表証の症状を伴うことも特徴である。

これに対し内傷頭痛は，病期が長い慢性のもので，頭痛の程度も激しくなく，軽快・増悪を繰り返し，さらに労作時に増悪するものが多い。

また頭痛と関連する臓器には，肝・脾・腎がある。肝は気の運行の調節作用が失調したため（後述），脾は気血両虚証や痰飲の出現が原因となり（脾虚生痰），腎は気血の根源だからである。

表3-64 外感頭痛と内傷頭痛の鑑別

	病期	性質	表証
外感頭痛	急性・病期が短い	激しい・持続性	あり
内傷頭痛	慢性・病期が長い	鈍痛・軽快増悪・労作やストレスで悪化	なし

頭痛の各病態

(1) 外感頭痛

感冒に伴う頭痛と考えると理解しやすい。単に感冒だけでなく内臓器官の失調が著明ではなく，かつ風・寒・湿・熱による症状が全面に出ており，表証がみられる頭痛と考えるとよい。外界の邪のうち，風邪は他の外感の邪と合併しやすく，臨床的には風寒・風熱・風湿などの邪によって引き起こされる。さらに頭痛薬には祛風薬が多用される。

①風寒頭痛

おもに外界の風寒邪の侵襲による頭痛である。寒性感冒の初期などに

みられる。

症状：後頸部より後背部にかけて好発することが多い。浮脈・悪寒・関節痛などの表証症状と冷感や寒冷刺激で誘発・悪化するなどの寒症状がみられる。

頭痛症状：締めつけられるような頭痛（絞扼痛）や拍動性の頭痛で，寒冷刺激や風に当たるなどで誘発・悪化する。また，寒さを防ぐために常に帽子を好む傾向がある。

全身症状：四肢の冷え・悪風や悪寒などの体表面の寒症状（表寒証）を伴う。多くは口渇はみられず，温性の飲食物を好む。

舌脈：薄白苔，浮や浮緊などの浮脈。

治法：風寒の邪を除き止痛する（祛風散寒止痛）。川芎茶調散が代表的方剤である。冷えによる嘔吐・悪心を伴う発作性の頭痛（頭頂部が多い）には呉茱萸湯，強い悪寒や冷感を伴う頭痛には麻黄附子細辛湯が使用される。

寒性感冒に伴う軽度の頭痛には，以下のような方剤が使用される。桂枝湯は自汗[※]・悪風[†]などを伴う虚証の感冒頭痛に，葛根湯は悪寒・関節痛・無汗・後頸部の凝りなどを伴う実証の頭痛に，葛根湯加川芎辛夷は，葛根湯証に白色粘性鼻汁が加わった頭痛に，麻黄湯は強い悪寒や四肢関節痛，無汗・脈浮緊を伴う実証頭痛にそれぞれ使用される。頭痛がひどいときには川芎茶調散を合方する。

※桂枝湯では，ジトジトした出きらない感じの発汗がみられる。

②風熱頭痛

外界の風熱や暑邪が侵襲して起こる頭痛である。夏季などの熱性感冒や中暑[†]（熱中症）にその例をみることができる。

症状：急性に起こる熱性の頭痛。咽頭痛や浮脈などの表証症状と冷水を好む口渇や熱感のような熱証症状がみられる。

頭痛症状：裂けるような脹満痛（脹満裂痛）や熱感を覚える頭痛で，熱性刺激で悪化し寒冷を好む。

全身症状：熱感・咽頭痛などの体表面の熱症状（表熱），冷水を好む口渇・顔面紅潮・眼球結膜充血（目赤）・便秘・褐色尿などの熱証症状を伴う。

舌脈：黄色苔，脈浮数・洪脈。

治法：風邪を除き熱を冷ます（祛風清熱）。風熱表証の熱性感冒には，銀翹散*合釣藤散が使用される（代用処方としては清上防風湯合釣藤散）。口渇・熱感・発汗などを伴う中暑[†]（熱中症）の頭痛には白虎加人参湯・白虎湯*が使用される。黄粘性鼻汁・鼻閉などを伴う鼻淵[†]（副鼻腔炎）による頭痛には，辛夷清肺湯が使用される。肥満体質・暑がり・汗かきなどの一貫堂臓毒証体質者（卒中体質者）の頭痛には，防風通聖散が使用される。エキス剤では効能が弱いことも多くそのときには，芎芷石膏湯*が使用される。

③風湿頭痛

外界などの風湿邪が侵襲し，経絡を塞いだために気血の流れが阻害されて出現した頭痛である。

症状：雨天や雨天前など外界の湿気の高まりにより誘発・悪化することが多い。重だるさなどの湿証症状，食欲不振や下痢など湿による消化機能阻害（湿困脾胃[†]）症状がみられることが多い。

頭痛症状：頭重感・頭帽感，締めつけられるような頭痛（束縛性頭痛）がよくみられる。人によっては下に重く沈むような頭痛と訴えることもある。湿気で誘発・悪化する。

全身症状：四肢が重だるい（または痛む）・浮腫・尿量減少（尿不利）・胸苦しさ（胸悶感）・筋肉痛などの痰飲や湿証症状がみられる。筋肉痛は叩打すると緩和することも多い。また食欲不振（食べられないなど）・下痢といった脾虚症状がみられることも多い。これらは外界湿気によって誘発・悪化することが多い。

舌脈：白膩苔・歯痕，濡脈・滑脈。

治法：風邪を除き湿邪を取る（祛風除湿）。羌活勝湿湯*が使用される

が，エキス剤では二朮湯＋川芎茶調散が使用される。軽度熱邪が加味された頭痛で，関節痛・筋肉痛・軽度浮腫などを伴うときには麻杏薏甘湯，寒邪を伴い悪寒・嘔吐悪心・めまい・下痢などがみられるときには五苓散合川芎茶調散が使用される。また後述する内傷の痰飲の頭痛治療方剤を使用してもよい。ただしエキス剤では効能が弱いこともある。

(2) 内傷頭痛

1 肝経の頭痛

気の流通作用を調節する肝の疏泄作用[†]が失調したために出現した頭痛で，日常よくみられる。次のような一連の病態で頭痛が出現する。

①疏泄作用が失調すると，気の流れは停滞（気滞）し（**肝気鬱結**[†]），気の過多状態となり頭痛が起こる。

②気は陽性であり，火に変化しやすく，火は上昇する性質がある。そのため肝気鬱結の結果出現した火が，頭部に上昇して（**肝火上炎**[†]）頭痛が引き起こされる。

③さらに肝の陰が少なくなる（肝陰虚）と相対的に陽が高まり熱が生じ，②のように上昇して頭痛を引き起こす。虚熱の上昇を**肝陽上亢**[†]とよぶ。このときには腎陰虚が合併していることも多い。つまり虚熱による頭痛である。

以上のように，肝気鬱結・肝火上炎・肝陽上亢の3つの病態で頭痛が出現してくる。詳細は肝の項を参照されたい。

症状：精神的ストレスにより誘発・悪化することが多く，イライラ感・焦燥感・抑うつ感・不眠などの精神的症状がみられることが多い。さらには耳鳴り・眩暈・痙攣など肝の病的症状を伴うことも多い。また側頭部や頭頂部に出現しやすい。

①肝気鬱結

肝の疏泄作用が失調し，気の流れが停滞（気滞）したために頭部の気がスムーズにめぐらず出現したものである。

症状：精神的ストレスで誘発・悪化することが多く，脹満痛・軽快悪化を繰り返す，痞塞感などの気滞症状や焦燥感などの精神症状を伴うことが多い。また下記の全身症状・舌脈と異なり，熱症状は著明ではない。

頭痛症状：特に側頭部や頭頂部の脹満痛が多い。時に左右に移動したり，怒りのための頭痛など精神的ストレスで出現・悪化しやすい。

全身症状：胸季肋部の脹満感や痞塞感，溜め息（嘆息）・あくび（欠伸）・ゲップ（噯気）などの気滞症状。焦燥感・抑うつ・不安感・怒易・不眠などの肝気鬱結による精神症状がみられることが多い。

舌脈：舌淡紅色，薄白苔，弦脈。

治法：気をめぐらせ止痛する（理気止痛）。抑肝散や抑肝散加陳皮半夏が使用される。両方剤とも軽度の気血両虚症状を伴う焦燥感・緊張興奮・不眠・痙攣などの肝気鬱結による軽度の頭痛に使用される。抑肝散加陳皮半夏は，抑肝散に嘔吐・腹部脹満感などの痰飲や胃腸症状が加わった病態に使用される。

②肝火上炎

肝気鬱結のために気が停滞し，熱が生じて肝火となり，頭部に上昇したものである。実熱証の頭痛で，いわば頭部が燃え上がったような頭痛といえる。

症状：熱感を伴い寒冷刺激を好む熱性の頭痛で，顔面紅潮などの実熱症状を伴う。

頭痛症状：熱感を伴う裂けるような激痛や脹満痛・拍動性頭痛が多い。熱性刺激で誘発・悪化し，保冷剤添付など寒冷刺激を好む。

全身症状：顔面紅潮・眼球結膜充血（目赤）・口苦・便秘・冷水を好む口燥感や口渇・褐色尿といった実熱証の症状がみられる。また焦燥感・イライラ感・易怒などの熱性の精神症状を伴うことも多い。

舌脈：紅舌・黄苔・黄膩苔（湿熱証），弦数有力脈。

治法：熱を冷まし止痛する（清熱止痛）。全身的な湿熱を伴う頭痛には竜胆瀉肝湯が使用される。のぼせ・めまい・口苦・眼球結膜充血・耳

鳴り・焦燥感・褐色少尿・黄膩苔などがみられる頭痛である。

肝気鬱結を伴う実熱証で精神症状がより強い頭痛には，柴胡加竜骨牡蛎湯が使用される。焦燥感・不眠など精神不安症状，さらに季肋部や腹部の脹満感・胸部圧迫感・動悸・めまいなどの気滞症状を伴う頭痛に使用される。本剤は気をめぐらせる（理気）作用が強く，熱症状は竜胆瀉肝湯や黄連解毒湯より弱い。

熱証が強いものには，黄連解毒湯が使用される。止痛作用はあまり強くないが，清熱作用や鎮静作用に優れる。その他，大柴胡湯なども使用される。

③肝陽上亢

肝の陰虚証のために虚火（肝陽）が出現し，これが頭部に上昇したものである。腎陰虚証を合併していることも多い。つまり肝陰虚証あるいは肝腎陰虚証を基礎として熱証が加わった虚実錯雑証の頭痛である。

症状：熱感を伴う頭痛・顔面紅潮・口苦・焦燥感など，実証のような肝陽（虚火）上昇による熱症状と，めまい・動悸などの陰虚症状や腎虚症状がみられる。つまり上盛下虚の症状となることが多い。

頭痛症状：長期に続く熱感を伴う中程度の頭痛で，頭重感や脹満痛が多い。早朝から午前中に出現しやすく，めまい（眩暈）・耳鳴りなどを伴うことも多い。

全身症状：顔面紅潮・ほてり・焦燥感・易怒・口苦・盗汗などの虚火上昇症状，口燥感・眼花[†]・立ちくらみ・不眠・動悸などの陰虚内熱症状，時に季肋部痛などの気滞症状・手指震顫・筋痙攣などの**肝風内動**[†]症状や，腰痛・下肢脱力感などの腎虚症状がみられる。

舌脈：紅舌・少苔や無苔，弦細数脈，尺脈無力や触れない（腎虚合併時）。

治法：陰分を滋養し上昇した陽気を降ろし止痛する（滋陰潜陽止痛）。ふらつき・手指の震顫・ショボショボした眼などがみられるときには，釣藤散がよく使用される。頭痛や陽気上昇症状が強いときには，天麻鈎

藤飲*が作用される。焦燥感・易怒・不安・不眠など精神症状が強いときには，女神散が使用される。本剤は産後うつ病などで多用される。血虚症状がより強いときには，七物降下湯が使用される。腎虚が主体のときには，知柏地黄丸*や杞菊地黄丸*が使用される。

2 虚証の頭痛

　頭部に滋養分などが行き渡らず頭痛が引き起こされたもの。いわば体に元気がなくなり引き起こされた疲れ頭痛である。全身の生命力低下症状，つまり虚証症状を伴う。

①気虚頭痛

　頭部に上昇する気が少なくなり（清陽不昇）出現した頭痛である。原因の多くは，脾虚証によるものである。

　症状：気虚症状がみられる。一般的に冷感が多いが，補中益気湯の適応証ではほてりがみられることもある。

　頭痛症状：長期にわたる鈍痛や頭部空虚感で，軽快・増悪を繰り返し，労作時や朝に増悪するものが多い。

　全身症状：倦怠感・発汗しやすい（易汗）・易感冒・息切れなどの気虚症状がみられる。食欲不振・下痢・胃もたれ・無味・冷感などの脾虚症状を伴うことも多い。

　舌脈：薄白苔・舌質淡白・肥大舌・歯痕舌，脈無力。

　治法：気を補い高めて気を上昇させる（益気昇清）。脾虚証を伴う頭痛には，補中益気湯がよく使用される。本剤は食欲不振・倦怠感などの脾虚症状に加え，下垂感などの中気下陥†や疲労倦怠でほてるなどの気虚発熱，さらに易感冒などの肺気虚症状がみられるときに使用される。また下痢・食欲不振・倦怠感・冷感などの脾陽虚症状がみられるときには，桂枝人参湯も使用される。気血両虚証がみられるときには，人参養栄湯も使用される。

②血虚頭痛

　滋養不足のために，頭部が養われなくなり出現したもの。

　症状：全身的血虚症状を伴うことが多い。

　頭痛症状：長期の鈍痛で，めまい（眩暈）を伴うことが多い。また午後に増悪し左頭部に多いともいわれる。

　全身症状：動悸・不眠・めまい（眩暈）・眼前のくらみ（眼花[†]）・顔色不良や顔色萎黄などの血虚症状がみられる。

　舌脈：淡白舌や紅色（熱証を伴うとき）・少苔，脈細。

　治法：血を滋養し止痛する（補血止痛）。芎帰調血飲[※]が使用される。本剤の適応は血虚がやや強い気血両虚証であるが，血虚頭痛によく使用される（気血両虚頭痛を参照）。血虚証に肝陽上亢が加わったときには，七物降下湯が使用される。釣藤散の適応証に似るが血虚証が強いときに使用される。つまり，めまい・動悸・顔面のほてり・不眠などの症状がみられる。その他，加味四物湯[*]も使用される。

③気血両虚証

　気虚証と血虚証の両病態がみられる頭痛であり，臨床的には本証が多い。いわゆる疲れによる頭痛である。

　症状：気虚と血虚の両症状がみられる。

　頭痛症状：気虚頭痛や血虚頭痛の症状と同じ。

　全身症状と舌脈：気虚と血虚の症状が混在する。

　治法：気を補い，血を滋養する（補気補血）。加味帰脾湯が使用される。本剤は心脾両虚証の頭痛に使用され，動悸・不眠多夢・健忘・イライラ感などの心血虚証。食欲不振・倦怠感・顔色不良・下痢などの脾虚証がみられる。

　人参養栄湯や芎帰調血飲[※]も使用される。人参養栄湯は，気血両虚証に慢性咳嗽や白痰などの肺気虚証が加わった病態の頭痛で，呼吸器疾患の病後や産後の体力回復によく使用される。芎帰調血飲の適応病態は，血虚がやや強い気血両虚証に気滞症状が加わったときの頭痛であるが，

産後の疲労や軽度の「こころ」の不安定状態がみられる頭痛にも多用される。つまりめまい・過少月経などの血虚症状，焦燥感・胸脇苦満・腹部脹満などの気滞症状，食欲不振・胃もたれなどの軽度脾虚症状，倦怠感などの気虚症状がみられるときである。

病的臓器が不明確な全身的な気血虚証には，八物湯*や十全大補湯が使用される。

※芎帰調血飲は女性の十全大補湯といわれ女性に多用される。女性は月経や出産などがあり，男性に比べ血虚証となりやすいからである。

④腎虚頭痛

腎虚証により，気血不足を来し出現した頭痛である。慢性疾患・重症疾患・高齢者などでみられる。腎陰虚証や腎陽虚証（あるいは両者）で出現するが，熱を伴う腎陰虚証がよくみられる。

症状：腰痛・腰下肢脱力感・排尿障害などの腎虚症状とともに空虚頭痛がみられることが多い。

頭痛症状：空虚感を伴うような頭痛（空性頭痛）が多く，めまい（眩暈）や目のくらみ（目眩）・耳鳴りを伴うことも多い。

全身症状：ほてり・耳鳴り・めまい・顔面紅潮・盗汗などの腎陰虚証。四肢冷感・浮腫などの腎陽虚証などがみられる。

舌脈：瘦舌や紅舌（ともに腎陰虚），淡白舌や淡紅舌・肥大舌・嫩舌・歯痕（ともに腎陽虚），薄白苔・少苔（腎陰虚），白膩苔や白滑苔（ともに腎陽虚），脈沈細無力・尺脈に触れない。

治法：腎の機能を高め（補腎），腎陰虚証では腎陰を滋養し（滋養腎陰），腎陽虚証では腎陽を温め補い高める（温補腎陽）。腎陰虚証には六味地黄丸が基本処方で，ほてり・顔面紅潮など熱証が強ければ黄連解毒湯を，眩暈・動悸などの血虚内熱証を伴えば温清飲を合方する。杞菊地黄丸*・知柏地黄丸*，さらに大補元煎*も使用される。腎陽虚証には八味地黄丸や牛車腎気丸が使用される。

3 痰飲頭痛

脾虚・腎虚痰飲により頭部経絡が塞がれ，気血の流通が滞り出現したものである。悪化や慢性化などにより湿熱となったための頭痛もみられる。

症状：悪心嘔吐を伴う頭痛・雨天湿気で誘発悪化・体の重だるさなどの痰飲症状がみられる。膩苔が目安の1つとなる。

頭痛症状：頭重感・頭帽感・締めつけられるような頭痛（束縛痛）が多い。悪心・嘔吐を伴ったり，雨天で誘発・悪化したりすることが多い。午前中にみられることもある。

全身症状：胸悶・心窩痞塞感・身体の重だるさ・浮腫などの全身的痰飲症状，食欲不振・胃もたれ・下痢・悪心嘔吐などの消化器痰飲症状がみられる。消化器機能低下（脾虚）者にみられることも多い。一般的に寒湿証になりやすいが，湿熱頭痛もある。このときには黄膩苔がみられることが多い。

舌脈：淡紅舌・紅舌（湿熱）・肥大舌・歯痕・白膩苔・黄膩苔（湿熱証），脈弦滑。

治法：湿邪を除き止痛する（祛湿止痛）。胃腸虚弱者（脾虚）で，食欲不振・下痢・胃もたれ・四肢冷感があり悪心・嘔吐を伴う頭痛には，半夏白朮天麻湯が使用される。

下痢・嘔吐・四肢の重だるさなどを伴う頭痛には，五苓散が使用される。頭痛が強ければ五苓散合川芎茶調散を使用してもよい。

湿熱の頭痛には，竹筎温胆湯が使用される。焦燥感・ほてり・不眠などの精神症状，悪心・嘔吐・胃もたれ・食欲不振などの胃腸症状や胸悶感などがみられる。熱証が強いときには黄連解毒湯を合方する。

4 瘀血頭痛

血が滞り頭痛を生じたものである。特に外傷の既往があるときには本証を疑う。また，瘀血症状がみられなくても，慢性に経過し病態が不明なときには本証の頭痛が疑われる。

症状：瘀血の他覚症状・外傷の既往などが目安となる。熱証と寒証ともにみられる。
頭痛症状：慢性的な刺すような頭痛（刺痛）や固定痛が多い。時に夜間や月経周期に関連して悪化することもある。
全身症状：細絡・少腹急結などの瘀血他覚症状や口燥感・頻尿・血塊を伴う月経痛などの瘀血自覚症状がみられる。
舌脈：紫舌・紫斑・舌下静脈怒脹・渋脈。
治法：血をめぐらせ止痛する（活血止痛）。のぼせ・発汗・便秘を伴う実熱証瘀血には桃核承気湯が使用される。下肢冷感とのぼせ・浮腫など湿証を伴う寒熱錯雑証の瘀血には桂枝茯苓丸が使用される。気滞を伴う強い瘀血には通竅活血湯*や血府逐瘀湯*（桃核承気湯合四逆散で代用可）が使用される。その他，冷感と浮腫を伴う軽度瘀血には当帰芍薬散，月経前緊張などがみられるときには加味逍遙散なども使用される。

表3-65　頭痛部位と使用薬

太陽（後頭部）	葛根・羌活・川芎・蔓荊子
陽明（前額部）	白芷・知母・葛根・升麻　蔓荊子（眉梁部）
少陽（側頭部・耳部）	柴胡・川芎・黄芩・細辛
厥陰（頭頂部）	呉茱萸・藁本

　　　　　　　　　　　　　　　　　　　　　　　　　重要薬

> **POINT　頭痛と眩暈の病態の相異**
>
> 　眩暈の多くは内傷の疾患であり，風・寒・湿などの外感が病因となることは非常に少なく，また瘀血による眩暈も少ない。これにくらべ，頭痛は外感・瘀血・内傷によって出現する。
> 　眩暈の病態は，虚証が基礎疾患としてあり，このために痰飲・肝陽上亢などの実邪が出現して発症する場合が多い。つまり，虚証が本で実証が標の虚実錯雑証が多くみられる。これに対し，頭痛では邪による実証であることが

多い。
　眩暈と頭痛の病因と病態は，このような相異はあるものの，非常に類似しており，頭痛の病因病態分類は眩暈と重なることも非常に多い。換言すれば，同様の疾患として取り扱うことが可能であり，また治療方剤も同じものが使用される。もちろん，方剤の性質によっては，どちらかの症状により使用されるものもある。たとえば，半夏白朮天麻湯は眩暈と頭痛の両症状に使用可能であるが，眩暈により効果的である。芎帰調血飲は，血虚の頭痛や眩暈に同様に使用される。

■ 頭痛と眩暈の相異

	病因				病態
	外感	瘀血	痰飲	内傷	
頭痛	○	○	○	○	実証が多い
眩暈	—	—	○	○	虚証・実証（本は虚証，標は実証が多い）

■ 頭痛と眩暈に用いる重要エキス剤

頭痛使用方剤	実証	外感	風寒	川芎茶調散	眩暈使用方剤
			風熱	桑菊飲*（清上防風湯合釣藤散） 白虎加人参湯	
		瘀血		桃核承気湯・桂枝茯苓丸・通竅活血湯*	
		痰飲		半夏白朮天麻湯・苓桂朮甘湯 五苓散・呉茱萸湯	
		肝陽上亢・肝火		釣藤散・竜胆瀉肝湯	
	虚証	血虚 （血虚＋熱）		四物湯・芎帰調血飲 加味逍遙散・七物降下湯	
		気虚		補中益気湯	

第3章 主要症状の診断

| 症例 | 頭痛に対する釣藤散の使用例 |

患者：60歳，女性。
主訴：頭痛
現病歴：若い頃から頭痛持ちであったが，約10年前に頭部を打撲して以降，主訴が出現するようになった。約5年前より高血圧症（血圧160／120mmHg）となり主訴が憎悪し，近医の降圧剤によって血圧は130／90mmHg程度となった。しかし，1〜2週間に1回くらいの割合で，めまい・悪心・鼻出血が出現し，そのときには血圧180／110mmHgになる。X年5月29日，同様の発作が出現し，5月31日，漢方治療を求めて来院した。

　来院時の訴えは，常に目の奥が痛み，前頭部の重苦しい疼痛がある。さらに倦怠感があり，疲れると頭痛は憎悪する。その他，食欲不振・下半身の脱力感・下肢のほてり・胸悶感・肩凝りがあり，また夜間の下肢冷感・頻尿・残尿感がある。

既往歴：8年前に膀胱炎。
現症：物憂い態度。身長150cm，52kg。血圧124／88mmHg。舌質辺紅色・白苔，脈細弦。各種検査では特に異常を認めない。
経過：釣藤散エキス7.5gを投与したところ，7日間で頭痛は消失し，食欲も良好となった。血圧140／80mmHg。同年7月9日，夜間の冷え・残尿感・頻尿が増悪したため（尿検査は正常），八味地黄丸エキス7.5gと釣藤散エキス5.0gに変方した。約1カ月後，頻尿・残尿感は消失するも，頭痛が少し出現したため，釣藤散エキス7.5gに再度変方する。その後，頭痛はなくなり，降圧剤を中止しても，血圧130／80mmHg程となり，体調は良好となる。
考察
　本例は長期にわたる頭痛であり，頭部の打撲によって出現している。これらより，一見して瘀血による頭痛が考えられる。しかし，他に瘀血

症状がなく，打撲という精神的なショックによるものと思える。

さて，高血圧性の頭痛は，肝陽上亢の病態が多いといわれている。結論からいえば，本例もこのための頭痛である。目眩・目の奥の痛みは肝の病証を思わせ，かつ頭痛時発作的に鼻出血が出現している。出血は，熱によることが多く，紅色舌も熱を示している。これらより，肝経の熱による頭痛であることがわかる。

さらに倦怠感があり，疲れによって頭痛は憎悪している。これは虚証の存在を思わせ，さらに腎虚証（後述）もある。これらより，肝火上炎という実証の頭痛ではなく，肝陰虚証のために陽気が浮き上がったいわゆる肝陽上亢の頭痛であろう。

本例の腎虚証は，下肢のほてりがみられるとはいえ，下半身の脱力感，夜間の下肢冷感・頻尿・残尿感という陽虚証症状があり，腎陽虚証が中心病変であろう（もちろん腎陰虚証も存在している）。さらに食欲不振もあることから，脾虚証も存在しているようである。

以上より，本例は肝腎両虚証が根本にあり，そのために陽気が浮き上がった肝陽上亢の頭痛であろう。そこで，釣藤散そして八味地黄丸を合方して効果を得ることができた。

■釣藤散について

本剤の主薬である釣藤鈎は，菊花とともに平肝熄風の効能があり，これが本剤のおもな作用である。これに加えさらに補気健脾薬が加わり，理気化痰薬と安神薬が配合されている。

この生薬構成から理解できるように，本剤は虚証や脾胃虚証を伴う肝陽上亢証に使用されるものである。つまり，①肝陽上亢による頭痛・頭重感・頭部顔面のほてり感・めまい・ふらつき・ふるえなどの症状に使用される。後頭部の脹満感や凝りを伴う頭痛が多い。②脾胃虚証の食欲不振・胃もたれ・悪心や倦怠感がある場合。ただし脾胃虚証がなくても使用は十分可能である。

特徴的な症状としては，肝経と関連のあるショボショボした眼・眼痛・結膜充血などの眼症状が上げられる。また肩凝り・精神の高ぶりや緊張・イライラ感などを呈することも多い。さらに，頭痛などが早朝から午前中に出現することも多い。つまり，首から上は熱を帯びた実証症状，下は虚証症状の場合（上盛下虚証）に使用される。

本剤は，高血圧症や動脈硬化症の頭痛・四肢の痙攣・精神的要素のある偏頭痛・精神緊張状態などに幅広く使用できる。

肝陽上亢証には，肝（血）陰虚証や腎虚証を伴うことが多い。しかし本剤にはこれらに対する配慮がないため，血虚証があれば四物湯や七物降下湯を，腎陰虚証があれば六味地黄丸を，腎陽虚証があれば八味地黄丸をそれぞれ合方する。

症例 | 頭痛に対する半夏白朮天麻湯の使用例

患者：65歳，女性。

主訴：頭痛

現病歴：若い頃より頭痛持ちであったが，8年前より憎悪。頭痛発作は，特に夏季（6月〜9月）に，約1週間に1回ほど出現し，そのため夏季には数回の入院治療をしていた。また疲労すると出現しやすい。しかし，冬季にはほとんど起こらない。X年7月21日受診。

頭痛は，左眼から始まり，拍動性の左後頭部痛となる。悪心や嘔吐（透明水と食物残渣），全身の悪寒冷感を伴う。さらに頭痛時，下肢が重だるく張り，むくむ感じがあり，排尿回数は少なくなる。また，普段は便秘気味であるが，頭痛発作時には正常か下痢になる。

元来胃弱で，食欲不振・食後の胃もたれ・胸やけ・呑酸・腹部冷感がある。

現症：150cm，47kg。皮膚白色。血圧140/90mmHg。舌質淡紅・舌尖軽度紅・黄苔，脈弦（尺弱）。眼瞼結膜貧血状。

経過：人参湯エキスと呉茱萸湯エキスにても効果がなく，半夏白朮天麻湯エキス 6.0 g ＋六君子湯エキス 2.5 g を投与した。2 週間投与で頭痛は出現せず，胃もたれ・胸やけも消失した。しかし，食欲不振は変わらず，半夏白朮天麻湯エキス 6.0 g ＋六君子湯 5.0 g に変法し，食欲不振も改善した。その後，本方を投与し続けたところ，頭痛発作は起こらず入院もせず，無事夏季を乗り切ることができた。

考察

本頭痛の特色は，夏季に出現することである。その理由は，湿気が多く熱い（暑）という夏季の季節性に求められよう。本例はこのうち夏季の湿気が体に悪影響を及ぼし，その結果引き起こされたものと推測される。

このことは，頭痛のとき，湿つまり痰飲による症状が出現していることからもうかがい知ることができる。つまり，下肢の重だるさ・むくむ感じ・排尿回数の減少，さらに悪心嘔吐である。悪心嘔吐は痰飲が上逆したもの，頭痛時の下痢は痰飲が下ったものであり，他の症状は，痰飲が停滞したためのもの考えられる。痰飲による頭痛が本頭痛の基本病態である。

それでは，なぜ痰飲が生じたのであろうか。本例にはさらに，疲労による増悪出現と胃弱体質・食欲不振といった消化器症状も存在している。前者は虚証の頭痛を思わせ，後者は脾虚証の存在が考えられる。だとすれば，痰飲は脾虚証のために生じたと考えられよう。

本例の病態をまとめると，本患者は元来胃弱体質であった，つまり脾虚証がもともと存在していた。このため食物の消化運搬作用（運化作用）がうまくいかず，痰飲が形成されていった。そして夏季になると，外界の湿が体内の痰飲に影響を及ぼし（「内外合い応ずる」），痰飲がつき動かされ，これが頭部に上り頭痛を引き起こした（頭部上擾）ものと考えられる。つまり，本例は虚実錯雑証であり，病態の本は脾虚証であり，「虚」は痰飲ということになる。

そこで，痰飲の頭痛を治療する半夏白朮天麻湯と，脾虚証の治療剤で

ある六君子湯を投与して効果を上げることができた（**図3-21**）。

　初診時の人参湯と呉茱萸湯は，頭痛時の悪寒冷感・嘔吐・腹部冷感などから虚寒証と判断したためである。しかし，これらは末梢的な症状であり，夏季の頭痛発作という特徴的な症状から導かれる痰飲の存在を考慮しなかったための誤治であった。このように，よく症状を観察し理論によってそれを構築し直すことが重要である。

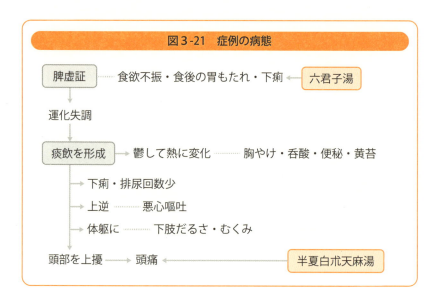

図3-21　症例の病態

■**半夏白朮天麻湯について**

　本方の基本構成は，二陳湯に白朮と天麻を加えたものである。二陳湯は痰や湿を除去する（化痰・祛湿）作用があり，脾胃への痰貯（脹満感・下痢・悪心・嘔吐など）や肺の貯溜（白色多量の痰や咳・胸悶感など），そのほか眩暈・動悸などさまざまな痰飲証に対して使用される基本方剤である。

　白朮は脾虚証を，天麻は肝風と痰による眩暈や頭痛をそれぞれ改善す

る作用がある（釣藤散の主薬である釣藤鈎は,祛痰作用が弱い）。したがって，本剤は脾虚証により痰飲を生じ，さらにこの痰飲と肝風により眩暈や頭痛が出現した病態を治療するものである。

食欲不振・胃もたれ・下痢などの脾虚証，元気がない・自汗・倦怠感・四肢冷感といった気虚症状の人で，嘔吐・悪心を伴うめまい・頭痛に使用することができる。このとき，舌は痰飲の存在を示す白膩苔が多く，脈診は弦滑であることが多い。

なお本剤のエキス剤には，さらに人参・黄耆の補気健脾薬や麦芽といった消化薬が入っており，より虚証の強い場合に使用できる。

本剤は，脾虚証症状があり白膩苔を伴うメニエール症候群などの眩暈に対して，まずはじめに試みてよい方剤である。また本剤は，眩暈以外にも痰飲の頭痛に対しても使用することができる。

3 痺証（痹証）

関節や筋肉の疼痛・腫脹・しびれ・倦怠重圧感・運動障害などが出現した疾病を**痺証（痹証）**† 注7 という。関節リウマチやその他の種々の関節炎などが痺証に相当する。

(1) 痺証の発生（図 3-22）

痺証の発生は次のように考えられている。生命力・抵抗力（正気†）が低下すると，生体を取り巻く風・寒・湿・熱などの自然現象が邪となり，体表を襲い体表に取り付く。これを取り除けないと，邪は筋肉・関節・経絡に入り込む。この邪により気血の運行が妨げられて痺証が発生する。痺とは閉じるの意味で，阻止され通じないという本病の病態より名づけられたものである。

強い寒気にさらされる・長時間雨に打たれる・湿地に居住しているなどによって，関節や筋肉の疼痛やだるさ，筋運動が困難になるなどは日

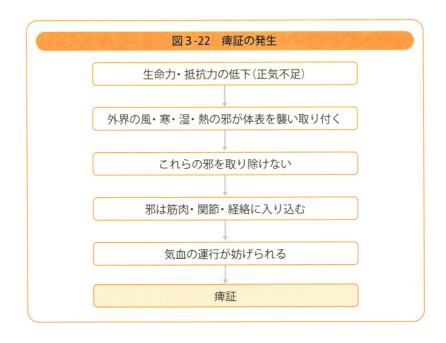

常よく経験される。痺証の考え方はこのような経験から生み出されたもので，これらの症状を出現・悪化させる寒さ・湿気・暑さなどの自然現象を病因としたものである。生体を取り巻く自然現象や環境を病態観に取り入れているところが，東洋医学の病態論の特徴といえる。

　痺証の発生と病態は，①生命力・抵抗力不足，つまり正気不足（気血の両虚証）と，②外邪の2つに整理することができる。この2つの要因の有無・強弱・種類によって，病態の性格が決定される。しかし一般的に邪が中心の病態となることが多く，痺証は実証あるいは虚実錯雑証であることが多い。

(2) 痺証の基本的病態（図3-23）

　①**病邪の強弱**：外邪である風・寒・湿・熱の邪のうち，どの邪が強いかで痺証の性格が決まる。しかし各邪は合併していることが多く，特に

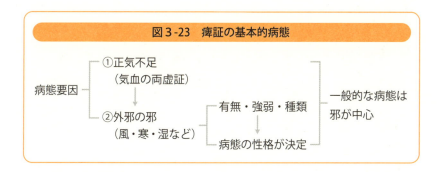

図3-23 痺証の基本的病態

風邪は多くの病態に存在する。実際の臨床では，寒性である**風寒湿痺**と熱性である**風熱湿痺**の2つに分類されることが多い。その他の病邪には痰飲と瘀血がある。

②**経過による変化**：初期には外邪による実証の病態が多い。この外邪は痺証が慢性化するとともに，気血の作用を低下させ，**気血両虚証**さらに**肝腎両虚証**が出現し虚実錯雑証となる。ここでの注意点は，慢性期の虚証であっても，急性増悪期には実邪が中心病態となることも多い点である。このときには，祛邪法が治療の中心となる。

また痺証が長期に及ぶと，気血の運行が失調し，そのために**痰飲**や**瘀血**が出現する。慢性期の関節の腫大や変形がこれである。このときには，祛痰法や活血化瘀法がとられる。

③**寒熱の転化**：体質や服薬・環境・長期化などにより寒性の痺証（風寒湿痺証）が熱性（風湿熱痺証）に変化したり，逆に熱性が寒性に変化することがある。

たとえば，一般的に痩せた人は熱証や乾燥による虚熱証，肥満者は寒証や痰飲証になりやすいとされるが，絶対的なものではない。寒証の痺証が長期化すると熱を帯びてくることも多い。夏季の冷房で寒証の痺証になりやすい。熱性薬（附子や生姜・肉桂など）の過量や長期の服薬，不適合投与などで熱性を帯びることもある。したがって，時に夏季の服用には注意が必要となる。逆に寒性の薬で寒性に陥ることもある。実際

の臨床では寒熱錯雑証が多い。

（3）痺証の病態と治法

　痺証にはさまざまな分類があるが，病因病邪と病態の2つの観点から分類するのが一般的である。

　①病因病邪による分類：病因となる風・寒・湿・熱などの自然現象，体内に産生された病邪である痰や瘀血による各痺証である。

　②病態による分類：行・痛・著・熱などの症状による各痺証（後述），気血両虚証や腎虚・肝血虚など虚証の病態などである。

　ただし多くの場合，各邪は合併して病態を形成しており，また①と②は互いに関連をもっている。そのため臨床上は，まず①実証の痺証（実痺証）と，②虚証の痺証（虚痺証）に大きく分類し，さらに①実痺証は①寒性である風寒湿痺証と，②熱性である風湿熱痺証に大きく分類して把握するのが一般的である。

　治法：痺証の治療方剤では，病因と病態から，祛風薬・散寒薬・化湿薬，さらに清熱薬が組み合わされている。実際の臨床では，症状にもとづき寒性か熱性か，どの邪が中心病態か，虚証はあるか，痰飲・瘀血はあるかと考えて進めていく。

> **注7**　痺証と痹証：痺証は痹証とも書かれるが，これは痺と痹が混同したものである。痺とはしびれる，体の感覚がなくなる，四肢が伸びて動かなくなるなどの意味で，痺証が正しい。麻痺は麻痹が正しいこととなる。痹証とは，脈内の気血の流れが塞がれ閉ざされてしまったために出現した疾患であり，痹とは閉の意味に通じる用語といえる。とはいえ痺証が一般的であり本書では痺証とした。

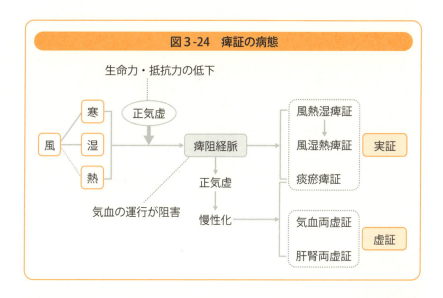

図3-24 痺証の病態

実痺証

(1) 風寒湿痺

寒性の痺証であり，初期から末期までよくみられる。風・寒・湿各邪が混在してみられることが多いが，これらのうちどの邪が中心的かによって下記のような病態に分かれる。

共通症状：寒冷刺激や湿気で増悪し，温めると軽快する，関節の熱感・発赤はないなどが特徴である。初期は遊走性の疼痛，慢性期は固定性の疼痛がみられる。白苔となることが多い。

共通治法：どの邪が中心病態かによって治法と方剤が決定されるが，風邪を除き（祛風），寒邪を温め除き（散寒），湿邪を除く（祛湿）ことが基本的な治法となる。風寒湿痺証の総合的方剤としては，疎経活血湯が使用される。

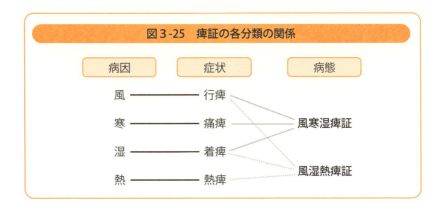

表3-66 各邪の症状

風邪	遊走性の疼痛，上半身に出現しやすい，悪風・悪寒を伴う，薄白苔
寒邪	固定性の激しい疼痛，寒冷刺激で増悪，温めると疼痛緩和，関節拘急，白苔
湿邪	重だるい疼痛や倦怠感，浮腫，下肢の病変が多い，湿気により増悪，膩苔
熱邪	局部の発赤・腫脹・疼痛・熱感，黄苔
痰飲・瘀血	局部の腫脹疼痛・硬化，運動機能障害，関節の変形

① 行痺[†]

風痺ともいう。風邪による症状が特に強い痺証で，発病初期によくみられる。**行**とは，「行く，巡る，流動する」などの意味で，その症状の特徴から命名された。

症状：遊走性・初期・上半身などといった風邪の特徴がみられる。

筋関節・全身の症状：遊走性の関節痛や筋肉痛，軽度の関節運動障害などがみられる。時に悪風・発熱などの表証症状を伴うことも多い。上肢や肩・背部などの上半身に出現しやすい。

舌・脈：薄白苔，脈浮緩。

治法：風寒の邪を温め除き，経絡や血（経脈）の流通を良好にする（祛風散寒・温通経脈）。

蠲痺湯*，脾虚症状を伴うときには五積散などが使用される。その他，麻黄湯や麻黄附子細辛湯・桂枝加朮附湯・葛根湯・桂枝湯・桂枝附子湯*なども使用される。

② **痛痺**

寒邪よる寒証が中心的病態で疼痛のひどい痺証である。

症状：寒証と疼痛症状が中心となる。

筋関節・全身症状：固定性の激痛で，寒冷によって誘発・悪化し温めると軽快する。関節の運動障害がみられるが，関節の熱感・発赤はない。その他に，四肢冷感・夜間に悪化などもみられる。

舌・脈：白苔，弦緊脈。

治法：寒邪を温め，経脈の流通を良好にして止痛する（温経止痛）。附子や桂枝が入った桂枝加朮附湯などが使用される。効果が弱いときには加工附子末を適時加える。烏頭湯*も使用される。

③ **着痺**†

着とは取り付き離れないという意味で，着痺とは湿邪が取り付いた湿邪中心の痺証である。著痺ともいう。

症状：湿邪による症状がみられる。

筋関節・全身症状：関節四肢の重苦しい固定性の疼痛，浮腫，湿気で悪化するなどの湿邪による症状がみられる。下肢に出現しやすく，時に尿量の減少・しびれ・歩行困難などもみられる。雨天や低気圧などの外界湿気の増量で誘発・悪化する。

舌・脈：歯痕・肥大舌・白膩苔，濡緩脈。

治法：湿邪を取り除き，経脈の流通を良好にし止痛する（祛湿止痛）。全身の浮腫や関節痛・易汗などを伴うときには防已黄耆湯，肩関節周囲炎などの上半身の症状には二朮湯，下肢の強い冷感や重だるさなどには苓姜朮甘湯などが使用される。その他に，下肢浮腫や冷感・下肢

筋肉痛やこわばりなどには九味檳榔湯，消化機能低下（脾虚）や消化不良（食積†）・易感冒などを伴うときには五積散が使用される。

④寒熱錯雑証

寒証と熱証の痺証が同時に出現するものである。臨床上では風寒湿痺の基礎のうえに，一部が熱証に変化（化熱†）した病態が多い。中国大陸に比べ，寒・湿といった自然現象が温和な日本では，この寒熱錯雑証の痺証が比較的に多いようである。

症状：寒冷刺激で悪化するなどの寒証症状と同時に，関節の熱感などの熱証症状がみられる。

筋関節・全身症状：関節の熱感・時に関節の発赤・関節に熱感を触知などの熱証症状とともに，寒冷刺激による悪化・四肢の冷感・寒冷刺激で悪化し温めると緩和するなどの寒証症状がみられる。

舌・脈：薄黄苔（熱証）や白苔（寒証）。

治法：温めるとともに熱を冷まし，経脈を流通して止痛する（温経清熱・通利経脈・止痛）。散寒とともに清熱作用がある桂芍知母湯が多用される。その他に，熱が軽度のときには麻杏薏甘湯，湿邪が強いときには薏苡仁湯などが使用される。

(2) 風湿熱痺

熱証の痺証で，同時に湿邪を伴うことが多い（湿熱）。**熱痺**(ねっぴ)ともいう。急性期や急性増悪期などによくみられる。風寒湿痺証に比べ，症状は激しく，全身的で急激なことが多い。

症状：関節の熱感・寒冷刺激で軽快するなどの熱証の関節症状がみられる。

筋関節・全身症状：関節の熱性疼痛，関節の熱感・発赤・腫脹，寒冷刺激で緩和し温暖刺激で悪化などの熱性の筋関節症状がみられる。同時に，熱感・口渇・煩躁・褐色尿などの全身的熱証症状がみられることも多い。

舌・脈：紅舌・黄苔・黄膩苔（湿熱），脈滑数。

治法：熱を冷まし，経脈の流通を良好にして止痛する（清熱・通利経脈・止痛）。越婢加朮湯が使用される。本剤は清熱作用はあまり強くない。湿熱証がみられるときには宣痺湯・四妙丸*などが使用される。熱証症状が強いときには，白虎加人参湯・清上防風湯・黄連解毒湯などを加方してもよい。

(3) 痰瘀痺証

痺証が慢性化・長期化したために，痰飲や瘀血†が体内に産生され，これらが結びつき新たな痺証の病態が形成されたものである。多くは虚実錯雑証である。**痰瘀痺阻**ともいう。

症状：風寒湿痺証または風湿熱痺証などの症状に加え，瘀血や痰飲，あるいはこれらが結びついた症状がみられる。

筋関節・全身症状：関節の腫脹・変形・拘縮・運動障害などがみられるが，これらは血の停滞（瘀血）と痰が関節や筋で結合したための症状である。さらに関節部や皮膚の細絡などの瘀血症状・湿気で悪化する・重だるいなどの痰飲症状がみられることも多いが，両者の症状があまりみられないこともある。関節痛は軽快・増悪することもある。その他に風寒湿や風熱湿の症状がみられる。

舌脈：（瘀血）舌質紫色・舌辺紫斑・舌下静脈怒脹，渋脈。（湿熱）紅舌・黄膩苔，滑数脈。（風湿）淡紅舌・白膩苔，滑脈。

治法：痰飲を除き（祛痰），瘀血を取り去る（活血）とともに併存する痺証の症状を緩和する。疎経活血湯が使用される。本剤は風湿痺証に瘀血が加わった慢性化した痺証に使用される。腰部から下肢に筋関節痛・寒冷刺激で悪化・しびれ・むくみ・夜間に痛むなどがみられる。瘀血症状がみられるときには，桂枝茯苓丸・桃核承気湯・当帰芍薬散・身痛逐瘀湯*などの駆瘀血剤を合方する。痰飲症状がみられるときは，防已黄耆湯・九味檳榔湯などを合方する。寒証が強いときには，当帰四逆加呉茱萸生姜湯を合方する。

虚痺証

痺証が慢性化し全身の虚証を伴うようになったものを**虚痺**という。痺証が長期に及ぶと，生体の生命力（正気†）は低下していく。まず気と血の機能が低下して気血両虚証となり，さらに肝と腎の機能も低下していく。肝と腎は生存の根源的力を生み出す臓だからである。このように，虚痺はまず気血両虚証が出現し，悪化すると肝腎両虚証となっていく。

症状：慢性に経過した痺証で，労働や疲労で悪化しやすく，また症状は軽快したり悪化したりすることが多い。

筋関節症状：関節痛は激しくないが，持続的な疼痛が多い。また関節痛は屈伸時に悪化したり，筋肉の痙攣や筋の萎縮，関節の変形がみられる。

全身症状：全身的な虚証症状を伴う。

治法：生命力（正気）や肝腎の作用を高め補う（補気補血・補益肝腎）と同時に，邪を取り除く（祛邪法）。ただしベースに虚証があっても，疼痛などの症状がひどいときには，祛邪法を主体に治療する場合もある。

(1) 気血両虚痺

気虚と血虚がみられる痺証である。これらは同時にみられることも多いが，どちらかが主体的である場合もある。慢性期の痺証に多い。

症状：痺証に気血両虚証の症状が加わったもの。

筋関節症状：激しい関節痛は少なく，しびれ・四肢冷感やだるさなどが中心的な症状となることも多い。

全身症状：血虚症状。動悸・顔面不良・めまい・不眠・羸痩などの血虚症状や，息切れ・倦怠感・自盗汗などの一般的な気虚症状がみられる。下痢・食欲不振・胃もたれなどの消化機能低下（脾虚）症状や，四肢冷感，寒冷刺激で悪化などの陽虚症状がみられることも多い。

舌脈：（気虚）淡白舌・歯痕・肥大舌・白苔，（血虚）紅舌・少苔・無苔・地図状舌，細無力・濡脈。

治法：気の機能を高め，血を滋養する（補気補血）。黄耆桂枝五物湯*・三痺湯*が使用される。黄耆建中湯に以下のような方剤を加方してもよい。たとえば，気虚に傾くときには六君子湯・補中益気湯など，血虚に傾くときには四物湯・帰脾湯などをそれぞれ加方する。また気血両虚証には十全大補湯・人参養栄湯，血虚がやや強い気血両虚証には芎帰調血飲などを加方あるいは使用する。

(2) 肝腎両虚痺

　肝と腎の機能低下が合併したもので，老人や重症の痺証，慢性期の痺証によくみられる。気血両虚痺がより重症化したものともいえる。肝腎陰虚証・腎陽虚証・脾腎陽虚証など色々な病態が存在する。

　症状：虚証の痺証症状とともに肝や腎虚証，あるいは消化機能低下（脾陽虚）の症状がみられる。

　筋関節症状：関節の変形と軽度疼痛・筋肉萎縮・腰背部の脱力倦怠感など。

　全身症状：夜間尿・盗汗・めまい・耳鳴り・盗汗・羸痩などの肝腎虚証の症状がみられる。四肢冷感・下痢・寒冷刺激で悪化・浮腫・顔面蒼白などの陽虚症状がみられたり，ほてり・皮膚乾燥・顔面紅潮・口燥感などの陰虚症状もみられる。また食欲不振・下痢などの脾陽虚の症状もみられる。

　舌脈：（陽虚）淡白舌・肥大舌・歯痕舌。（陰虚）紅舌・乾燥舌・少苔，細脈・沈脈・尺脈に触れない

　治法：肝と腎を補い高める（補益肝腎）。陽虚証では温めて気の働きを高める（温陽益気）。陰虚証では肝と腎を滋養する（滋養肝腎）。大防風湯あるいは独活寄生丸*が使用される。両剤とも類似した構成・作用であり，風寒湿証に肝腎両虚が加わったものであるが，気血両虚証が加わった病態と考えるとよい。すなわち，腰・下肢の冷え，腰下肢の虚弱脱力感，筋肉萎縮，関節変形腫脹などに使用される。腎陽虚があれば八味地黄丸

や牛車腎気丸を，腎陰虚があれば六味地黄丸を，また陽虚証で下肢浮腫・下痢などがあれば真武湯をいずれも加方あるいは単独投与する。

> **POINT** 痺証治療に用いるエキス剤の鑑別

痺証とは，風・寒・湿・熱の各邪によって引き起こされ，慢性化や重症化するとさらに虚証がこれに加わる疾病である。つまるところ痺証の病態とは，これらのどの邪が強いかあるいは弱いかによって形成される。風邪は基本的にすべての痺証にみられるため，特に寒・湿・熱の各邪が問題となる。

虚証改善方剤を除いた痺証使用方剤の効能は，これらのうちどの邪をより改善するのかによって決められる。しかし，その方剤の効能はなかなか把握しにくいのが現状であろう。そこで，痺証に使用されるエキス剤の効能を，構成生薬から考えてみたい。ただしあくまで筆者の考えであることをお断りしておく。

①散寒力からみた方剤比較

一番強いのは附子・桂枝がある桂枝加朮附湯，ついで威霊仙・羌活・乾姜などがある疎経活血湯，桂枝と呉茱萸がある九味檳榔湯であろう。桂芍知母湯にも桂枝と附子があり，散寒力は強いが，同時に清熱薬の配合もあり散寒のみの方剤とはいえない。防已黄耆湯には，桂枝や附子の配合はなく，散寒力はそれほど強いとはいえない。

②湿邪を除く（祛湿）効能からみた方剤

■痺証使用エキス方剤の比較

	散寒祛湿			散寒・軽度清熱祛湿		散寒清熱祛湿	
	桂枝加朮附湯	九味檳榔湯	防已黄耆湯	疎経活血湯	薏苡仁湯	桂芍知母湯	越婢加朮湯
散寒	+++	++	+	++	++	++	+
清熱	−	−	−	±	±	+	++
利湿	+	++	+	++	++	+	++
ほか		理気作用	止汗・固表	活血作用 全身的に作用			

どの方剤にも祛湿薬が配合されている。祛湿作用が強いのは，疎経活血湯・九味檳榔湯・越婢加朮湯・薏苡仁湯であろう。このうち，疎経活血湯には多くの祛風湿薬や利湿薬が配合されているが，同時に補血薬も配合されており結果として祛湿作用が非常に強いとはいえない。九味檳榔湯は疎経活血湯より祛湿薬は少ないが，補血薬の配合はなく祛湿作用は同様に強い。これらについで防已黄耆湯の祛湿作用は強い。桂枝加朮附湯・桂芍知母湯などの祛湿作用は，意外にあまり強くはない。

③清熱作用からみた方剤

強いのは石膏が配合された越婢加朮湯，知母がある桂芍知母湯である。竜胆草（寒）がある疎経活血湯と薏苡仁（微寒）がある薏苡仁湯には軽度の清熱作用がある。その他の方剤には清熱作用はない。

④他の効能がある方剤

九味檳榔湯には理気作用，疎経活血湯にはその名のとおり活血作用があり，多種類の祛風湿薬が配合されている。防已黄耆湯には止汗と固表[†]作用がある。

まとめ

まとめるとエキス剤は大きく次の3つに分類される。〈1〉散寒作用のみの方剤（桂枝加朮附湯・九味檳榔湯・防已黄耆湯），〈2〉散寒作用と軽度清熱作用がある方剤（疎経活血湯・薏苡仁湯），〈3〉清熱作用が主たる方剤（桂

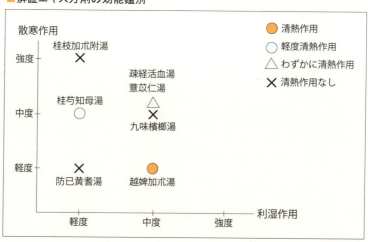

■痺証エキス方剤の効能鑑別

芍知母湯・越婢加朮湯）である。そこでさらに各方剤の特徴を検討したい。

〈1〉桂枝加朮附湯の散寒作用は強いが袪湿作用はあまり強くない。九味檳榔湯は散寒作用・袪湿作用，さらに理気作用がある。防已黄耆湯は散寒と利湿作用はそれほど強くはないが，体表面によく作用する。

〈2〉疎経活血湯は，散寒利湿作用・補血薬など痺証の病態に対応する種々の薬が配合されており，全身に作用し，風寒湿痺証の総合的な方剤といえる。薏苡仁湯には補血薬の配合があり，散寒利湿が主体ではあるが，疎経活血湯のミニバージョン的な方剤といえる。

〈3〉桂芍知母湯は，散寒作用とともに清熱作用もあり寒熱錯雑証に使用される。越婢加朮湯も寒熱錯雑証に使用されるが，袪湿作用が強く，風水証[†]などに使用される。

3 各種疼痛の病態

1 胸痛

表 3-67 胸痛の病態と治療

症状	病態	処方
胸悶・胸部痞満※感・咳嗽・軽度呼吸困難・白色あるいは透明多痰	痰湿伏肺	二陳湯＋平胃散 竹筎温胆湯（熱痰）
胸痛・壮熱・顔色紅色・呼吸困難・鉄さび色痰	肺実熱 （外感風熱証など）	柴陥湯
胸痛・胸悶※・発熱・咳嗽・腐臭黄痰や膿血	熱毒蘊肺 （肺癰※など）	清肺湯 清肺湯＋腸癰湯
強い胸痛や強い痞塞圧迫感・背部への放散痛	胸痺※ （痰濁あるいは瘀血気滞）	四逆散 血府逐瘀湯* 桃核承気湯＋四逆散
胸部固定性刺痛・胸内苦悶感・顔色蒼白・冷汗	真心痛※ （気滞瘀血）	血府逐瘀湯* 桃核承気湯＋四逆散 冠心Ⅱ号方*
胸痛・潮熱・盗汗・喀出困難な少痰・血痰・乾咳	肺陰虚 （肺癆※など）	滋陰至宝湯 　　＋四逆散半量
胸部や脇部の脹満痛や遊走性の痛み・ため息やゲップで軽減・精神ストレスで悪化	肺気鬱結 気滞	四逆散 半夏厚朴湯 　　＋四逆散半量

※痞満：胸部の痞えたような脹満感で，痛みは伴わないものをいう。
※肺癆：癆嗽・癆咳，肺癆（「癆」とは難治性疾患の意味）ともいう。「勞」とは

火が燃えたため材料が消耗する意味で、伝染性がある慢性の虚弱性・消耗性肺疾患。咳嗽・乾咳・喀血・潮熱・盗汗・羸痩などの肺陰虚が主病態となる。おもに西洋医学の肺結核に相当すると考えられる。

※真心痛：重度の胸痺のことで狭心症・心筋梗塞などに相当する。
※胸痺：胸部の疼痛を呈する疾患、特に胸悶感を伴うような胸痛疾患についていう。おもに陽虚などのため、痰飲・陰寒・瘀血などが胸部に停滞し、陽気を阻害したために出現する。西洋医学の狭心症・心筋梗塞などの痛みに相当する。なお心部痛については、真心痛ということもある。胸悶の項も参照。
※胸悶：「悶」とは「塞がれる、うっとおしい、憂うつ、もだえる」などの意味。胸悶とは、胸部が塞がれたように重苦しい状態のことである。
※肺癰：肺内に癰瘍を形成した病症。発熱・咳嗽・胸痛・黄色や臭気性粘稠性の多痰、重症化すれば膿血痰などを呈する病症。西洋医学の肺化膿症・肺炎などに相当する。
※癰：「癰」とは、「丸く包まれる、ふさがれる、ふんわりとやわらぐ」などの意味である。癰とは、熱邪が塞がり気血が停滞して、大きな腫脹・発紅・疼痛・熱感・化膿などを呈し、傷口がふさがったような病巣。いわゆる化膿巣のことである。皮膚の外癰と体内の内癰がある。

2 脇痛（季肋部痛）

表3-68 脇痛の病態と治療

症状	病態	処方
脹満痛・遊走性の痛み・ため息・怒りやすい・精神的ストレスで悪化	肝気鬱結	四逆散
灼熱痛・口苦・顔色紅潮・目赤	肝鬱化熱	大柴胡湯
刺痛・固定性の痛み・瘀血症状	瘀血	膈下逐瘀湯*
脹満痛・口苦・黄色皮膚・黄色眼球結膜	黄疸	茵蔯蒿湯 大柴胡湯
脇肋悶脹・吐痰や吐唾で痛む・呼吸促迫・起座呼吸	懸飲※	
外感発熱病・脇部痛や痞塞感・寒熱往来・口苦	少陽病	小柴胡湯

※懸飲：水飲が胸部の下部に停留した病態。現在の胸水・胸膜炎などに相当する。呼吸により増悪する胸痛・咳嗽・呼吸困難などの症状が出現する。

3 腹痛

表3-69 腹痛の病態と治療

症状	病態	処方
慢性の隠痛・軽快増悪・食後に軽減・さすられるのを好む・歯痕肥大舌	虚証腹痛	小建中湯 黄耆建中湯
大腹部の隠痛・温めたりさすると軽減・下痢や泥状便・淡白舌・歯痕肥大舌	脾胃虚寒	人参湯 附子理中湯
急性の激しい腹痛・脹満痛・食後に悪化・さすられ圧するのを拒む	実証腹痛	
上記症状＋冷やすと軽減・冷たい飲食物を好む・便秘・黄苔	実熱証	大承気湯 調胃承気湯
温めると軽快・温かい飲食物を好む・腹部冷感・大腸蠕動を自覚・白膩苔	寒証腹痛	大建中湯
精神的ストレスで出現・悪化・脹満痛・腹痛下痢・下痢後に腹痛消失	気滞	四逆散 四逆散＋六君子湯
小腹部脹満痛・排尿困難	癃閉	
小腹部刺痛・固定痛・頻尿（自利）・渋脈・瘀血の他覚症状	瘀血（蓄血）	桂枝茯苓丸 通導散，少腹逐瘀湯*
小腹部から睾丸や陰部にかけての冷痛・沈脈	寒凝肝脈	当帰四逆加呉茱萸生姜湯
食後脹満痛・腹痛後下痢あるいは便秘・胃もたれ・噯気・呑酸・拒圧・黄膩苔	食積	平胃散＋四逆散

4 身体全身痛

表3-70 身体全身痛の病態と治療

	症状	病態	処方
急性疾患	筋や関節痛あるいはだるく痛い・悪寒発熱・脈浮	外感風寒表証	麻黄湯 葛根湯
急性疾患	筋や関節が重だるく痛むあるいは重だるい・湿気で悪化	外感湿邪表証	二朮湯 九味羌活湯*
慢性疾患	筋肉が衰え脱力感あるいは起臥不能・隠痛あるいはだるい痛み	虚証（痿証など） （脾虚・気血不足など）	大防風湯 十全大補湯

5 四肢痛

表3-71 四肢痛の病態と治療

症状	病態	処方
関節痛・筋肉痛	痺証	
四肢にだるい疼痛・脱力倦怠感	脾虚	平胃散・防已黄耆湯・五積散
足底部痛・下肢筋肉や膝関節にだるい疼痛	腎虚	六味地黄丸・八味地黄丸・大防風湯・独活寄生丸*

6 腰痛

表3-72 腰痛の病態と治療

症状	病態	処方
慢性・持続性の腰痛，下肢の筋脱力・倦怠無力，夜間尿，尺脈に触れない	腎虚腰痛	六味地黄丸・八味地黄丸・大防風湯・独活寄生丸*
腰部・下肢の重だるさ，雨天で悪化，叩打で軽減，冷痛，小便不利，滑脈	寒湿腰痛	桂枝加朮附湯 苓姜朮甘湯
腰部・下肢の重だるさ，叩打で軽減，褐色少尿，熱感あるいはほてり，黄膩苔，滑数脈	湿熱	竜胆瀉肝湯＋猪苓湯
固定性の刺痛，打撲の既往，血塊月経，渋脈，瘀血の他覚症状	瘀血	通導散・桃核承気湯 腸癰湯

III 月経異常

1 月経の生理

1 月経の問診（図3-26）

　女性の疾病は経・帯・胎・産といわれる。これらに関連する月経[†]は，女性の疾病把握に際し非常に重要な兆候となる。したがって，たとえば皮膚病のように月経とは無関係に思われる主訴であっても，成人女性の診察では，必ず月経の状態について問診する必要がある。女性の体調は，月経周期と関連することが多いからである。

　また閉経後であっても，時には以前の月経状態の問診をする必要がある。たとえば血塊月経や排血で月経痛が軽快したなどから瘀血体質，月経終了後に疲れがあったことから虚証と知れるように，閉経前の月経状態から知り得る情報も多いからである。さらに閉経後であっても，閉経前の月経時期に体調が悪くなるなどの例も時にみられる。

　月経の問診は，月経周期・月経期間・月経血の状態・月経痛・月経前後の体調などについて行う。特に月経後の体調状態は見落とされるので注意が必要である。

1．月経の生理

図3-26　月経の問診

- ①月経周期
  - 月経先期：月経が5〜7日以上早く来るか
  - 月経後期：月経が5〜7日以上遅く来るか
  - 月経不定期：月経が遅く来たり早く来たりするか

- ②月経期間
  - 長期か：6〜7日以上か，過多月経も伴うか
  - 短期か：3日以下か，過少月経も伴うか

- ③月経血の状態
  - 血量（経量）：多量か（過多月経），少量か（過少月経）
  - 色彩：鮮紅色か，黒色か
  - 性状：サラサラしているか，血の塊（血塊）を伴うか

- ④月経痛
  - 出現時期：月経前か，月経中か，月経後か
  - 悪化あるいは緩和因子：温暖刺激や寒冷刺激などで悪化するか，緩和するか

- ⑤月経前後の体調
  - 排卵期：排卵痛はあるか，排卵出血はあるか
  - 月経前（経前）：乳房が脹るか，イライラするか，ほてりはあるか，緊張したり興奮するか，落ち込むかなど
  - 月経期（経中・経行）：消化器症状があるかなど
  - 月経終了後（経後）：倦怠感はあるか，動悸やめまいはあるか，さっぱりとするか

2　正常月経の生理

　月経とは定期的に血が子宮に集められ血が体外に排泄される生理現象である．月経を起こさせ調節する最も重要な臓器は，腎であると考えられている．すなわち，成人して腎に宿る**精**が，十分に満たされると初

潮が出現する。精とは生命力を生み出し，人間の生長発育や生殖を発現させる根源的な物質である。この精が，**気**と**血**に変化することによって生命が維持されていく。また余った気血は精として腎に蓄えられる。

月経の仕組みは次の通りである。腎精の作用が高まると，子宮周辺の**経絡**[†]を介して子宮に血が集められる。子宮に血を運び込み月経に関与する経絡には，**衝脈・任脈・督脈**などがある POINT 。男性の精と女性の精が交わると妊娠となり，交わらなければ集められた血は排泄されて月経となる。

また月経の維持調節のためには，腎以外の臓器の協力も必要となる。そのおもなものは肝と脾の作用である。血は飲食物と精から作られる。十分に血が作られるためには，消化機能（**脾の運化**[†]**作用**）が正常である必要がある。また排血量の調節は，肝の血貯蔵作用によって行われる（**蔵血作用**）。

さらに血をめぐらせたり，血を排泄する力，そして定期的な月経サイクルの調節が必要となる。これらは気が十分に活力をもち，かつスムースにめぐることによって行われる。気の巡行作用を調節するのも肝の働きである（**肝の疎泄作用**[†]）。気がめぐれば血もまためぐる。肝は血の調節を行う重要な臓器として位置づけられている。これを「女子は肝を以て先天となす」という POINT 。

まとめると正常な月経は，①腎精の作用，②肝による血量と気の巡行調節，③脾による血の生成作用などによって出現する。

正常な月経では，11歳から14歳くらいで初潮となり，その周期は28日前後で，月経期は3日から5日くらいである。経血は新鮮な赤色で血塊はわずかである。月経終了後は体調はさっぱりとし不快な症状は出現しない。当然だが，妊娠期と授乳時期には月経は出現しない。そして50歳前後で月経は停止する。

POINT　月経と経絡との関係

経絡†は血の通路であるため，月経に対して重要な役割を果たす。月経と関連する経絡には次のようなものがある。

任脈：脾・肝・腎の陰性の経絡を総括し，子宮に精血を蓄え，胎児を養い，帯下を分泌する。妊娠の準備や胎児の発育を主る。

衝脈：腎経や胃経と関連し，気血の運行を調節し血を備蓄する。血と関連が深く，月経や乳汁を生み出す元とされる。

督脈：陽性の経絡を監督する脈で，特に元気を維持させる。

帯脈：腰部をぐるりと回るように走行している経絡で，任・衝・督脈が正常に機能するように調節している。

これらのうち任脈と衝脈に気血が充満し，子宮に血が集まり，時期が来ると月経の発現をみると考えられている。そのためには，他臓の協力や調節が必要であり，特に腎が主導的作用をする。

POINT　月経と五臓の関係

月経はさまざまな臓の機能の協力・調節のもとに発現する。「月経は腎に本づく」（『傅青主女科』）といわれるように，最も重要な臓は腎でありついで肝と脾となる。

発育とともに腎の精が盛んとなると，女性では初潮となり，男性では精子が作られる。これらを起こさせる腎の精を特に**天癸**※とよぶ。この天癸が盛んとなり毎月の月経が起こり，天癸が尽きれば閉経となる。また天癸が成熟してはじめて妊娠が可能となる。腎は月経を出現させ調節させる重要な臓腑といえる。

腎の天癸が不十分であれば，初潮は遅れ，月経不順や不妊となり，ひどくなると閉経（無月経）となる。そのため，月経疾患では常に腎の存在を考慮する必要がある。ただ実際の臨床でみられる腎精の低下は，重症病症・不妊症・更年期障害などであり，絶対数が多いわけではない。

肝は血を貯蔵し血量を調節する機能があり，肝に貯蔵された血が下り月経血となる。さらに，肝には気を順調にめぐらせる効能があり（**疎泄作用**†），これによって子宮から血がスムーズに排泄され，かつ定期的な月経周期が出現する。つまり，月経を順調に起こさせるのが肝の働きといえる。そのため，

肝の機能が低下すると，色々な月経不順を引き起こす。肝の病症による月経異常は，臨床的には非常に多くみられる病態である。

「女子は肝を以て先天となす」といわれるのはこのためである。ただしこの学説には，月経では腎が重要であり，肝ではないという異論もある。

脾は消化吸収作用により，気と血を作り出す。月経血の原料を作るといえる。この機能が低下すれば，原料不足となり月経血量は少量となったり，月経が遅延したりする。また脾には，血を経絡から流失させずに引率していく（**統血**[†]**作用**），さらに重力に逆らい体を上に引きあげる働きがある（**昇提**[†]**作用**）。つまり血の運行調節もまた脾の1つの働きである。これらの作用が低下すると，過多月経や早期の月経が来たり（月経先期），不正性器出血（崩漏[†]）などが出現したりする。

血の運行は，心の作用によって行われる。そのため心の機能が低下すると，血の運行に障害が生じる。また心は神を宿す。神とは生命力・機能・「こころ」などの象徴であり，神の機能が低下すると，月経の病症が出現する。「こころ」の病症による閉経（無月経）などの月経不順がこの例である。

月経異常はさまざまな臓器の失調によって出現する。月経とは無関係と思われる症状であっても，月経の状態を問診する必要性がここにある。

※ **天癸**：月経とは，成人女性のみにみられる特異な生理現象である。そのため，成人女性のみに存在する月経を起こさせる物質の存在を想定し，これを天癸とよんだのである。

3 月経周期の生体変化と治療原則（表3-73）

成人女性には性周期があり，これにより体の状態が変化していくことはよく知られている。そこで，その変化の原則をここで取り上げたい。

わが国の女性のなかには，時に男性のように働くことを強制されたり，男性と同様に働くべきだと思い込んでいる方もいる。しかし月経とは，強弱はあるにせよ，基本的には正気（生命力・抵抗力）の損傷を伴う可能性があることを周知させるべきであろう。

①**排卵期**：排卵は，天癸が盛んになることで行われ，盛んにならなけ

れば排卵はしない。したがって，排卵期には陽気，特に腎陽を助け，気をめぐらせ（**理気**†），同時に血の機能を高めめぐらせる（**活血**†）ように配慮すべきである。

②**排卵以後から月経前期（黄体期）**：この時期は陽気が盛んとなり天癸が充実し，経絡の気血のめぐりが盛んとなる時期である。つまり活力が充実する月経の準備時期といえる。

腎虚や血虚などで活力が高まらず，気血の機能が低下しているときには，補剤だけでなく同時に気をめぐらせ（理気），血の機能を高める（活血）必要がある。そして補剤の乱用は慎むべきである。

また月経前緊張症のように気血が高まり過ぎたり，さらに精神的に不安的となることもある。このときには高まった気血を抑えることも必要となる。当然だが妊娠の可能性を常に考慮するべきであろう。

③**月経期**：虚証と実証，寒証と熱証など種々の病態がみられる。特に下痢などの消化機能低下（脾虚）を起こしやすい。当然月経痛なども多い。症状の緩和をはかるとともに本質的な病態治療も考慮すべきである（標本兼治†）。

また過多月経には，活血薬は禁忌あるいは慎重に使用すべきである。虚証の女性は，活動を控え安静を守らせる必要もある。

④**月経終了直後**：月経という出血のために，体内の気血は損傷している。そのため，元来虚弱体質や虚証の人では，めまい・倦怠感などの虚証症状が出やすい。しかしわが国ではそれほど多くはないようだ。

この時期には，滋養分を補い，同時に滋養分を生み出すために消化機能（脾胃）の作用を高めるべきである。また祛邪の方剤使用による生命力（正気†）の損傷に注意すべきである。

⑤**月経後より排卵期（卵胞期）**：月経のため損傷した生体の機能を回復させる時期である。それぞれの病態に合わせ，機能回復のために疾病の本質的（本）治療を行うべきである。

表3-73 月経周期の生体変化と治療原則

	生理	病態	治療原則	注意点
排卵期	天癸が盛ん	天癸が盛んにならない	陽気（特に腎陽）を助ける 気をめぐらせる（理気） 血の機能を高めめぐらせる（補血活血）	
月経前期	月経の準備期間・活力が充実・気血のめぐりが盛ん	腎虚・気血両虚による活力低下	補剤と同時に理気・活血する	補剤の乱用に注意
		気血の高まり（月経前緊張症）	気血の高まりを抑える	妊娠の可能性に注意
		心神不安	心神を安定させる	
月経期（黄体期）	排血は正気排泄	排血による正気消耗の可能性 虚証と実証・寒証と熱証など種々の病態 特に脾虚となりやすい	症状の緩和と本質的病態治療（標本兼治）	虚証者には安静 過多月経には活血薬は禁忌あるいは慎重使用
月経終了直後		出血で気血損傷 虚証体質者に虚証症状出現	滋養を補う 脾胃機能を高め、気血を補う	祛邪方剤に注意
月経後期（卵胞期）	生体機能の回復期間		機能回復のため本の治療を行う	

2 月経異常の病態

1 月経異常の基本的病態（図3-27）

　月経の異常は，まず虚証・実証，さらに寒証・熱証というように大きく把握することが基本であり重要である。そこで，これらの病態の理論と典型的な症状について述べる。近年は体力が向上したため，虚証の月経異常は少なく，実証タイプが多いようである。

虚証と実証

（1）虚証

　生命力が低下したために次のような症状が出現する。また血虚と気虚によっても症状が異なってくる。

　月経症状：さすられることを好む月経痛（喜按）で，淡く希薄な月経血が出現しやすい。また月経によって生命力（気血）が消耗するため，月経終了後に鈍痛や眩暈・動悸・倦怠感などが出現したり残存することも多い。

　全身症状：平素から倦怠感・動悸・不眠・易感冒などの虚証の症状がみられる。

　舌脈：細，虚・濡脈。

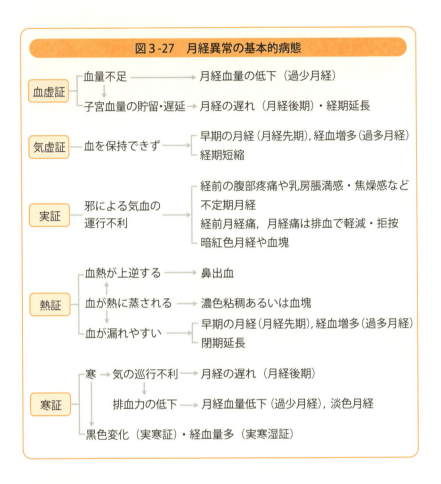

図3-27　月経異常の基本的病態

①血虚証

血すなわち体の滋養分が不足したための異常である。

月経症状：血量が不足すれば，月経血量が少なくなり過少月経となる。また子宮に十分に血が貯留しないため，月経の開始が遅れ月経後期となる。さらに血量が少ないために経血は淡く希薄となる。月経時に頭痛や眩暈が出現することも多い。その他に上述の虚証症状がみられる。

全身症状：平素から動悸・不眠・めまい（眩暈）・立ちくらみなどの

一般的な血虚証の症状がみられる。

　舌脈：淡白舌・少苔，細脈で無力。

②気虚証

　体の機能力である気の機能が低下した（気虚）ための異常である。

　月経症状：気には，血を運ぶとともに血が経絡や子宮から漏れないように保持する働きがある。そのため，気の活力が低下すると，血を保持することができず，月経が早まり（月経先期），月経期間も長くなり，漏れて血量が増える（過多月経）。月経時期に疲労倦怠感や下痢・食欲不振などの脾虚症状，さらに感冒となりやすいなどの気虚症状が出現することも多い。他の月経症状は上述の虚証症状と同様である。

　全身症状：平素は自汗・息切れ・倦怠感などの気虚症状がみられる。

　舌脈：淡白舌・肥大歯痕舌・薄白苔，細脈無力。

(2) 実証

　気滞・瘀血・痰飲・寒邪といった邪のために気血の巡行が阻害され，気血の巡行が停滞したために出現したものである。

　月経症状：月経前の高温期に腹部疼痛や乳房脹満感・焦燥感・頭痛などの気滞症状がみられる。さらに気血がスムーズにめぐらないために，不定期な月経周期となることも多い。月経痛は，さすられたり圧迫されることを嫌がる（拒按），月経前に痛む，排血で月経痛は軽減する，暗紅色や血塊を伴う月経血などがよくみられる。

　全身症状：平素から健康的か，あるいは他の臓腑の実証症状がみられる。

　舌脈：膩苔（痰飲）・舌紫斑や舌下静脈怒脹（瘀血），渋脈（瘀血）・弦脈（気滞）・滑脈（痰飲）・緊脈（寒邪）などの実脈。

第3章 主要症状の診断

表3-74 虚証と実証の鑑別

	実証	虚証
月経痛	月経前疼痛，排血で軽減，拒按	喜按
月経血	暗紅色や血塊が多い	淡く希薄
月経周期	不定期が多い	
月経前症状	高温期の腹部疼痛・乳房脹満感 焦燥感・頭痛など	
月経後症状	特になし	鈍痛や眩暈・動悸・倦怠感などが出現あるいは残存
脈・苔	実脈（渋・弦など），膩苔	虚脈（細・虚・濡など）
平素	健康的，他臓腑の実証症状	虚証症状（倦怠感・動悸・不眠・易感冒など）

表3-75 血虚証と気虚証の鑑別

	血虚証	気虚証
月経周期	月経後期	月経先期
月経血	経血は淡く希薄	
月経期間	短縮	長期
経血量	過少月経	過多月経
月経時症状	血虚症状（頭痛や眩暈など）	疲労倦怠感・脾虚症状（下痢・食欲不振など）
脈・舌	痩舌，少苔あるいは無苔，紅舌	淡白舌・肥大歯痕舌・薄白苔（気虚）など
平素	一般的な血虚症状（動悸・不眠・めまいなど）	一般的な気虚症状（自汗・易感冒・息切れ・倦怠感など）

寒証と熱証

(1) 熱証

ここでの熱証とは，血が熱を帯びた状態（血熱証）を指し，このために出現した月経異常である。

月経症状：血は熱によって蒸され水分が蒸発し，その結果月経血は濃縮される。そのため，深紅色や紫紅色などの濃色や血塊を伴う月経血がみられる。また熱のために血が上半身に上がり（上逆），月経中に鼻出血をみることもある。さらに熱のために血の運動が活発となり妄りに動き回り，脈外や子宮より出ていこうとする（妄行†）。そのため，月経時期が早まったり（月経先期），経血量が増えたり，経期が延長したりする。ただし，血虚が原因の熱証（陰虚証）では経量は少なくなる。月経

表3-76 月経の異常症状とおもな病態

月経先期	気虚　熱証　腎虚
月経後期	血虚　寒証＞陰虚　気滞
不定期月経	肝気鬱結　腎虚＞瘀血
経期延長	気虚　熱証＞瘀血
経期短縮	血虚　寒証（虚寒）
経量多い	熱証　気虚＞瘀血
経量少ない	血虚　寒証　腎虚
経量時多時少	肝気鬱結　腎虚
経前下腹部痛	気滞瘀血　湿熱
経前乳脹	肝鬱気滞
経時下痢	脾虚
経時腹脹満痛	気滞
経時鼻出血	気逆血熱
経時感冒	肺気虚　血虚

第3章　主要症状の診断

表3-77　月経症状と病態

月経時あるいは経前の疼痛	── 実証
月経後の疼痛	── 虚証
質粘稠・血塊	── 実証
血量少・淡色	── 虚証
刺痛・絞痛・灼痛・拒按	── 実証
隠痛・下垂痛・空痛・喜按	── 虚証
喜温・寒冷刺激で悪化	── 寒証
喜冷・温暖刺激で悪化	── 熱証
暗紅色月経・流暢な排血（−） 排血で月経痛軽減	── 気滞・瘀血
疼痛＞脹満・固定痛 小腹疼痛・血塊多い	── 瘀血
疼痛＜脹満・脹満痛 少腹疼痛・血塊少ない	── 気滞
小腹虚痛・腰痛 腰部下肢の倦怠無力・尺脈無力	── 腎虚
平素より焦燥感・抑うつ感 精神要因で悪化	── 気滞
平素より虚弱	── 虚証
濁帯下多い	── 湿証
臭帯下・有色帯下	── 湿熱証

痛は冷ますと軽減し温暖刺激で悪化することが多い。

　全身症状：ほてり・のぼせ・冷水を好む・口渇・熱性刺激で悪化・寒性刺激で緩和・焦燥感・褐色少尿・便秘などの一般的な熱証症状がみられる。

　舌脈：紅舌・黄苔・少苔・無苔（陰虚の熱証），滑数や細数（陰虚証）。

(2) 寒証

　血が冷えた病態（血寒証）によって出現した月経異常である。

表3-78 月経失調の基本的病態と基本方剤

	熱証	寒証	気虚証	血虚証	実証
周期	先期	後期	先期	後期	不定期あるいは先期あるいは後期
経量	多い	少ない	多い	少ない	
経色	深紅あるいは紫紅	暗あるいは淡	淡	淡	
経質	粘稠あるいは血塊		希薄	希薄	粘稠・血塊（瘀血）
経期	延長		延長	短縮	
疼痛		経時冷痛	経後鈍痛	経後鈍痛	経時あるいは経前痛
	冷やすと低減 温めると悪化	温めると低減 寒冷で悪化	喜按	喜按	拒按
経後			症状出現	症状出現	
方剤	桃核承気湯 通導散	温経湯 当帰四逆加呉茱萸生姜湯	芎帰調血飲・当帰芍薬散	四物湯	血府逐瘀湯* 通導散・桃核承気湯＋四逆散
		桂枝茯苓丸		加味逍遙散	

　月経症状：冷えのために気のめぐりは低下し，月経の遅れをみる（月経後期）。冷えを感じる月経痛で，温めると軽減し寒冷刺激で悪化する。また気がうまくめぐらないために，子宮から血を出す力が低下し月経血は少量となる。しかし湿邪を伴う実寒証では，経血量が多くなることもある。月経血の色は，虚寒証では淡く，実寒証では黒色になることもある。

全身症状：冷感・寒冷刺激で悪化・温暖を好む・温性の飲食物を好むなどの一般的な寒証症状がみられる。

舌脈：淡白舌・滑舌・肥大歯痕舌，遅脈・沈脈。

> **column**
>
> ## 更年期障害について
>
> 　更年期障害は漢方薬がよく適応する疾患である．しかし更年期障害という用語は西洋医学の疾患名であり，東洋医学の病名ではない．また更年期障害に相当する病名は，東洋医学にはない．強いて探せば，「閉経」「血枯」などの病がそれに相当しよう．現在の中国大陸の伝統医学では「経断前後諸症」などとよばれている．
>
> 　更年期障害は多彩な症状を呈するため，東洋医学では閉経・頭痛・動悸・めまいなど色々な病名に分散・把握され治療されていたのであろう．
>
> 　更年期障害73例で東洋医学的病態を検討したところ〔文献〕，次のような病態がみられた．肝血虚や肝気鬱結などの肝の病症が最も多く（33例），ついで瘀血証（30例），腎虚証（16例），脾虚証（7例）の順であった．33種類の方剤が使用され，桃核承気湯・加味逍遙散（以上11例），当帰芍薬散（8例）・桂枝茯苓丸（6例）などが用いられていた．
>
> 　肝血虚や気滞・瘀血・腎虚などが更年期の基本的病態であろう．第3巻の腎臓の生理と病態の項で述べるが，更年期障害の基本的病態は腎虚である．本検討でも，約17％に八味地黄丸や六味地黄丸など補腎剤が使用されており，補腎剤の使用も考慮していくべきであろう．
>
> 【文献】三浦於菟：更年期障害の漢方療法．漢方と最新治療6（2）：161-166，1997

2　月経痛

　月経痛とは月経時やその前後に疼痛がみられるもので，**痛経**（つうけい）ともいう．疼痛発生の病態については，239頁を参照されたい．月経痛は，次

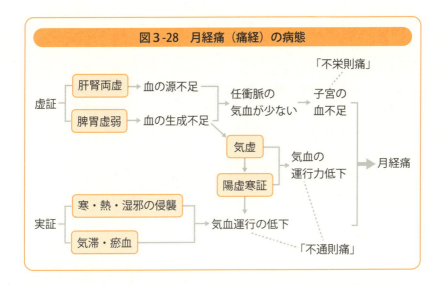

図3-28　月経痛（痛経）の病態

のような病態で出現する（図3-28，表3-79）。
①気血不足による虚証の月経痛。
②寒・熱・湿などの生体内侵襲による気血の巡行力の低下，特に寒証と湿熱証。
③気血の停滞（気滞瘀血）。
②と③は実証の月経痛といえる。このうち臨床でよくみられるのは，寒証・気滞・瘀血などである。近年では，体力向上のため瘀血や寒邪による実証の月経痛が多い。

虚証の月経痛

おもな病態は次の2つである。
①脾胃虚弱や肝や腎の虚証により気血が不足し，気血の巡行力が低下した病態である。おもに虚証症状がみられる。
②気虚がより重症化して寒証を生じ（陽虚証・虚証），この寒のため

に気血の巡行力が低下した病態である。虚証＋寒証（虚寒証）の症状がみられる（後述）。

病態と症状

①**気血不足や腎虚の月経痛**：月経後に出現することが多く，鈍痛や空虚な痛み下垂痛など軽い痛みがみられ，触れられることを好む（喜按）。月経量は淡い色となることも多い。月経時や月経後に体調が悪化することも多い。

②**血虚証**：月経周期の遅れ（後期），過少月経などがみられる。

③**気虚証**：周期が早まり（早期），過多月経がみられるが，周期は正常なことも多い。また，平素は虚弱体質であり，月経時や月経後に体調の悪化をみることも多い。

④**腎虚証**：小腹部の鈍痛・放散する腰痛がみられる。尺脈無力や腰部下肢倦怠無力などの腎虚症状がみられる。ただし腎虚の月経痛はあまり多くない。

実証の月経痛

実証の月経痛は，外感の寒・熱・湿邪の体内侵襲，気滞・瘀血などによって，気血の巡行が低下して出現する。外感では寒邪が多く，ついで湿熱の邪が多い。月経時や月経前の疼痛がみられ，強い痛みで押されることを嫌がる（拒按[†]）。月経血は粘稠性で血塊を伴うことも多い。

（1）気滞瘀血の月経痛

気滞や瘀血，あるいはその合併による月経痛である。瘀血が中心になるものと気滞が中心になるものの2つの病態がある。

　共通症状：周期が不定期となり，月経は少量の暗紅色で血塊を伴うことも多い。月経痛は，月経前や月経時にみられ，排血で疼痛は軽減することが多い。排血はスムーズさに欠け，押さえられることを嫌がる（拒按）。

2．月経異常の病態

> **図3-29　月経痛の病態とおもな使用方剤**
>
> 気滞 ── 四逆散
>
> 瘀血 ── 桃核承気湯＋四逆散・通導散 　　〕 血府逐瘀湯＊・膈下逐瘀湯＊
>
> 寒証 ┬ **陽虚証**：温経湯・当帰四逆加呉茱萸生姜湯
> 　　 └ **寒湿証**：温経湯＋呉茱萸湯・少腹逐瘀湯＊・脱花煎＊
>
> 湿熱下注 ── 温清飲合桃核承気湯・竜胆瀉肝湯＋四逆散・清熱調血湯＊
>
> 虚証 ┬ **気血不足**：十全大補湯・聖癒湯＊
> 　　 └ **肝腎両虚**：六（八）味地黄丸＋当帰芍薬散・調肝湯・益腎調経湯＊

①瘀血が中心の月経痛

　症状

　月経症状：共通症状に加え，脹満感より疼痛が強く，小腹部や少腹の固定痛がみられる。月経血はより血塊が多くなる。

　全身症状と舌脈：紫舌・細絡・舌下静脈怒脹・皮膚の紫色変化・少腹急結などの全身の瘀血症状がみられる。渋脈。

②気滞が中心の月経痛

　症状

　月経症状：共通症状に加え，少腹部の脹満感がより強い疼痛で，精神的要因で悪化したり軽減する傾向がある。月経前や月経時に乳房の脹満感や月経前の焦燥感などがみられる。

　全身と舌脈症状：平素から焦燥感や抑うつ感などの気滞症状がみられる。弦脈。

(2) 寒証の月経痛

　冷えが子宮にとりつき（**寒凝胞中**[†]）月経痛を引き起こすもの。その原

表3-79 月経痛の病態

病態		周期	経量	経質	月経痛	舌脈	全身症状
気滞瘀血	気滞	不定期	血量少	暗紅色 血塊	経前痛あるいは経時 排血で軽減 不流暢 拒按		
			血量少 あるい は多	血塊少	少腹部脹満痛 脹満感＞痛 経前や時に乳脹	正常舌 弦脈	精神的要因 で悪化
	瘀血	不定期 あるい は先期 あるい は後期	血塊多		小腹部あるいは少腹 部痛 固定痛 疼痛＞脹満感 時痛時止	紫舌 渋脈	少腹急結 皮膚紫変化 細絡
寒証		後期		黒色	小腹部冷痛 温めると軽減 月経時	白苔 沈脈	冷え性体質
	陽虚		血量少	淡黒色	月経後 喜按	白苔潤 歯痕・ 白苔	腰痛 透明多尿
	寒湿		血量多	血塊	月経前 拒按	白膩苔 沈緊	
湿熱下注		先期		粘稠・ 血塊 暗赤色	月経前 月経時 灼熱痛・拒按 平素小腹部痛 月経時悪化	紅色舌 黄膩苔 滑数 弦数	有臭有色帯 下 尿量少 黄褐色尿
虚証		後期 （血虚） 先期 （気虚）	血量少	淡・ 希薄 淡黒 （腎虚）	経期短縮（血虚） 経期延長（気虚） 経後あるいは経時 鈍痛・喜按 腰部放散痛（腎虚） 経時諸症状悪化※ 経後諸症状悪化※	淡白舌 薄苔 虚脈 尺無力 （腎虚）	虚証症状※ 腎虚症状※

※経時諸症状悪化：下痢・食欲不振（脾虚），めまい・頭痛（血虚）など
※経後諸症状悪化：めまい・動悸・倦怠感など
※虚証症状：倦怠感・自汗・易感冒・顔色不良・めまい・動悸など
※腎虚症状：腰痛・腰部下肢倦怠無力感・尿異常など

因には，①陽虚証と，②実寒証の2つがある。

共通症状

月経症状：周期の遅れ（月経後期）・冷感を伴う疼痛・温めると軽減する・寒冷刺激で悪化・月経血は暗黒色となりやすいなど。

全身症状と舌脈：淡白舌・沈脈がみられ，冷え性体質者で出現しやすい。

①陽虚証

気虚が悪化して冷えが出現したもの。

月経症状：少量の淡黒色の月経で，月経後の疼痛もみられる。疼痛部位はさすられることを好む（喜按）。

全身症状と舌脈：歯痕や肥大舌，全身の虚寒症状がみられる。

②実寒証

外界などの寒邪のために出現した実証＋寒証の病態によるもの。湿気と結びつき寒湿証となることも多い。

月経症状：血塊を伴うより黒色の月経血が多く，月経前の疼痛もみられ，疼痛部を触れられることを拒む（拒按[†]）。

全身症状と舌脈：寒湿証では，白膩苔や白厚苔がみられる。

（3）熱証の月経痛

熱邪が子宮に降り月経痛を引き起こすもの。その多くは湿邪が熱を帯びた湿熱証によって出現する（湿熱下注[†]）。

症状：熱痛などの熱症状，特に黄膩苔などの湿熱症状がよくみられる。

月経症状：熱感を帯びた疼痛，疼痛部位は冷やされることを好む，温暖刺激で悪化するなどが重要となる。疼痛は月経前や月経時に出現し，

触れられることを拒み（拒按），脹満痛が多い。月経血は粘稠で赤黒色が多い。

全身症状と舌脈：平素から小腹部に鈍痛があり，月経時に悪化することが多い。有色（黄色など）で臭味のある帯下・黄褐色尿。黄膩苔・紅舌などの湿熱症状が出現する。

3 月経先期

月経周期が短縮するものを**月経先期**〔月経，期に先んず〕という。**経行先期・経早**などともいう。一般的には1周期の28日より5〜7日以上の短縮を病的とすることが多い。つまり21日〜23日以内に月経が出現するものである。

気虚・血熱・瘀血などによって出現するが，気虚と血熱の病態がよくみられる（**図3-30**，**表3-80**）。また，月経先期は過多月経と合併することが多い。

気虚の先期

気虚のため，気による血の保持力が低下し早期に子宮より漏れたもの。脾虚・心脾両虚や腎虚による気虚によって出現する。

症状：月経後の鈍痛・淡白苔などや全身の気虚症状がみられる。

月経症状：多量で希薄・淡紅色の月経血で，月経後に鈍痛がみられる。時に下に落ち込むような疼痛（下垂痛）がみられるときもある。腎虚によるものでは，腎虚症状とともに経血量が少ないこともある。

全身症状と舌脈：平素から虚弱体質で，一般的な気虚症状や心脾両虚症状や腎虚症状がみられることもある。淡白舌・白苔・歯痕肥大舌（脾虚），細脈・尺脈に触れない（腎虚）。

2. 月経異常の病態

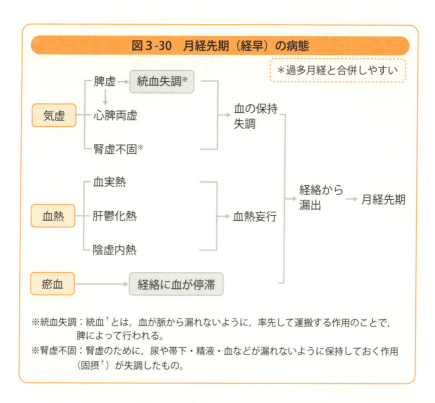

※統血失調：統血†とは，血が脈から漏れないように，率先して運搬する作用のことで，脾によって行われる。
※腎虚不固：腎虚のために，尿や帯下・精液・血などが漏れないように保持しておく作用（固摂†）が失調したもの。

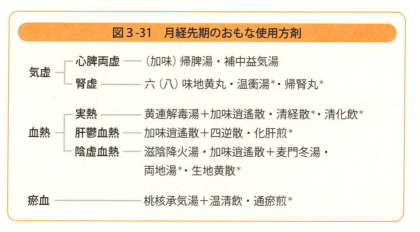

第3章 主要症状の診断

表3-80 月経先期の症状と病態

病態	経量	経質	月経痛	舌脈	全身症状
気虚証	経量多少(腎虚)	淡色希薄	経後鈍痛 喜按 下垂痛	淡白舌 薄苔・虚脈 尺脈無力 (腎虚)	心脾両虚症状※ 腎虚症状※
実熱証	経量多	粘稠 有臭 深紅色	経前あるいは経時痛 拒按 排血時熱感	紅色舌 黄苔 数滑	実熱症状※
肝鬱血熱	経量多時に少	深紅色 血塊 排血がスムーズでない	経前あるいは経時痛 脹満痛 拒按 経前焦燥や熱感 経前乳脹	紅色舌 薄黄苔 弦数	気滞化熱症状※
陰虚血熱	経量少時に正常	深紅色	経後鈍痛 経後諸症状※	紅色舌 少苔あるいは無苔 細数	虚熱症状※
瘀血	経量少	暗紅色 血塊が多い	経前痛 排血で軽減 固定痛・拒按	紫舌・紫斑舌 舌下静脈怒脹 渋数	瘀血症状※

※心脾両虚症状：(脾虚)倦怠感・下痢・食欲不振・下垂感，(心虚)動悸・めまい・顔色不良・自汗・息切れなど
※腎虚症状：腰痛・腰下肢倦怠無力・尿調節異常・めまい・尺脈無力など
※実熱症状：熱感・顔色紅潮・便秘・口渇・褐色少尿など
※経後諸症状：眩暈・動悸・倦怠感など
※気滞化熱症状：胸部の痞塞感(胸痞)・季肋部脹満感・口苦・焦燥感・易怒・精神的要因で悪化など
※瘀血症状：少腹急結・皮膚紫様変化・細絡・口燥・頻尿など
※虚熱症状：ほてり・盗汗・顔面紅潮・口燥・盗汗・不眠など

血熱の先期

血熱のために血がみだりに動き（妄行†）出血したものである。実熱証・気滞によって熱が生じた肝鬱血熱、陰虚血熱などによって出現する。

病態と症状

　実熱証：深紅色の粘稠性や臭味がある月経血で、排血時の熱感、月経前や月経時の灼熱痛がみられる。紅色舌・黄苔・熱感などの実熱症状がみられる。

　肝鬱血熱：深紅色の血塊を伴う月経血がみられる。また次のような気滞症状がみられる。排血がスムーズではない、月経前の脹満痛や乳房脹満感・焦燥感・ほてりなど、胸部の痞塞感（胸痞）・季肋部脹満感・口苦・精神的要因での悪化などである。

　陰虚血熱：血量が少ないことも多い。紅色舌・少苔や無苔舌、ほてり・盗汗・口燥などの陰虚症状がみられる。

瘀血の先期

瘀血のために血の運行が停滞し、経絡より漏れて出血したものである。数は少ない。

　症状：経前痛、排血で月経痛が軽減、血塊が多い、月経血量は少ないなどの月経症状。その他に全身の瘀血症状がみられる。

4　月経後期

月経周期が延長するものを、**月経後期**〔月経、期に後（おく）る〕という。**経行後期・経遅**などともいわれる。一般的には、1周期の28日より5～7日以上延長するものを病的とすることが多い。月経後期は子宮血の貯留が遅れたために出現する。

その原因には，
①血虚や陰虚による血不足や陽虚による血の生成不足，つまり原料不足。
②血の冷え（血寒証）による遅延。
③気滞・痰飲などによる血の運行障害などがある。

このうち血虚証や血寒証によるものが多い。また月経後期の病態は過少月経と類似しており，両者は合併することが多い（図3-32，表3-81）。

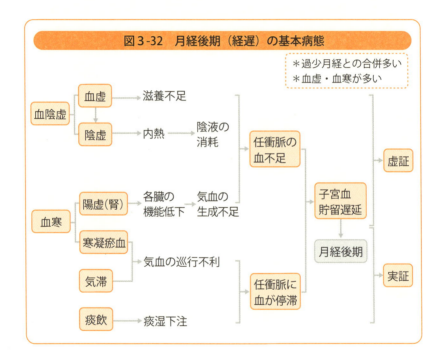

血虚証・陰虚証

慢性病・乳汁過多・慢性出血・脾虚などのために滋養不足となり，その結果，子宮血の貯留が遅れたために出現したものである。
症状：血虚症状がみられることが多い。

2．月経異常の病態

```
┌─────────────────────────────────────────────────┐
│         図3-33　月経後期のおもな使用方剤          │
│                                                   │
│  血(陰)虚 ┬─ 血虚 ── 十全大補湯・小営煎*         │
│           └─ 陰虚 ── 六味地黄丸＋四物湯・左帰飲*・加減一陰煎* │
│                                                   │
│  寒証   ┬─ 陽虚 ── 八味地黄丸＋芎帰調血飲・温腎調気湯* │
│         └─ 寒凝血瘀 ── 温経湯・姜黄散*           │
│                                                   │
│  気滞 ── 加味逍遙散（＋四逆散）・疎肝解鬱湯*     │
│                                                   │
│  痰飲 ── 二陳湯＋六君子湯                         │
└─────────────────────────────────────────────────┘
```

　月経症状：月経期間の短縮・過少月経・淡く稀薄な月経血など。陰虚証では熱を帯びるため，月経期間は正常で，粘稠の小血塊を伴う紅色の月経血がみられる。月経痛は月経終了後に出現することも多く，さすられるのを好み（喜按），鈍い疼痛が多い。

　全身症状：月経期に眩暈・頭痛・立ちくらみ・動悸・不眠などの血虚症状がみられる。陰虚証では，それに加えてほてり・盗汗などの熱証や津液消耗症状がみられる。その他，一般的な血虚や陰虚の症状がみられる。

　舌脈：淡紅舌・紅舌（陰虚）・少苔，脈細。

血寒証

　寒さや冷えによって血のめぐりが低下して出現したものである。虚寒証と実寒証の2つの病態がある。
　共通症状：平素から冷え性があり，月経量は少量または正常，月経痛は冷痛で温めると緩和し，月経期間の延長がみられる。
病態と症状
　虚寒証：陽虚体質や陽虚のために出現したものである。冷えのために

第3章 主要症状の診断

表3-81 月経後期の症状と病態

		経量	月経期間	月経質	月経痛	舌脈	全身症状
血虚あるいは陰虚		少量	短縮	淡・稀薄	経後鈍痛 喜按 経期血虚症状※		血虚症状
	陰虚	正常			紅色・小血塊 正常あるいは粘稠 ほてり・盗汗 顔面紅潮	少あるいは無苔 地図状舌 細数	陰虚症状
血寒証		少量あるいは正常	延長		冷痛 温めると緩和		冷え性体質 寒証症状
	虚寒証				月経後鈍痛 喜按	肥大・歯痕舌 虚脈	虚寒症状
	実寒証			暗紅色	月経前あるいは月経時 冷痛 拒按	紫舌・淡紫舌 沈緊・沈渋	
気滞		少あるいは正常		血塊	排血がスムーズでない 少腹部脹満痛・拒按 経前乳房脹満感（痛） 経前焦燥感 精神的ストレス関与	正常 軽度紅舌 弦	気滞症状※
痰飲		多あるいは少	延長	淡・粘稠性粘液を伴う		膩苔	平素から帯下が多い 弦滑 脾虚・肥満者 咳嗽・多痰 めまい

※月経期血虚症状：眩暈・頭痛・立ちくらみ・動悸・不眠
※気滞症状：胸部痞塞感・脹満感・ため息

気のめぐりが低下し、その結果血のめぐりも遅くなり出現したものである。月経後さすられることを好み（喜按），鈍痛で，肥大や歯痕舌，さらには一般的な虚寒証症状がみられる。

　実寒証：体内の寒邪により血の運行が妨げられ遅れたもの（寒凝血瘀[†]）である。月経前や月経時の冷痛で，拒按[†]し，月経血も暗紅色となる。また，血の巡行が悪くなり，紫舌などの瘀血症状もみられる。

気滞

　精神的ストレスや「こころ」の不安定などによって気がめぐらなくなり、そのために血の運行も停滞したものである。瘀血症状を伴うことも多い。

　症状：精神的ストレスに影響されたり，気滞症状を伴う。

　月経症状：過少また正常量の血塊を伴う月経血で，スムーズに排血しない。月経痛は少腹部の脹満痛で，圧することを拒む（拒按）。

　全身症状：月経前に乳房の脹満感（痛）や焦燥感がある。また精神的ストレスで誘発・悪化することも多い。その他に，胸部痞塞感・ため息（嘆息）などといった一般的気滞症状がみられる。

　舌脈：軽度紅舌，弦脈。

痰飲

　脾虚などのために痰飲が生じ（脾虚生痰），この痰飲のために血の運行が妨げられ月経が遅れたものである。

　症状：痰飲や脾虚症状を伴うことが多い。

　月経症状：月経血は多量か少量で，淡い粘稠性で粘液を伴うこともある。月経期間の延長がみられる。

　全身症状：肥満者や脾虚証者で，平素は帯下が多い，咳嗽・多痰やめ

まいなどがみられることもある。
　舌脈：肥大・歯痕・白膩苔，弦脈・滑脈。

5　過多月経

　過多月経とは，明らかに多量の月経血がみられるもの，あるいは月経日数が7〜8日以上で一般的な血量がみられるものをいう。しかしその基準は明確ではない。月経時期の延長とともに出現することも多く，基本的病態は月経延長と類似する。さらに病態は月経先期とも類似し合併することも多い。

　過多月経のおもな病態は，次の3つである（**図3-34，表3-82**）。
　①気虚のために血を保持できず漏れる。
　②血熱のために血が妄行†して出血する。これには，実熱証と陰虚による熱証（虚熱証）がある。
　③瘀血のために気滞となり，血が停滞して出血する。

　以上のうち，①気虚と②血熱によるものが多い。症状の詳細は月経先期を参照されたい。

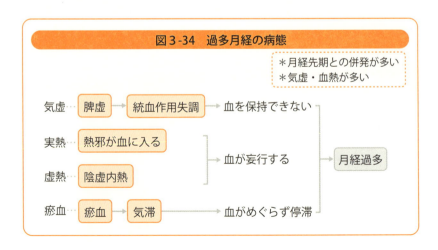

図3-34　過多月経の病態

2．月経異常の病態

図3-35　過多月経の使用方剤

気虚　——　補中益気湯・加味帰脾湯・挙元煎*

血熱　┬　実熱　——　黄連解毒湯＋温清飲・舒鬱清肝湯*
　　　└　虚熱　——　温清飲＋四物湯・保陰煎*・加減一陰煎*

瘀血　——　桃核承気湯＋四物湯・失笑散*・少腹逐瘀湯*

表3-82　過多月経の症状と病態

	周期	経期	経質	月経痛	舌脈	全身症状
気虚	先期	延長	淡・稀薄 少量持続	経後鈍痛 喜按	淡白舌薄白苔 虚・無力	気虚症状 中気下陥 症状
血熱	先期		深紅		紅舌・数脈	
実熱		延長	鮮紅 血塊	脹満痛 熱感・拒按	黄苔乾燥舌 滑数	月経時の 鼻出血 実熱症状
虚熱			粘稠		少（無）苔 地図状苔・ 舌痩 細数	虚熱症状
瘀血	不定期ある いは先期あ るいは後期	延長	暗紅色 血塊	月経前痛 排血で軽減	紫舌・舌紫斑 渋	瘀血症状

6 過少月経

月経血量が少ないもの。おもな原因には次の3つがある（図3-36，表3-83）。

①脾虚や腎虚などのために血が生成不足となり，血が子宮に充たされないために起こる。虚証の過少月経である。

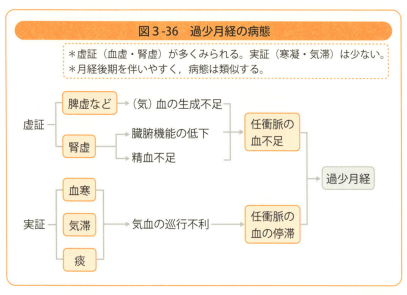

図3-36　過少月経の病態

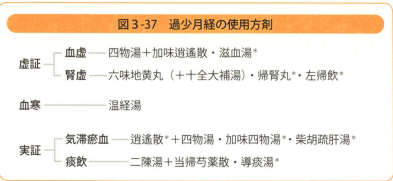

図3-37　過少月経の使用方剤

表3-83 過少月経

		周期	経量	経期	経質	痛経	舌脈	全身状態
虚証		後期	少		淡	経後痛 喜按	淡白舌 あるいは 少苔	
	血虚		徐々に減少	短縮	稀薄		細数 無力	月経時眩暈・頭痛 血虚症状
	腎虚			延長	黒色	冷痛	沈細 尺脈に触れない	初潮遅延 腎虚症状
血寒		後期	少		正常あるいは淡 血塊 排血がスムーズでない	冷痛 喜温	淡白舌 淡紫舌 潤舌 沈遅渋	寒症状
実証	気滞(瘀血)	不定期 先期 あるいは後期	排血不十分	正常	(暗血塊) 不流暢な排血がスムーズでない	経前脹満痛 排血で軽減 脹満痛 (固定痛)	正常 (紫斑舌) (舌下静脈怒脹)	経月経前や中 乳脹満 ストレス関連 気滞瘀血症状
	痰飲	後期	少		粘稠 粘液混入		膩苔 滑苔 滑脈	帯下が多い 痰飲症状 脾虚症状 色白肥満

②寒さのために血がうまくめぐらないために起こる。

③痰飲が経絡を塞いだり，気滞のために血がめぐらないために起こる。気滞の結果，瘀血を伴うこともある。実証の過少月経。

よくみられる病態は，血虚・腎虚などの虚証であり，気滞や痰飲の実証は少ない。しかし少ないがゆえに，実証の存在を見落しがちであり注意が必要となる。また月経後期と病態が類似し，ともに合併することもよくみられる。症状の詳細は月経後期を参照。

7 月経不定期

月経が時に早く来たり（先期），時に遅く来たり（後期）して，その周期が一定しないものを**月経不定期**〔月経，期を定めず〕という。**不定期月経・月経前後無定期・月経紊乱**などともいわれる。おもに通常の月経周期（28〜30日間）より，7日以上の先立ちや遅れがあるものを病的とすることが多い。

肝気鬱結[†]・腎虚・脾虚・瘀血などで出現するが，このうち前2者が多くみられる。これは肝と腎がともに協力して月経を起こさせるからであり，肝と腎の合併病態もよくみられる。

本症はさらに後期がより多い例と先期が多い例がみられる。後期が多い例は，寒証などの月経後期の病態（腎虚であれば腎陽虚など）に，先期が多い例は気虚や熱証などの月経後期の病態（腎陰虚など）にそれぞれ多くみられる。

以下，よくみられる3病態について述べる（図3-38，表3-84）。

腎虚

虚弱体質・若年の初潮時期・慢性や重症疾患・閉経時期などで腎精が消耗すると，腎の月経発現機能が低下し出現する。腎陽虚と腎陰虚がみられる。

症状：腎虚症状がみられる。

月経症状：少量または正常経血量，経血色は濃色ではない，透明帯下をみることもある。

全身症状：腰痛や腰部下肢倦怠感・全身倦怠感・耳鳴り・めまい・頻尿や夜間尿などの腎虚症状。腎陽虚証では冷感がみられることも多い。

舌脈：淡白舌（腎陽虚）・紅舌や羸舌（腎陰虚）・少苔（腎陰虚），細脈，尺脈は触知しない。

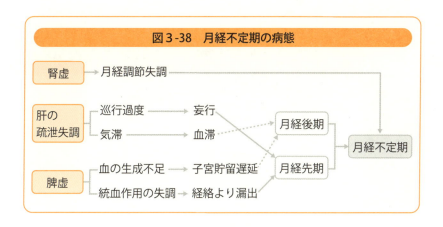

図3-38 月経不定期の病態

肝気鬱結

　肝には月経を順調に起こさせる作用があるが，この作用の失調で月経不定期が出現する．多くは肝の疏泄作用†の不調（肝気鬱結）により，気の運行が障害（気滞）されて起こる．気の巡行が過度に強くなると，血の運行は暴走（妄行†）して月経は早まる（先期）．一方，気のめぐりが低下（気滞）すると，血のめぐりも停滞（瘀血）して月経は遅くなる（後期）．このように，肝気鬱結と瘀血が同時にみられることも多い．本病態はより実証的な病態といえる．

　症状：月経前の不調・精神症状などの気滞症状がみられる．

　月経症状：多量月経または少量月経，経血は正常または濃色，血塊を伴うこともある．月経前の乳房や下腹部の脹満感や疼痛・焦燥感・ほてりなどがみられる．月経痛は排血とともに軽減することが多い．

　全身症状：不安感・焦燥感・易怒・うつ的気分など精神的症状を伴うことが多い．精神的ストレスによる悪化もよくみられる．季肋部や胸部・下腹部の脹満感や疼痛などといった気滞症状もみられる．肝血虚症状がみられることも多い．

表3-84 月経不定期

	経量	月経質	月経痛・その他	舌脈	全身症状
腎虚	少量正常	濃色(−)透明帯下		淡白舌・細・尺脈を触知しない	腎・腰痛・腰下肢倦怠・全身倦怠感・耳鳴り・めまい・頻尿夜間尿・時に冷感
肝気の疎泄失調	多量あるいは少量	正常あるいは濃色血塊あり	排血で軽減(経前)乳房や下腹部の脹満・痛み、焦燥感・ほてり	淡紅や紅舌・薄白や黄苔・弦脈	(精神症状)不安・焦燥・易怒・抑うつ (肝鬱症状)季肋・胸・下腹部の脹満感や疼痛
脾虚	多量あるいは少量	異常なし	異常なし	淡白肥大舌・白苔・緩弱脈	(気虚症状)倦怠感・息切れ・易汗など (脾虚症状)食欲不振・下痢・胃もたれ・顔色不良など (その他)湿や食積症状

舌脈：淡紅舌や紅舌・薄白苔や薄黄苔，弦脈。

脾虚

　消化機能低下(脾虚)のために次の2つの病態が出現して不定期となったものである。①月経後期は，消化機能低下（脾虚）のために月経血がうまく産生されず，子宮への貯留が遅れたために出現したものであり，②一方の月経先期は，脾の統血[†]作用が失調して，血がもれたために出

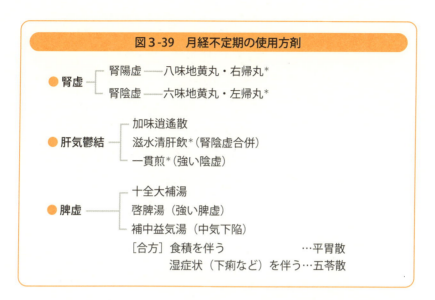

現したものである。

症状：食欲不振・下痢などの脾虚症状とともに倦怠感などの気虚症状がみられる。

月経症状：多量の月経血あるいは少量，経血色や形状の異常はあまりみられない。

全身症状：倦怠感・息切れ・汗をかきやすいなどの気虚症状。食欲不振・下痢・胃もたれ・顔色不良などの脾虚症状がみられる。さらに脾虚の結果もたらされた下痢や嘔吐などの湿症状（脾虚生湿）や食積[†]症状がみられることもある。

舌脈：淡白舌・肥大舌・歯痕・白苔・膩苔（湿証）・腐苔（食積），緩弱脈。

用語解説

あ行

噯気〈あいき〉
　噯とは，咽や胸が痞えたりして一杯になり，息が出ることで，おくびやゲップのこと。

安神〈あんしん〉
　心の神の作用を穏やかに安定させることで，心神不安による不眠多夢・動悸・健忘・煩躁興奮・精神不安・無気力感などを治療すること。

胃陰不足〈いいんふそく〉
　胃の滋養分（陰）が不足した病態。慢性病や熱病後期，気滞に伴う熱証（熱化）などでみられる。胃部鈍痛・嘈雑感・口燥・便秘・乾嘔吃逆（しゃっくり）・紅色乾燥舌などがみられる。

萎黄〈いおう〉
　黄色みがかり艶がなく衰えた状態。顔色不良の形容としてよく使用される。

意識〈いしき〉
　意とは，「心＋音」から成り，心に音が響くことが原義。これより派生し，心中の思い，気持ち，さらには思いめぐらす，思慮，思いを胸に秘めるなどの意味がある。識とは，見分ける，わかるなどの意味である。つまり，意識とは自分や外界世間の状態がはっきりとわかり，考えられ，そして判断できる「こころ」の状態という意味である。

一葉落ちて天下の秋を知る〈いちようおちててんかのあきをしる〉
　〔一葉落知天下秋〕早く落葉するアオギリの一葉が落ちたことで秋が来たことがわかるという意味で，わずかな兆しから次に起こることを推測すること。つまり局所的変化から全体の変化を予測することである。

陰虚〈いんきょ〉
　陰精が少なくなり，その機能が低下した状態。めまい・耳鳴・盗汗・ほてり・腰部下肢倦怠感・頭重・動悸・煩躁・眼花・紅色舌・細数脈などを呈する。

運化〈うんか〉
　〔化されしを運ぶ〕化とは，姿形が異なったものに変化することで，質的変化をいう。ここでは飲食物から栄養物に形を変えることで，西洋医

用語解説

学の消化に相当する。すなわち運化とは，姿形が変わったもの（化）を運ぶという意味で，消化された栄養物を吸収し運搬する意味である。

栄舌〈えいぜつ〉

栄舌とは，花を咲かせるように，生命力が充分にある舌という意味である。

衛気〈えき〉

衛の原義は，外側をグルグルと回ることであり，それより派生して外を取り巻いて中のものを守る意味となった。つまり衛気とは，外界からの病邪の侵入を防ぎ守る作用をする気をいう。さらに皮膚を温め育む作用（温煦作用）や発汗を調節する作用（腠理の調節）をする。衛気は体温を調節維持する働きをしているともいえる。『黄帝内経』によれば，脈の外側をめぐり体表に分布するとされる。衛気は肺の宣発作用によって，全身の体表部に送られると考えられている。

衛表不固〈えひょうふこ〉

〔衛表，固（かた）まらず〕固とは，周りを囲まれて動きの取れない状態の意味。衛表不固とは，体表がしっかりとかたまり安定しておらず，そのために汗が漏れやすくなったり，外界の邪が侵入しやすい状態をいう。

厭食〈えんしょく〉

厭とは，動物のしつこい脂肉のことであり，食べ飽きるという意味。つまり，厭食とは，食事に飽きる，食事が嫌になる，食事がしつこく感じるなどの意味である。

瘀血〈おけつ〉

血瘀（けつお）ともいう。瘀の語源は，へこみ押さえられたために流れが詰まった状態。瘀血とは血が流暢に循環しない状態（血滞），血が脈外に出た状態（出血），腫瘍・結節・変形などの腫塊の形成の3つの病態をいい，その概念は血滞に止まらない。限局固定性の刺痛や絞痛などの疼痛・月経痛・口燥感・血塊を伴う月経血・腹部脹満感・頻尿などの身体症状，焦燥感・易怒多怒などの精神症状，紫斑や出血斑・紫色唇・黒色の眼瞼周囲・血管怒脹・紫舌・細絡・皮膚甲錯・少腹急結・渋脈などの身体他覚症状を呈する。特に他覚症状がより特異的とされる。

悪風〈おふう〉

薄着で風に当たると寒気がし，着用すれば止むような状態をいう。

か行

外感熱病〈がいかんねつびょう〉

風・寒・暑・湿・燥・火の六淫の邪が引き起こす発熱性疾患。

外感病〈がいかんびょう〉

外とは、外界つまり生体を取り巻く自然現象のこと。感の原義は、中に封じ込められる（緘）ことであり、ここより、外界から身体になにかが入り込み、心を強く動かされる（感謝・感動）、あるいは外界からの刺激やショックを受ける（感化・感涙・感冒）などの意味となった。つまり、自然現象が身体に影響して発生する疾病の意味である。

回光返照〈かいこうへんしょう〉
〔光が回り、返って照る〕回とは、かえる、もとに戻る意味であり、回光とは、太陽が沈むこと。返とは、跳ね返る、もとに戻す、もと来たほうへ帰るという意味。つまり、まさに太陽が沈もうとするときに太陽が一時的に輝きを増す状態をいう。

仮神〈かしん〉
一時的にあたかも生命力が蘇ったように見える状態をいう。仮神とは、意識障害や予後不良の重篤疾患の進行途中、つまり失神の状態のときに、突然に意識が戻ったり正常な状態が一度的に出現する状態である。これは予後不良や死亡の危険な徴候であり、かりそめの生命力回復といえる。仮神が出現すると死期間近であることも多い。仮神は回光返照（太陽が沈むときの一時的な明るさ）・残灯復明（蝋燭が燃え尽きる直前に明るくなる）ともいう。

仮苔〈かたい〉
仮とは、仮面を被る人の動作が原義で、ここより中身がなくみせかけの、間に合わせ、一時的などの意味となった。仮苔とは、本当の舌苔ではないということである。

活血〈かっけつ〉
活とは、水が勢いよく流れる様であり、ここより派生し、勢いよく動く（活発）、スルスル滑る、いきいきする（活気）などの意味となった。すなわち活血とは、血を勢いよく流れるようにすること。さらに血の機能を蘇らせる意味も内包する。

化熱〈かねつ〉
〔熱に化す〕化とは質的変化の意味で、熱という別の状態に変化すること。

眼花〈がんか〉
花とは、「ぼんやりする、かすむ、人を惑わす、縞模様」などの意味。すなわち、眼花とは目がかすむ、目がくらむなどの症状。

肝火上炎〈かんかじょうえん〉
肝気鬱結や他の熱（火）邪などにより、肝の火が燃え上がったもの。めまい・耳鳴・頭痛・顔面紅潮・焦燥易怒感・動悸・不眠などの上部熱症状や口苦・季肋部・出血・過多月経・黄色小便などを呈する。虚実錯雑証の肝陽上亢とは異なり、実熱証であ

り腰部下肢脱力などの虚熱症状は呈さない。

肝気鬱結〈かんきうっけつ〉
肝鬱気滞ともいう。肝の疎泄作用の失調により，気の流れが停滞し気滞症状が出現したもの。精神ストレスで出現することが多い。寛解増悪し移動性がある脹満痛（感）・痞塞感・乳房脹満・梅核気・ため息・月経失調・弦脈などを呈する。

寒凝血瘀〈かんぎょうけつお〉
〔寒，凝り，血，瘀る〕凝とは，氷（冫）がひとところに固まるように，一カ所に集まり留まりじっと停滞すること。寒邪のために血がうまく巡らなくなり停滞した病態。ここでの血瘀とは，単に血が停滞するの意味であり，いわゆる瘀血という1つの病態の意味ではない。

寒凝胞中〈かんぎょうほうちゅう〉
〔寒，胞中に凝る〕胞中とは，子宮のこと。寒さのために，子宮の気がうまく巡らなくなり停滞してしまったこと。寒さによる子宮内の気滞の意味である。

肝風〈かんぷう〉
肝風内動ともいう。肝陰虚や熱邪などが原因となり，体内で風が吹いたような症状。すなわち，めまい・痙攣・震顫（ふるえ）・動揺感などが出現した病態。肝風には，肝陽上亢の結果生じた肝陽化風〔肝陽，風に化す〕，熱邪が高まり生じた熱極生風〔熱，極まりて風を生ず〕，さらに血虚生風〔血虚し，風を生ず〕の3つの病態がある。

肝風内動〈かんぷうないどう〉
〔肝の風，内にて動く〕肝風と同じ。動とは，足で地面をつく様を表し，そこより上下にうごく，動作を起こす，衝撃を与える，止まっているものをうごかすなどの意味となった。つまり，肝風内動とは肝の病症によって生じた風によって，体内が衝撃を受けうごかされたという意味である。

肝陽上亢〈かんようじょうこう〉
肝陰虚のため陽気を押さえることができず，陽気が上昇し，おもに上半身に動きのある熱性症状が出現した病態。陰虚の結果の陽気亢進であり，下部（肝）は虚証，上部は実証となる。めまい・耳鳴・頭痛・顔面紅潮・焦燥感・不眠・動悸・腰部下肢脱力感・紅色舌・弦細脈などを呈する。

気化〈きか〉
気が化る。「化」字の偏のイは，倒れた人や正常の人，旁のヒは座った人や体位を変えた人であり，姿が変わった状態を意味している。これより化とは，姿や形，状態が別のものに変わるの意味となった。人体は，

気・血・津液・精，食物などからの気や尿・汗の生成など，さまざまなものに，気が姿を変えながら生命が維持されている。これらの相互変化は，気の作用によって行われている。すなわち気化とは，人体の各種の変化を起こさせる働きをいう。時には気がその姿を変えていく意味にも使用される。気化とは，西洋医学の代謝に相当する概念といえる。気化は，特に陽気によって行われる。

吃逆〈きつぎゃく〉

吃とは，下からの息が障害されて痞えてしまうこと。それより，どもる（吃音）の意味となった。逆とは，ある方向に逆らうこと。吃逆とは，本来下にくだる息が痞えてしまい上にあがることであり，しゃっくりのことをいう。

瘧疾〈ぎゃくしつ〉

瘧は，「虎（乕）が人をひっかく様」といわれ，それより，ひどい，激しい，むごい仕打ちなどの意味となった。つまり，瘧とは，ひどいダメージを与える疾病という意味である。悪寒戦慄とその後の全身の壮熱，すなわち寒熱往来の反復発作を特徴とする。毎日，隔日，3日ごとなどの発作周期がある。西洋医学のマラリヤなどに相当する。

拒按〈きょあん〉

〔按ずるを拒む〕拒とは，そばに寄せないことが原義。これより，こばむ，寄せ付けない，断る，防ぐなどの意味となった。按とは，女性を押さえて落ち着かせる様が原義で，これより，手で上から押さえる，押さえ止める，一つひとつ押さえて調べる，（文の始めにつき）考えてみるなどの意味となった。すなわち，拒按とは，診察などのために手で局所を押さえると拒まれること。

驚悸〈きょうき〉

「驚」字は「馬＋敬」から成る。敬とは，はっと緊張して謹んだり，体を引き締めること。驚とは，敏感や馬がはっと緊張することが原義。そこより，緊張させる，おどろく，はっとさせるほど速く動く，激しく速い様を表すようになった。驚悸は，突発性に出現する軽症の持続時間が短い動悸で，出現しないときは正常人と同様。驚悸とは，緊張したりおどろいたときに出現する動悸という意味，つまりビックリ動悸の意味で，多くは精神的なものと関連がある。

驚風〈きょうふう〉

突然馬が驚くように，おもに小児が四肢などの痙攣や引きつけなどを起こすこと。小児のひきつけ。筋肉痙攣。

竅絡失和〈きょうらくしつわ〉

〔竅絡，和を失う〕竅とは，あな（穴）

用語解説

のことで，人体の穴を指すが，ここでは頭部にある目・耳・口・鼻のことをいう（七竅）。「和」字は粟の穂が円くしなやかに垂れた状態と，円い穴から成る字で，角が立たない状態を示し，ここから，やわらぐ，なごむ，なごやかなどの意味が派生した。ゆったりとしてやわらぐ状態を意味する言葉である。つまり，竅絡失和とは，頭部の感覚器をめぐっている経絡の気血がスムーズにゆったりと運搬できなくなったということで，脳の作用がうまくいかなくなることをも意味している。

虚証〈きょしょう〉

虚の正字は虛であり，「虛」字下部の㐀は，中央の窪んだ盆地を表す。ここより虚の原義は，過去にあった寺院や住居の窪んだ跡（廃墟の墟）。ここより派生し，内容がない，からっぽ，うつろな（空虚）などの意味となった。つまり，虚とは本来存在していたもの（生体では生命力）が失われた状態という意味である。

虚陽上浮〈きょようじょうふ〉

腎陽の虚損のために虚火（浮陽）が浮き上がり，顔色紅潮・耳鳴・めまい・口内炎・紅色舌などの上部虚熱症状，下肢冷感・腰痛下肢脱力感・虚脈などの下部腎陽虚症状を呈する病態。

経絡〈けいらく〉

経とは縦糸のことであり，そこより体の表面に縦にまっすぐ延びた気の通り道を指すようになった。絡とは，経を結ぶような気の通り道の意味である。

下注〈げちゅう〉

「注」の旁の主とは，一カ所にじっと立って燃える蝋燭の意味。それより注とは，水が留まる，一カ所にくっつける，一カ所に目や「こころ」を集中させる（注目・注視），書き留める（注記，註記），さらにそそぐ（注射・注入），つぐなどの意味となった。そそぐとは，水が柱にようになる様子からの意味である。つまり下注とは，水分が下り下部にくっつき留まるという意味。

厥〈けつ〉

厥は，嘔吐などのため体をかがみこんだ姿が語源。そこより，「嘔吐する，曲げる，たおれる，全部つきる，欠ける，ほる，飛び上がる，上逆する，のぼせる」などの意味となった。すなわち，なにかのために押さえつけられ，消失し，さらに押さえをはね返して逆に伸び上がるなどの意味を内包する語といえる。

血虚〈けっきょ〉

血が消耗しその機能が低下した状態。めまい・動悸・健忘・不眠・眼

花・過少月経・羸痩・顔色不良，淡白舌・脈細無力などを呈する。

月経〈げっけい〉

月経は古くは「月事，月水，月信，経水」などと呼ばれていた。明代より月経の名称が使用されたといわれる。「経」字は縦糸が原義で，ここから縦にまっすぐになる（経絡・経線），時間を通る（経る），時間を経た知識（経験）などの意味となった。お経・四書五経・経典などは，時間（時代）を超え伝わる重要書物という意味から生まれた言葉である。さらに不変の道理で物事を処理する意味ともなった（経営）。つまり，月経とは時間を経て，月ごとに常にやってくるものの意味である。

眩暈〈げんうん〉

めまいのことであるが，厳密には眩と暈とは異なる症状を指す。「眩」字の玄には，暗くてよく見えない，黒色，奥深く微妙などの意味がある。玄に目が加わった眩は，目の前が暗くなる，ボーッとする，物が不明瞭でぼんやりする状態をいう。眩は虚証に多い症状となる。暈は「日＋車輪」より成り，月や日を囲む光の輪が原義。これより，眼前の物がグルグルと回り，ボーッとする症状の意味となった。つまり，眩はくらみ（黒，暗），暈は回転の意味であり，ともにボーッとする症状が含まれる。臨床上，これらは同時に出現することが多いところより，「目がくらみ回る」ことを眩暈と総称したわけである。

眩暈の東洋医学的病態としては，歴史的には「痰，無くば眩を作らず」の朱丹渓学説と，「虚，無くば眩を作る能わず」の張景岳学説が有名である。一読すると，朱説は眩暈には虚証は存在しない，張説では痰の病証はないと受け取れる。しかし，他の病態があることは承知しているが，主張する病態が多く重要であるとする強調文であることに注意すべきであろう。現在では，痰・肝の陽気の高ぶり（肝陽上亢）・気血両虚などで出現すると考えられている。

元気〈げんき〉

「元」字の二は，人の丸い頭。儿は手足を意味する。頭は上部にあり，転じて先端，始め，始まり，根本，万物のおおもとなどの意味となった。元気とは，生命のはじめの気，生体を形づくる根源的おおもとの気という意味である。さらに，道教思想では天地万物を形づくる根本の気という意味でも使用される。

口渇〈こうかつ〉

俗にいう咽が渇く状態。多量の水分を欲しがるもの。熱証，津液不足な

用語解説

どでみられる。

口乾〈こうかん〉
口燥と同じ。

甲錯〈こうさく〉
甲とは，鎧のように硬い意味。錯とは，入り乱れるの意味。皮膚表面が暗紫色に硬くなり，まだらな文様状態となったもの。

口燥〈こうそう〉
口燥とは，口乾ともいい，俗にいう口が渇く状態である。つまり，口内が乾燥状態となっており，少量の水分で口内を潤せば満足するもの。瘀血や陰虚などでよくみられる。

行痺〈こうひ〉
行とは，道の十字路が語源。これより道を進む（行進），めぐるなどの意味となった。また，物事をまっすぐに進めていく意味から転じて，物事をおこなう（行為・実行・修行）の意味となった。つまり行痺とは，風邪などによって，その症状が場所を移し動いていくところから命名されたものであろう。

五更瀉〈ごこうしゃ〉
鶏鳴下痢ともいう。更とは，日没から夜明けまでを5等分したもの。五更とはその5番目の時刻で，夜明けの約2，3時間前より夜明けまでの時間をいう。五更瀉とは，夜明けの一番寒いときに出現する下痢のこと。

五心煩熱〈ごしんはんねつ〉
「煩」字の頁とは頭のことで，煩とは，頭や胸が熱を持ち不安となる，乱れわずらわしい（煩雑），落ち着かずイライラするなどの意味。心とは中央の意味。つまり，両手掌・両足底・胸部の各中央部の5カ所に，病的な熱感を感じること。多くは陰虚内熱によって生じる。

骨蒸潮熱〈こつじょうちょうねつ〉
体の中から蒸されるように感じる熱感。午後や夜間に出現または増強する。陰虚火旺などで出現する。

固表〈こひょう〉
肺気を補い，腠理を密にし衛気の機能を高めること。

さ行

数脈〈さくみゃく〉
数とは，ひんぱんに，何度も，しばしばなどの意味であり，かぞえる，かずの意味ではない。この意味の違いから，数脈はサクミャクと読まれる。

嗜食〈ししょく〉
嗜とは，うまいごちそうを長期に味わうの意味。そこより，すきこのみたしなむ（嗜好）などの意味となった。嗜食とは，泥や紙，生米など食物以外の異物を食べたがる状態をいう。小児によくみられ，多くは寄生

虫によって出現する。

湿困脾胃〈しつこんひい〉

〔湿，脾胃を困む〕〔湿，脾胃を困します〕困とは，木を囲いの中に押し込み動きがとれないように縛った状態を表す。そこより，動きがとれない，こまる，苦しむ，乱れる，疲れるなどの意味となった。すなわち，脾胃が湿邪にとり囲まれ，うまく機能することができない実証の病態をいう。無味・口内粘性感・下痢・浮腫・食欲不振・嘔吐・膩苔などが出現する。

湿熱下注〈しつねつげちゅう〉

注とは，ひとところに水を柱のようにそそぐことで，湿熱が下焦，つまり下半身に留まった病態。湿熱下痢・淋病（熱淋）・帯下・癃閉・陰部瘙痒・下肢浮腫・下肢痺証・脚気・下肢の皮膚や深部組織の感染症などの病症でみられる。赤色尿・尿不利・身体特に腰部下肢の重だるさ・黄膩苔・食欲不振などの共通症状を呈する。

嗜眠〈しみん〉

耆とは，「老（長時間）＋旨（うまい）」より構成され，長い年月が経ち深まった味の意味。さらに嗜とは，ごちそうを口で味わう意味である（嗜好）。つまり，嗜眠とは深い眠りを味わうことで，眠りをむさぼる，眠りたがるなどの意味である。

積聚〈しゃくじゅう〉

癥瘕・積聚の項を参照。

邪擾心神〈じゃじょうしんしん〉

〔邪，心神を擾す〕邪が心にまとわりつき，心神の機能が邪魔されてうまく働かなくなること。

渋（澁）脈〈じゅうみゃく〉

「澁」（渋）字の歮とは，足がうまく進まず停止すること。澁とは，なめらかに動かない，グズグズする様を表す。渋は滑の反対語であり，渋脈とはなめらかに脈が拍動しない状態である。

疰夏〈しゅか〉

いわゆる夏バテや夏痩せのこと。「疰」字の主は火のついた蝋燭の意味。これより疰とは，火がともった蝋燭のように，暑邪の熱のために発汗して徐々に体力が低下し，蝋燭のように体が削られていく疾病の意味である。①暑邪の熱さによる，熱感・頭痛・自汗，冷水を欲する口渇。②熱のための津液不足による唇や皮膚枯燥や口渇。③消化機能低下（脾虚）による食欲不振や下痢，羸痩。④上記の結果，全身機能低下（気虚）となったための全身倦怠感や体力低下などが出現する。

循衣摸床〈じゅんいもしょう〉

循とは，なにかに寄り添い従うが本来の意味であるが，あちこちと回る

用語解説

や巡るの意味ともなった。摸とは、ないものを手探りするの意味で、さらに、なでる、まねるなどの意味となった。つまり、循衣摸床とは無意識となった病人が自分の衣服をなでまわしたり、床のふちなどをなにか探すようになでたり、まさぐるような状態を形容したものである。

消渇〈しょうかち〉

西洋医学の糖尿病や尿崩症に相当する疾病。消癉ともいう。口渇・多飲・空腹感・多尿とともに、体力が消耗し羸痩していく病。陰虚燥熱が基本病態で、養陰生津・潤燥清熱が基本的治法となる。上消・中消・下消に分類される。三多一消という。

傷寒〈しょうかん〉

傷とは、物が勢いよくなにかに当たって傷つくことが原義（負傷）。それより派生し、怪我をする、人を傷つける（中傷）、いたむ・心配する（傷心）、さらに機能や働きが損なわれる（損傷）などの意味となった。すなわち傷寒とは、「寒さに傷（やぶ）れる」と訓読され、寒さ（寒邪）によって肉体の機能が損なわれた疾病という意味である。

上擾心神〈じょうじょうしんしん〉

〔上（あ）がりて、心神を擾（みだ）す〕擾とは、猿がまつわりつき、人の活動を邪魔するのが原義。これより、うるさくまといつく、わずらわしい、邪魔されてみだれる、みだすなどの意味となった。すなわち、火や瘀血、痰飲などの邪が、心に取り付き、そのために心神の機能が阻害されうまく働かないこと。

昇提〈しょうてい〉

提とは、上に引っ張る、引き起こす、差し出すなどの意味。昇提とは、力を用いて上に引っ張り上げること。

食積〈しょくしゃく〉

胃内の飲食物が消化不良となり停滞した病態。いわゆる消化不良症や食あたりなどに相当する。不消化物という邪の停滞であり実証である。また容易に熱を帯びやすい。胃部脹満痛（感）・胃部の圧迫を嫌う（拒按）・腐臭を伴う噯気や嘔吐・食後下痢・便秘・厚膩苔や腐苔などを呈する。

除中〈じょちゅう〉

除とは取り除かれること、中とは中焦脾胃のことである。重篤な病態になると、脾胃の機能が急激に低下して調節不能となり、食欲不振であったものが、突然に暴食となるような異常現象。押さえがきかなくなり、暴走する状態にたとえられる。久病や重病でまったく食欲がなかった者が、急に食欲を出して暴食することがある。これを「除中」といい、重篤な状態を表す。

神〈しん〉

神の概念は理解しにくい。その理由は，現在神という言葉自体に，以下の3つの概念が混在しているためであろう。すなわち，①西洋思想由来の神（GOD）。②中国思想由来の神（しん）。③日本思想由来の神（カミ）の3つである。

東洋医学の神の概念を「神」字の成り立ちから見てみると，「神」字は「示（祭壇）＋申（天のいなづま）」が語源であり，①本来，自然や万物を動かしている超人間的な不可思議な力を表していた。さらに神は，時代とともに種々の概念が付加され変化していく。②まずは，自然界の活動を起こさせる神，いわば自然の法則としての神である。③そして，正常な生命活動をおこなわせる神である。これはいわば生命活動の象徴としての神である。④さらに神は，優れた「こころ」の活動の意味ともなった。知恵，悟り，inspration などとの言い換えも可能であろう。

『素問』霊蘭秘典論には「心は君主の官也。神明出ず」とある。明とは，明るい，はっきりする，物事や道理がよくわかる，知恵，見通すなどの意味で，つまり見きわめる力の意味である。すなわち神明とは，神のもつ優れた精神思惟活動をいう。この条文に象徴されるように，医学領域での働きは以下のようにいえよう。

人はなにによって生かされており，さらにはなにが個性を生じさせるのか。この問いを，神という概念を用い答えようとした。精神活動を含めた健康的な生命活動を行わせ，人を人たらしめ，自己を自己たらしめているものは，神の働きだと考えたわけである。生命を起こさせている不思議な力は，天ではなく，生体の心の中にあると考えたところが，西洋のGODの考えとの大きな相違といえる。より具体的にいえば，神の働きとは，君主のごとく各器官を統一的に統轄し支配するものである。とはいえ，皇帝のように権力実行力をもって自ら直接調節管理するものとは考えられていない。各臓器は自主的にその活動をしているからである。むしろ各臓器が勝手に働かないようにうまくまとめていく作用，生きるように臓器を駆り立てていく作用と考えたほうがよい。

このように，人を活かしている存在が神である。逆にいえば生命とは，神によってもたらされたものであり，生命活動とは内なる神の力が映し出されたものともいえる。ここより外に現れた生命力を神というようにもなった。時には溌剌とした生

用語解説

命の姿も意味するようになった。得神とは生命力があるという意味であり、失神の本来の意味とは生命力が失われ、意識障害となった状態をいう。また「神を診る」とは、生命現象そのものを観察する意味である。神の働きで人は活かされ、それがなくなれば人は死をむかえる。まさに神とは生命を象徴するものといえよう。

津液〈しんえき〉

津とは、筆から滴が垂れる様子、あるいは切創から血が垂れる様子が原義といわれ、それより水が潤うところ、潤す、浅瀬、唾が湧くように興味がわく（興味津津）などの意味となった。液とは、一滴一滴と間隔をおき、垂れる水分の意味。すなわち本来、津とは体より出る粘稠性の低い薄い水分のことで、液とは濃い水分の意味であったが、両語を合わせて体内の水分（体液）の総称となった。おもに正常体液の意味として使用される。また津は唾液を指すこともある。

真寒仮熱〈しんかんかねつ〉

病態の本質（本）は寒証であるが、見かけ（標）は熱証に似た症状が出現する病症。熱感、ほてり感があるが、温暖を好む。顔色紅潮だが、時に出現しない。口渇があるが、熱飲を好む。脈洪大だが、按じると無力などの矛盾した症状を呈する。その他に、四肢冷感・透明尿・下痢・舌淡白舌・白苔などの寒証症状が出現する。寒が内に盛んで、そのため妨げられ追い出されるように、陽気が外に留まった裏寒格陽証。下部が真寒で、上部が仮熱の戴陽証の2つがある。慢性重篤疾患の末期に出現することが多い。

心神〈しんしん〉

東洋医学では心に宿る神の働きにより、精神活動を含めた健康的な生命活動が行われると考えている。心神とは、生命活動を行わせる根源的な力、人を人たらしめる力といえる。具体的には、君主のごとく各器官を統一的に統轄し支配するものというより、各臓器が勝手に働かないようにまとめていく作用、生きるように臓器を駆り立てていく作用といえる。

心神不安〈しんしんふあん〉

〔心神、安んぜず〕心にある神の機能が失調し、穏やかに働けない状態。動悸・不安・不眠・息切れ・脈結代、重度となれば意識障害・意識消失などの生命活動がおびやかされるような症状が出現する。

心腎不交〈しんじんふこう〉

〔心、腎、交わらず〕水火失済〔水火、済けるを失する〕ともいう。心腎交

通の関係が崩れ，腎水が昇らず，または心火が降りなくなった病態。すなわち，腎水が不足し，上昇して心を潤すことができず，また心火が下降して腎の陽気を助けられず，そのために心火が燃え上がった（心火亢盛）病態である。腎陰虚と心陰虚火旺が合併した病態ともいえる。不眠多夢・動悸・煩躁などの心火亢盛症状，耳鳴・めまい・健忘・腰痛・腰部下肢倦怠・遺精・夜間尿などの腎陰虚症状，潮熱盗汗・少苔や無苔・紅色舌・脈細数などの陰虚内熱症状を呈する。

心神不養〈しんしんふよう〉
〔心神，養われず〕滋養不足のため，心にある神の機能がうまく働かない状態。動悸・浅眠多夢・健忘などの症状が出現する。

水飲凌心〈すいいんりょうしん〉
〔水飲，心を凌ぐ〕「夌」字は，山や丘の稜線のことで，そこより，力を込めて稜線を越えるという意味が派生した。「凌」字は本来，「氷のこと」であったが，「夌」字の代用として「力ずくで相手の上に出る」「こえる」「力ずくでおかす」「おさえつける」「りきむ」「しのぐ」などの意味も加わった。この病態で「凌」字が使用されているのは，水飲を氷のイメージにだぶらせ，かつ水飲の邪が生体の上部にある心をしのぎ，その作用を虐げて押さえつける意味からである。

正気〈せいき〉
甲骨文字によれば，「正」字は「足」字のようにも，「止」字のようにもみえる。また上部の□は城郭都市を意味する。正とは，城に向かい止まる状態が原義であった。すなわち正は，城郭に向かい進撃し，これを征服して止まることが原義となる。征服の征である。戦った後は混乱した城郭を武力などの力で支配し治めることで秩序が回復される。政の字の由来である。そして，生活を安定させてくれた政権がまっとうな支配権力機構となる（正統）。この「正」字の語源より派生し，正しい（公正），誤りを道理に合うようにただす（改正），まともである（正道）などの意味が生じた。さらにまっすぐ（正面），真ん中（正中線）などの意味ともなったのである。このように「正」字は，征服後に混乱した状態を回復させることが本来の意味である。医学領域の正気は，この意味を受け継ぎ，健康に生きるために体内の状態を正常な状態に回復させ調整しようとする力や働きをいう。

腥臭〈せいしゅう〉
なまぐさく，魚のような臭い。ある

いは生肉や脂肪のような臭いをいう。ツンと刺激されるような臭いである。

整体観〈せいたいかん〉
整とは，きちんと正す（整理），正しくととのえる（整備）などが原義。ここより派生し，きちんとそろっている（整数），散らばらずにまとまっているという意味になった。つまり整体観とは，全体として一つにまとまったものとして考えていこうという観点である。

怔忡〈せいちゅう〉
情緒とは無関係で，持続時間が長い重症な動悸。怔とは，驚きビクビクして恐れる。忡とは，心が痛み心配で落ち着かない様。

清熱〈せいねつ〉
清とは，「水がきよく澄んだ状態」が原義であり，そこより，穢れなく澄み切る，さらに綺麗に整理する，澄み切って冷たく涼しいなどの意味となった。すなわち清熱とは，体の熱を冷まして取り去り，爽やかにするという意味である。

舌根〈ぜっこん〉
根とは，木の根の意味であるが，これより物事の一番下，つけね，物事が生じるおおもとなどの意味となった。つまり舌根とは舌のつけねという意味である。

舌質〈ぜっしつ〉
質とは，中身が詰まったものという意味であり，これより舌そのものを表すようになった。

切診〈せっしん〉
切とは，刃をくっつけて切り出す意味であり，これよりピッタリと密着する意味となった。切診とは，身体にくっつけて触れ密着させて診断する方法という意味である。

疝気〈せんき〉
単に疝ともいう。本来「疝」とは，疼痛の意味であり，特に腹痛を指していたが，後世になると種々の肝経の病態の意味で使用されるようになった。その主なものは以下の通りである。①大腿ヘルニアや鼠経ヘルニア。小腸気ともいう。②睾丸・陰嚢の腫大疼痛する病症。西洋医学では，睾丸炎・副睾丸炎・陰嚢水腫・睾丸腫瘍などに相当する。③腹痛とともに大小便が不通を伴う病症。西洋医学では腹膜炎や脊髄変性疾患，ヒステリーなどの随伴症状。現在では①と②の病症によく使用されるようである。

嘈雑感〈そうざつかん〉
嘈とは，ガヤガヤと喋る，ざわつくの意味で，嘈雑とはザワザワと落ち着かない意味。ここより，胃部の空虚なざわつき感，空腹感があるもこ

れに比べ食事の量が少ない，空腹感に似た不快感などの非健康的な空腹感，熱くヒリヒリするような胃痛に似た感覚などの症状をいう。食べたいが入らない状態。熱証（火嘈という），胃陰虚，痰，寄生虫などで出現する。このうち，熱証によるものは飢餓感が強く満腹感が得られないなどの症状を呈する。

糙苔〈ぞうたい〉
　糙とは玄米，くろ米の意味で，ここよりキメが粗い，雑などの意味となった。つまり糙苔とは燥苔から進行したもので舌苔が粗くまばらになったものである。

促脈〈そくみゃく〉
　促とは，幅や時間を短縮することで，早くするようにせき立てる，うながす，時間が縮まりせわしいなどの意味。つまり，せわしなくやってくる脈という意味である。

疎泄（疏泄）作用〈そせつ〉
　疎とは，束ねられたものを離して，間をあけるが原義。これより派生し，まばら，うとい（疎遠），さらに塞がったところを離してスラリと通っていく，流れていく（疎水）の意味となった。泄とは，液体や気体が漏れる，散る，除去されるなどの意味である。すなわち，疎泄とは物の間を，ちょうど水が流れるようにスムーズに通っていく状態を表す言葉であり，疎泄作用とは気を遅滞なくスムーズにめぐらせる作用をいう。疏泄とも書くが，意味は同じである。

た行

代脈〈たいみゃく〉
　代とは，互い違い，かわるがわるなどが原義で，AとBが入れ替わり立ち替わり交互に現れる意味。つまり，代脈とは脈拍の律動と欠落が交互にやってくる脈という意味から名付けられた。

多寐〈たび〉
　寐とは眠り込むことで，多寐とはよく眠ること。

治〈ち〉
　治の原義は，無秩序や混乱した状態に手を加えうまく調えること。河の氾濫を調整するのが治水であり，世の中の乱れを整え調和した秩序ある状態にするのが統治であり政治である。そして体内の病的状態という乱れを整え，体調を良好にするのが治療というわけである。

着痺〈ちゃくひ〉
　着痺とは，湿邪が取り付いた湿邪中心の痺証。著痺（ちゃくひ，ちょひ）ともいうが，これは着の本字が著だからである。着とは，あつまる，つ

用語解説

まるなどが原義。そこより、ひと所にくっつく、くっついて離れない、身に付く（着用）、ある場所に届く（着陸・到着）、落ち着く（着実）などの意味となった。つまり、着痺とは、湿邪が取り付きくっついて離れなくなった痺証の意味。なお、著には筆で定着させる、書き付ける、附着させるなどの意味がある。

中気下陥 〈ちゅうきかかん〉

〔中気，下に陥る〕脾虚の結果，脾の清陽の気の上昇力が低下した病態。食欲不振・下痢・倦怠感などの脾虚症状に加え、疲労や起立時や食後などの下垂感・脱肛や子宮下垂などの内臓下垂・めまい・頻尿・疲労後のほてり感・自盗汗・過多月経・易感冒などの症状が出現する。多くは慢性疾患にみられる。

中暑 〈ちゅうしょ〉

〔暑に中る〕中暍ともいう。夏季の炎熱の暑邪に襲われ発生した急性病症。熱中症のこと。熱感煩躁・大汗あるいは無汗・四肢硬直痙攣・意識障害・呼吸困難などが出現する。

癥 〈ちょう〉

癥瘕・積聚の項参照。

癥瘕・積聚 〈ちょうか・しゃくじゅう〉

癥と瘕の出典は『諸病源候論』，積と聚は『難経』である。出典が異なるため、癥瘕と積聚のペアでよく使用される。①癥瘕の「癥」の原義は、底の物が上にのぼりわずかに現出することであり、そこよりはっきりとした明らかな兆しを意味する。すなわち癥とは、腹部の難治性の硬度のある腫瘍を指す。「瘕」字の「叚」は仮のことで、みせかけの、一時的な、表面だけの、見かけ上などの意味である。すなわち、瘕とは移動性があり、軟らかく、見え隠れする腹部のかたまりを指す。②積の原義は、積み重なり刺激することであり、境界明瞭な固定性、疼痛性の腫瘍を指す。聚とは一カ所に集まる意味であり、浅部の移動性の集合離散するかたまりの病状のこと。以上のように、癥と積、瘕と聚はほぼ同様の形状であり、病理も同様である。すなわち、癥・積は明らかな腹部腫瘍であり、気・血・痰が結び付き形成される。ただし、癥は女性に多く、より難治性の下腹部の腫瘍を指すようである。また瘕・聚は、軽症の軟性・消失性のかたまりを指し、おもに気滞によって形成される。

癥積 〈ちょうしゃく〉

癥瘕・積聚の項参照。

倒経 〈とうけい〉

逆経、経行吐衄ともいう。倒とは、さかさまになる、逆になるの意味。下からの月経血が逆に上から出るこ

とで，月経時や月経1～2日前，あるいは月経後に鼻出血などがあることをいう。多くは月経血の減少か閉経となる。多くは肝火・胃火，陰虚火旺などの火が気とともに上昇して出現する。

統血〈とうけつ〉
〔血を統べる〕統とは，全体につながる糸のすじ（系統），取りまとめてしきる（統率），おさめる（統治），全体をまとめる（統計）などの意味。統血とは，血が脈より漏れないように，血を率先して率い導いていく作用をいう。統べるとは，全体をまとめて支配する，つまり統率するの意味である。

呑酸〈どんさん〉
呑とは飲み下すこと。呑酸とは，酸い液が胃から上昇するが，吐くまでもなく飲み下す症状。熱性のものが多く，肝気犯胃や食積などで出現するが，寒湿性のものもある。口中に酸味が込み上げること。

嫩舌〈どんぜつ〉
嫩とは，若くて柔らかい，かよわい，みずみずしいなどの意味がある。たとえば，嫩緑といえば新緑の意味。嫩は老の反対語となる。

な行

内傷雑病〈ないしょうざつびょう〉
ストレス，飲食の不節制，肉体疲労等によって内臓の機能が失調するために起こる疾病。

内風〈ないふう〉
内生五変の病態の一種。風気内動〔風気，内に動く〕ともいう。外界風邪による疾病ではなく，ある疾病の結果，体内に出現した風の病態。熱や陽気がこうじたり，血虚陰虚の結果，出現することが多い。めまい・動揺感・痙攣・震顫・筋肉の麻痺などを呈する。

濡脈〈なんみゃく〉
濡は濡れると訓読し，雨露に濡れたために軟らかくなった状態を意味する。

納気〈のうき〉
〔気を納める〕納とは，倉や容器などにおさめる，取り込む，受け入れるなどの意味。ちょうど人体に仕舞い込ませるように，外気をより深く肺に吸入させることで，腎の作用により行われる。浅拍呼吸防止作用ともいえる。

は行

肺癰〈はいよう〉
肺内に癰瘍を形成した病症。発熱・

咳嗽・胸痛・黄色や臭気性粘稠性の多痰，重症化すれば膿血痰などを呈する病症。西洋医学の肺化膿症・肺炎などに相当する。

鼻淵〈びえん〉

淵とは，深い池，奥深い様などの意味。これより鼻淵とは，慢性的に黄色や白色の粘性混濁した臭気を伴う鼻汁が出現する疾患を指す。重症化すると頭痛やめまいなどが出現する。西洋医学の副鼻腔炎や慢性鼻炎などに相当する。

脾虚生風〈ひきょせいふう〉

脾虚のために体内に風が吹いたような症状（生風）が出現するもの。脾虚症状のほか，緩やかな発作性の痙攣など。

痺証（痺証）〈ひしょう〉

風・寒・湿・熱の邪が経絡や筋に取り付き，そのために気血の運行が阻害され，関節や筋肉の疼痛・腫脹・しびれ・倦怠重圧感・運動障害などが出現した疾病。病因や病邪によって風・寒・湿・熱や痰瘀の各痺証，症状によって行・痛・著の各痺証などに分類される。

脾約〈ひやく〉

約とは，ヒモを引き締めて結び目立つようにするのが原義で，ひきしめる，しめくくる，まとめる，つつましいなどの意味となった。脾約の約とは，脾臓がとりしまる，ひきしめるの意味。脾約とは，胃気が亢進し，脾の陽気が不足する病態。脾の運化作用が失調し，胃の津液がめぐらなくなり，大腸の津液が不足し熱を帯びてしまった病態。大便乾燥硬便，頻尿，腹部脹満感などが出現する。便秘となるがあまり苦痛ではなく，頻尿が出現するところが特徴となる。

表証〈ひょうしょう〉

表の原義は，毛皮の毛を出して着ることであり，さらに衣服の外側，上着の意味となり，転じて物の表面，外側に現れ出たものなどの意味となった。表には，外側に浮き出るの意味が内包されている。つまり表証とは，体表部にはっきりと現れた症状のこと。外界に接する皮膚関節・咽頭・頭部の症状をいう。

標本兼治〈ひょうほんけんち〉

〔標と本，兼ねて治す〕標本兼顧ともいう。ある疾病の標と本を同時に治療すること。おもに正気の虚（虚証＝本）と邪（実証＝標）が，ともに重度な病症のときに使用される。

風水〈ふうすい〉

表証を伴い顔面を中心とした浮腫が出現する水腫（浮腫）病の一種。風邪の侵襲により肺の水道通調作用が低下し，皮下に水分が停滞したもの。急性で悪寒や悪風発熱・顔面や四肢

の浮腫・小便不利などが出現したもの。疎風宣肺利水が治法となる。

風痰〈ふうたん〉
①風に随い痰が移動し出現する病症。脾虚や肥満などで生じた痰が，肝風などに乗り，頭部に上昇したり，経絡に停滞して出現した病態。めまい・悪心嘔吐・喀痰・痙攣・しびれ感，さらには片麻痺や顔面麻痺・意識障害などが出現する。眩暈・中風・癲癇・面㿉(めんたん)などの病態の1つ。②外感風邪と痰が結んだ病態をいう場合もある。

聞診〈ぶんしん〉
「聞」字の門とは，閉じられ中が隠れ見えなくするものであると同時に，隙間から出入りするところでもある。これより聞には，よくわからないこと，へだたったことが耳に入ってくる意味となった。さらによくわからないことを聞き出す意味も含まれる。また，においを嗅ぐ意味もある。つまり聞診とは，不明なものを聞き出していく診断の意味である。

亡陰〈ぼういん〉
亡とは，あったものが姿を消す，なくなる，ほろびる，逃げて姿を隠すなどの意味。極度に陰液が不足し，そのために陽気が収納不能，つまり陽気をつなぎ止めておけなくなり，運動性のある陽気は外に向かい，これに従い陰液が漏出した病態である。西洋医学の脱水症や出血性ショックなどに相当する。亡陽とは逆に動にして温なる症状が特徴である。すなわち，熱感を伴う大汗・四肢体躯の熱感・顔色紅潮・冷水を好む口渇・粗い呼吸・紅色乾燥舌・洪大や細数脈だが無根（力がない）などの症状が出現する。

望診〈ぼうしん〉
西洋医学の視診に相当する診断法。望むとは，見えないものを見ようとする意味であり，病態をはっきりさせようと観察する診断方法。望診は大きく，全身状態の観察と局所の観察の2つに分類される。

亡陽〈ぼうよう〉
体内の陽気が極度に消耗し，まさに陽気が消失せんとする重篤な病症。西洋医学のショック状態に相当する。静にして冷なる症状を特徴とする。すなわち，低粘稠透明の大汗・四肢体躯の冷感・顔面蒼白・倦怠感・精神萎縮・呼吸減弱・口渇（－）・熱飲を欲する・脈微弱などの症状が出現する。

崩漏〈ほうろう〉
崩中漏下ともいう。不正性器出血のこと。崩とは，山が両側から突然にくずれることで，突然の多量の出血をいう。漏とは，雨がもれることで，

用語解説

絶えず出血することをいう。これらは互いに変化して出現することも多く，一般的には合わせて使用する。腎陰虚・腎陽虚・脾虚・瘀血などのため，衝任脈が損傷し経血を調節できないために出現する。

奔豚〈ほんとん〉
下腹部から発作的に動悸が咽喉部まで突き上げるように出現するもの。時には呼吸が止まるほどの激しいものもある。不安神経症・ヒステリーなどのときにみられる。

ま行

無根苔〈むこんたい〉
無根苔とは，舌苔を生じる生命力に乏しいという意味である。

妄行〈もうこう〉
妄とは，女性に心が奪われ我を忘れた行動をすることであり，みだら・でたらめ・いい加減などの意味。妄行とは，「こころ」に火がつき，無茶な行動をするように，デタラメに血が動き回り出血することである。

や行

余瀝〈よれき〉
排尿後も尿が滴り落ちて止まらない状態。

ら行

理気〈りき〉
〔気を理める〕里とは，本来田畑のことであり，耕作され，筋が入り整理された土地の意味である。王は玉を意味し，玉の筋目の意味（大理石）が原義である。そこより派生し，理とは，物事の筋道（条理），筋道を立てて思考する（理論），筋を立てて整理し処理する（理事），整えるなどの意味となった。すなわち理気とは，生命の法則にのっとって気の流れを正しく整える，うまく処理することとなる。理気を「気を理める」と訓読するのは，以上の理由による。このように，理気という言葉には，単に気をめぐらせる（行気）だけでなく，気の上逆を降し整える（降気）などのような，気を正しくめぐらせる作用も含まれる。ただし一般的には，気の力を補う作用（補気）は含めない。

裏急後重〈りきゅうこうじゅう〉
〔裏，急にして，後も重なる〕裏とは，内部のことで，ここでは腸を指す。重とは，つづいて，かさなる，くりかえす，程度がひどいなどの意味。すなわち，腹痛とともに急激な切迫した排便感が起こり，排便後も残便感が残り，また排便したくなる

もの。多くは痢疾（中毒性下痢など）で出現する。

裏証〈りしょう〉
裏とは，布地の筋模様がある裏地より転じて，物の内側の意味。体表面の病症（表証）以外の部位の病変のこと。

癃閉〈りゅうへい〉
排尿困難の総称。小便不利と同様。癃とは，疲れる，衰弱する，老衰するなどの意味で，尿がスムーズに出ないこと。閉とは，尿がごく少量であったり出ないことをいう。前者は軽症，後者は重症である。湿熱下注・腎虚・結石・津液不足などで出現する。

淋病〈りんびょう〉
淋証ともいう。淋とは，水が林のように絶え間なくひたたるという意味。西洋医学の性病の淋病にとどまらず，頻尿・残尿感・排尿痛などを呈する膀胱炎や尿道炎などを指す。熱淋・石淋・膏淋・血淋・労淋の5種があり五淋と呼ばれる。膀胱に湿熱が貯留した病態（下焦湿熱証・膀胱湿熱）が多く，清熱利湿がおもな治法となる。

老舌〈ろうぜつ〉
老の原義は，腰を曲げた年寄りの意味。年を取って体が固くなる，さらには物事をよく知っていることへの敬称，経験を積んでいるなどの意味となった。老舌とは，古い舌の意味ではなく，舌質が固くしまっている舌の意味である。

弄舌〈ろうぜつ〉
弄とは，両手の中に玉を入れて慰めものにすることが原義。ここより，いつまでももてあそぶ，勝手に扱う，行うなどの意味となった。つまり弄舌とは，いつまでも，もてあそんでいるように唇を舌で舐めたり，引っ込めたりする意味である。

牢脈〈ろうみゃく〉
牢とは，牛などの家畜を小屋に閉じ込めることが原義で，そこより，閉じ込める部屋（牢獄），さらに硬く動きがとれない状態（堅牢）などを意味する語となった。牢脈とは，皮膚の奥に閉じ込められた非常に硬く動かないような脈という意味である。

方剤一覧

（ここでは，本文中で＊の付いている医療用漢方製剤にない方剤の組成を示す）

〈ア〉

一貫煎（『続名医類案』）
　北沙参　麦門冬　当帰　生地黄　枸杞子　川楝子

右帰丸（『景岳全書』）
　熟地黄　山薬　山茱萸　枸杞子　鹿角膠　菟絲子　杜仲　当帰　肉桂　附子

烏頭湯（『金匱要略』）
　烏頭　蜂蜜　麻黄　芍薬　黄耆　甘草

益胃湯（『温病条弁』）
　沙参　麦門冬　氷砂糖　生地黄　玉竹

益腎調経湯（『中医婦科治療学』）
　杜仲　続断　熟地黄　当帰　白芍　益母草　艾葉　巴戟天　烏薬

黄耆桂枝五物湯（『金匱要略』）
　黄耆　桂枝　芍薬　生姜　大棗

黄連阿膠湯（『傷寒論』）
　黄連　黄芩　芍薬　卵黄　阿膠

温腎調気湯（『中医婦科治療学』）
　杜仲　続断　桑寄生　烏薬　破故紙　菟絲子　艾葉　狗脊

温衝湯（『医学衷中参西録』）
　山薬　当帰　補骨脂　附子　肉桂　茴香　桃仁　紫石英　鹿角膠

〈カ〉

化肝煎（『景岳全書』）
　青皮　陳皮　芍薬　牡丹皮　山梔子　沢瀉　貝母

膈下逐瘀湯（『医林改錯』）
　五霊脂　当帰　川芎　桃仁　牡丹皮　赤芍　烏薬　延胡索　甘草　香附子　紅花　枳殻

加減一陰煎（『景岳全書』）
　生地黄　熟地黄　麦門冬　芍薬　知母　地骨皮　炙甘草

藿香正気散（『和剤局方』）
　大腹皮　白芷　蘇葉　茯苓　半夏麹　白朮　陳皮　厚朴　桔梗　藿香　甘草　生姜　大棗

葛根芩連湯（『傷寒論』）
　葛根　炙甘草　黄芩　黄連

活絡丹（『和剤局方』）
　川烏頭　草烏頭　没薬　乳香　天南星　地竜

加味四物湯（『医宗金鑑』）
　当帰　川芎　生地黄　蒲黄　瞿麦　桃仁　牛膝　滑石　甘草梢　木香　木通

方剤一覧

冠心Ⅱ号方(北京中医研究院西苑医院)
　丹参　赤芍　川芎　紅花　降香
甘露消毒丹(『温熱経緯』)
　滑石　茵陳　黄芩　石菖蒲　貝母
　木通　藿香　射干　連翹　薄荷　白豆蔲
帰腎丸(『景岳全書』)
　熟地黄　山薬　山茱萸　枸杞子　杜仲
　菟絲子　茯苓　当帰
芎芷石膏湯(『医宗金鑑』)
　川芎　石膏　羌活　白芷　菊花　藁本
姜黄散(『聖済総録』)
　姜黄　丁香　当帰　芍薬
羌活勝湿湯(『内外傷弁惑論』)
　羌活　独活　藁本　防風　炙甘草
　川芎　蔓荊子
玉女煎(『景岳全書』)
　石膏　熟地黄　麦門冬　知母　牛膝
玉屏風散(『医方類聚』)
　防風　黄耆　白朮
挙元煎(『景岳全書』)
　人参　黄耆　炙甘草　升麻　白朮
銀翹散(『温病条弁』)
　連翹　金銀花　桔梗　薄荷　淡竹葉
　甘草　荊芥穂　淡豆豉　牛蒡子　芦根
九味羌活湯(『此事難知』)
　羌活　防風　蒼朮　細辛　川芎　白芷
　生地黄　黄芩　甘草
桂枝附子湯(『傷寒論』)
　桂枝　大棗　生姜　甘草　附子
血府逐瘀湯(『医林改錯』)
　桃仁　当帰　紅花　赤芍　牛膝　川芎
　桔梗　柴胡　枳殻　生地黄　甘草
蠲痺湯(『医学心悟』)
　羌活　独活　肉桂　秦艽　当帰　川芎
　炙甘草　海風藤　桑枝　乳香　木香
交泰丸(『韓氏医通』)
　黄連　肉桂
杞菊地黄丸(『医級』)
　熟地黄　山茱萸　山薬　茯苓　沢瀉
　牡丹皮　菊花　枸杞子

〈サ〉

柴胡疏肝散(『景岳全書』)
　柴胡　芍薬　香附子　枳殻　川芎
　炙甘草　陳皮
柴胡疏肝湯(『医学統旨』)
　柴胡　芍薬　枳実　甘草　香附子
　川芎　青皮
左帰飲(『景岳全書』)
　熟地黄　山薬　山茱萸　枸杞子　茯苓
　炙甘草
左帰丸(『景岳全書』)
　熟地黄　山薬　山茱萸　枸杞子　菟絲子　鹿角膠　亀板膠　牛膝
左金丸(『丹渓心法』)
　黄連　呉茱萸
三仁湯(『温病条弁』)
　杏仁　滑石　通草　白豆蔲　竹葉
　厚朴　薏苡仁　半夏
三痺湯(『婦人良方』)
　続断　杜仲　防風　肉桂　細辛　人参

357

方剤一覧

茯苓　当帰　白芍　黄耆　牛膝　甘草
秦艽　生地黄　川芎　独活

四逆湯（『傷寒論』）
附子　乾姜　甘草

滋血湯（『証治準縄』）
人参　山薬　黄耆　茯苓　川芎　当帰
白芍　熟地黄

四神丸（『証治準縄』）
肉豆蔲　五味子　補骨脂　呉茱萸
大棗　生姜

滋水清肝飲（『医宗己任編』）
熟地黄　山薬　山茱萸　牡丹皮　茯苓
沢瀉　柴胡　白芍　山梔子　酸棗仁
当帰

失笑散（『和剤局方』）
五霊脂　蒲黄

柿蒂湯（『済生方』）
柿蒂　丁香　生姜

四妙丸（『成方便読』）
黄柏　薏苡仁　蒼朮　牛膝

朱砂安神丸（『医学発明』）
朱砂　黄連　炙甘草　生地黄　当帰

小営煎（『景岳全書』）
熟地黄　当帰　白芍　山薬　枸杞子
炙甘草

生地黄散（『血証論』）
生地黄　側柏葉　茅根　川芎　黄芩
桔梗　山梔子　蒲黄　阿膠　牡丹皮
白芍　甘草

舒鬱清肝湯（『中医婦科治療学』）
当帰　白芍　白朮　柴胡　香附子

鬱金　黄芩　山梔子　牡丹皮　甘草

少腹逐瘀湯（『医林改錯』）
小茴香　乾姜　延胡索　没薬　当帰
川芎　肉桂　赤芍　蒲黄　五霊脂

逍遙散（『和剤局方』）
柴胡　茯苓　白朮　当帰　芍薬　甘草
生姜　薄荷

耳聾左慈丸（『重訂広温熱論』）
熟地黄　山茱萸　炒山薬　沢瀉　牡
丹皮　茯苓　磁石　石菖蒲　五味子

身痛逐瘀湯（『医林改錯』）
秦艽　川芎　桃仁　紅花　甘草　羌活
没薬　当帰　五霊脂　香附子　牛膝
地竜

参苓白朮散（『和剤局方』）
蓮肉　薏苡仁　縮砂　桔梗　扁豆
茯苓　人参　甘草　白朮　山薬

清胃散（『蘭室秘蔵』）
生地黄　当帰　牡丹皮　黄連　升麻

清営湯（『温病条弁』）
犀角（水牛角）　生地黄　玄参　竹葉
心　麦門冬　丹参　黄連　金銀花
連翹

清化飲（『景岳全書』）
芍薬　麦門冬　牡丹皮　茯苓　黄芩
生地黄　石斛

清経散（『傅青主女科』）
牡丹皮　地骨皮　白芍　熟地黄　青蒿
茯苓　黄柏

清熱調血湯（『古今医鑑』）
当帰　川芎　白芍　生地黄　黄連

香附子　桃仁　紅花　延胡索　牡丹皮
莪朮

聖癒湯（『医宗金鑑』）
人参　黄耆　熟地黄　当帰　川芎
白芍

洗肝明目散（『万病回春』）
当帰　川芎　赤芍　生地黄　黄連
黄芩　山梔子　石膏　連翹　防風
荊芥　薄荷　羌活　蔓荊子　菊花
白蒺藜　草決明　桔梗　甘草

宣痺湯（『温病条弁』）
防已　杏仁　滑石　連翹　山梔子
薏苡仁　半夏　蚕砂　赤小豆皮

旋覆花代赭石湯（『傷寒論』）
旋覆花　人参　生姜　代赭石　炙甘草
半夏　大棗

桑菊飲（『温病条弁』）
桑葉　菊花　杏仁　連翹　薄荷　桔梗
甘草　芦根

蒼耳子散（『重訂厳氏済生方』）
辛夷　蒼耳子　白芷　薄荷

桑螵蛸散（『本草衍義』）
桑螵蛸　遠志　菖蒲　竜骨　人参
茯神　当帰　亀板

疎肝解鬱湯（『中医婦科治療学』）
香附子　青皮　柴胡　鬱金　丹参
川芎　沢蘭　延胡索　金鈴炭

〈タ〉

大補元煎（『景岳全書』）
人参　熟地黄　山薬　山茱萸　当帰

枸杞子　炙甘草　杜仲

脱花煎（『景岳全書』）
当帰　肉桂　川芎　牛膝　車前子
紅花

知柏地黄丸（『医宗金鑑』）
知母　黄柏　牡丹皮　熟地黄　山茱萸
山薬　沢瀉　茯苓

丁香散（『古今医統』）
丁香　柿蒂　炙甘草　高良姜

調肝湯（『傅青主女科』）
山薬　阿膠　当帰　白芍　山茱萸
巴戟天　甘草

沈香散（『医宗必読』）
沈香　石葦　滑石　当帰　王不留行
瞿麦　赤芍　白朮　冬葵子　甘草

通竅活血湯（『医林改錯』）
赤芍　川芎　桃仁　紅花　葱白　生姜
大棗　麝香

痛瀉要方（『丹渓心法』）
白朮　白芍　陳皮　防風

通瘀煎（『景岳全書』）
当帰　山楂子　香附子　紅花　烏薬
青皮　木香　沢瀉

抵当丸（『傷寒論』）
水蛭　虻虫　桃仁　大黄

天王補心丹（『校注婦人良方』）
人参　茯苓　玄参　丹参　桔梗　遠
志　当帰　五味子　麦門冬　天門冬
柏子仁　酸棗仁　生地黄

天麻鈎藤飲（『雑病証治新義』）
天麻　鈎藤鈎　石決明　山梔子　黄芩

方剤一覧

　牛膝　杜仲　益母草　桑寄生　夜交
　藤　朱茯神

当帰六黄湯（『蘭室秘蔵』）
　当帰　生地黄　熟地黄　黄芩　黄柏
　黄連　黄耆

導赤散（『小児薬証直訣』）
　生地黄　木通　甘草梢　竹葉

導痰湯（『校注婦人良方』）
　半夏　天南星　枳実　茯苓　陳皮
　炙甘草　生姜

独活寄生丸（『備急千金要方』）
　独活　桑寄生　杜仲　牛膝　細辛
　秦艽　茯苓　肉桂　防風　川芎　人参
　甘草　当帰　白芍　生地黄

〈ハ〉

八物湯（『医塁元戎』）
　当帰　川芎　芍薬　熟地黄　延胡索
　川楝子　木香　檳榔

白虎湯（『傷寒論』）
　石膏　知母　甘草　粳米

保陰煎（『景岳全書』）
　生地黄　熟地黄　芍薬　山薬　続断
　黄芩　黄柏　甘草

保元湯（『博愛心鑑』）
　人参　黄耆　甘草　肉桂　生姜

保和丸（『丹渓心法』）
　山楂子　神麹　半夏　茯苓　陳皮
　連翹　莱菔子

〈マ〉

妙香散（『沈氏尊生書』）
　山薬　茯苓　茯神　遠志　黄耆　人参
　桔梗　甘草　木香　朱砂　麝香

〈ヤ〉

養陰清肺湯（『重楼玉鑰』）
　生地黄　麦門冬　生甘草　玄参　貝
　母　牡丹皮　薄荷　白芍

養心湯（『証治準縄』）
　党参　黄耆　当帰　茯神　茯苓　柏子
　仁　遠志　半夏麹　肉桂　炙甘草
　川芎　酸棗仁　五味子

〈ラ〉

苓桂甘棗湯（『傷寒論』）
　茯苓　桂枝　大棗　炙甘草

両地湯（『傅青主女科』）
　生地黄　玄参　白芍　阿膠　麦門冬
　地骨皮

良附丸（『良方集腋』）
　高良姜　香附子

連珠飲（『内科秘録』）
　当帰　白朮　川芎　甘草　芍薬　地黄
　茯苓　桂皮

連朴飲（『霍乱論』）
　厚朴　黄連　石菖蒲　半夏　淡豆豉
　山梔子　芦根

用語索引

あ

噯気‥‥‥‥‥‥‥‥‥‥ 54, 205
悪風‥‥‥‥‥‥‥‥‥‥‥ 130
按‥‥‥‥‥‥‥‥‥‥‥‥ 103
安神‥‥‥‥‥‥‥‥‥‥‥ 221

い

胃陰不足‥‥‥‥‥‥‥ 198, 258
畏寒‥‥‥‥‥‥‥‥‥‥‥ 130
胃寒証‥‥‥‥‥‥‥‥‥‥ 252
胃脘痛‥‥‥‥‥‥‥‥‥‥ 248
胃気‥‥‥‥‥‥‥‥‥‥‥ 104
胃気上逆‥‥‥‥‥‥‥ 201, 205
一指定関法‥‥‥‥‥‥‥‥ 103
胃痛‥‥‥‥‥‥‥‥‥‥‥ 248
痿軟舌‥‥‥‥‥‥‥‥‥‥ 88
遺尿‥‥‥‥‥‥‥‥‥‥‥ 194
胃熱証‥‥‥‥‥‥‥‥‥‥ 253
胃反‥‥‥‥‥‥‥‥‥‥‥ 202
陰液不足‥‥‥‥‥‥‥‥‥ 143
陰黄‥‥‥‥‥‥‥‥‥‥‥ 65
陰虚‥‥‥‥‥‥‥‥ 69, 143, 322
陰虚火旺‥‥‥‥‥‥‥ 213, 223
陰虚血熱‥‥‥‥‥‥‥‥‥ 321
陰虚潮熱‥‥‥‥‥‥‥‥‥ 139
陰虚内熱‥‥‥‥‥‥‥‥‥ 146
陰虚発熱‥‥‥‥‥‥‥‥‥ 141
陰虚不眠‥‥‥‥‥‥‥‥‥ 221
陰虚陽盛‥‥‥‥‥‥‥ 222, 260
隠痛‥‥‥‥‥‥‥‥‥‥‥ 244
陰陽不交‥‥‥‥‥‥‥‥‥ 220
陰陽両虚‥‥‥‥‥‥‥‥‥ 69

う

運化作用‥‥‥‥‥‥‥‥‥ 183
温（瘟）病‥‥‥‥‥‥‥‥ 44

え

栄舌‥‥‥‥‥‥‥‥‥‥‥ 85
衛気‥‥‥‥‥‥‥‥‥‥‥ 143
衛表不固証‥‥‥‥‥‥‥‥ 145

お

嘔吐‥‥‥‥‥‥‥‥‥‥‥ 201
往来寒熱‥‥‥‥‥‥‥‥‥ 136

索引

悪寒・・・・・・・・・・・・・・・・・・・・・・・ 129
悪寒戦慄・・・・・・・・・・・・・・・・ 71, 130
悪寒発熱・・・・・・・・・・・・・・・・・・・ 134
瘀血・・・・・・・・・・・・・・24, 29, 150, 234,
　　　　　　　　　241, 257, 321, 326
瘀血頭痛・・・・・・・・・・・・・・・・・・・ 271
瘀血発熱・・・・・・・・・・・・・・・・・・・ 141
悪心・・・・・・・・・・・・・・・・・・・・・・・ 201
温法・・・・・・・・・・・・・・・・・・・・・・・・ 24

か

火　・・・・・・・・・・・・・・・・・・・・・・・・ 65
外感・・・・・・・・・・・・・・・・・・・・・・・ 260
外感頭痛・・・・・・・・・・・・・・・・・・・ 262
外感病・・・・・・・・・・・・・・・・44, 84, 229
咳嗽・・・・・・・・・・・・・・・・・・・・・・・ 210
灰苔・・・・・・・・・・・・・・・・・・・・・・・・ 96
夏季発熱・・・・・・・・・・・・・・・・・・・ 141
喀痰・・・・・・・・・・・・・・・・・・・・・・・ 210
革脈・・・・・・・・・・・・・・・・・・・・・・・ 117
火邪・・・・・・・・・・・・・・・・・・・・・・・ 210
過少月経・・・・・・・・・・・・・・・・・・・ 328
過多月経・・・・・・・・・・・・・・・・・・・ 326
仮神・・・・・・・・・・・・・・・・・・・・・・・・ 61
仮苔・・・・・・・・・・・・・・・・・・・・・・・・ 92
下注・・・・・・・・・・・・・・・・・・・・・・・ 232
滑数脈・・・・・・・・・・・・・・・・・・・・・ 122
滑苔・・・・・・・・・・・・・・・・・・・・・・・・ 90
滑脈・・・・・・・・・・・・・・・・・・・・・・・ 113
肝鬱化火・・・・・・・・・・・・・・・・・・・ 230

肝鬱血熱・・・・・・・・・・・・・・・・・・・ 321
肝火上炎・・・・・・・・・・・・ 156, 265, 266
肝気鬱結・・・・・・・・・・ 191, 230, 265, 331
寒凝血瘀・・・・・・・・・・・・・・・・・・・ 325
寒凝胞中・・・・・・・・・・・・・・・・・・・ 315
肝血虚・・・・・・・・・・・・・・・・・・・・・ 244
寒湿・・・・・・・・・・・・・・・・・・・・・・・ 188
寒証・・・・・・ 23, 69, 71, 241, 251, 310, 315
肝腎両虚痺・・・・・・・・・・・・・・・・・ 289
乾燥舌・・・・・・・・・・・・・・・・・・・・・・ 86
寒熱往来・・・・・・・・・・・・・・・・・・・ 136
寒熱錯雑証・・・・・・・・・・・・・・・・・ 286
肝の疎泄作用・・・・・・・・・・・・・・・ 300
肝風・・・・・・・・・・・・・・・・・・・・・・・ 156
肝風挟痰・・・・・・・・・・・・・・・・・・・ 156
肝風内動・・・・・・・・・・・・・・・・ 71, 267
緩脈・・・・・・・・・・・・・・・・・・・・ 111, 118
肝陽上亢・・・・・・・・・・・ 88, 156, 265, 267

き

気　・・・・・・・・・・・・・・・・・・・ 25, 32, 69
喜按・・・・・・・・・ 186, 244, 305, 314, 317, 325
気化・・・・・・・・・・・・・・・・・・・・・・・・ 18
気虚・・・・・・・・・ 32, 145, 146, 150, 226,
　　　　　　　　244, 307, 314, 318, 326
気虚頭痛・・・・・・・・・・・・・・・・・・・ 268
気血不足・・・・・・・・・・・・・・・・ 212, 314
気血両虚・・・・・・・・・・・・・・ 33, 212, 269
気血両虚痺・・・・・・・・・・・・・・・・・ 288
気滞・・・・・・・・・・・・・・・・・ 242, 256, 325

気滞瘀血	314
吃逆	205
気秘	176
瘧疾	71
久瀉	186
挙	103
拒按	186, 240, 314, 317, 325
驚悸	210
強硬舌	88
胸痛	293
脇痛	294
鏡面舌	91
竅絡失和	259
虚火上炎	223
虚寒証	71, 130, 323
虚実錯雑証	28
虚証	28, 68, 69, 250, 313
虚熱	69, 132, 326
虚秘	177
虚痺	288
祛風法	24
虚脈	112
虚陽上浮	150
金	64
緊脈	117

く

空痛	244

け

経行後期	321
経早	318
経遅	321
経絡	19, 239, 300, 301
痙攣痛	244
血	32
血寒証	323
血虚	33, 69, 244, 306, 314, 322
血虚頭痛	269
月経	298
月経先期	318
月経痛	312
月経不定期	330
厥証	111
血熱	321, 326
結脈	119
下痢	183
眩暈	43, 155
元気	26
弦細脈	122
弦数脈	122
弦脈	117

こ

口渇	53, 206
光滑舌	91
口乾	53, 208
洪数脈	122

紅舌	84
絳舌	84
口燥	208
黄苔	94
厚苔	89
『黄帝内経』	3, 10, 22
行痺	284
哮病	71
洪脈	115
芤脈	110
絞扼痛	244
黒苔	96
五更瀉	188, 191
五心煩熱	139
枯舌	85
骨蒸潮熱	139
固定痛	244
根	105

さ

細脈	114
数脈	107, 112
嗄声	218
三多一消	201
三部九候	101
散脈	110

し

嗜臥	238

自汗	146
歯痕	86
四肢痛	296
嗜食	201
四診	41
刺舌	87
紫舌	85
膩苔	89
刺痛	244
失音	218
湿温潮熱	139
湿困脾胃	231
湿証	241
実寒証	130, 317, 325
実証	27, 69, 249, 307, 314
失神	60
失声	218
湿盛	185
湿熱	150, 189, 231
湿熱下注	317
実熱	132, 321, 326
実秘	175
疾脈	112
実脈	107, 112
紫斑	85
嗜眠	238
耳鳴	169
邪	27, 69
邪気擾乱	222
灼熱痛	244
弱脈	115

雀目……………………………… 158	腎虚 …………… 191, 244, 314, 330
邪擾心神………………………… 228	腎虚頭痛……………………… 270
邪熱……………………………… 143	心血瘀阻……………………… 216
重圧痛…………………………… 244	心神………………………… 210, 220
渋脈……………………………… 114	心神失養……………………… 211
痒夏………………… 141, 190, 228, 229	心神不安…………………… 210, 221
循衣摸床………………………… 61	心腎不交……………………… 223
証…………………………… 25, 33, 45	心神不寧……………………… 210
消渇……………………………… 43, 201	心神不養……………………… 225
傷寒……………………………… 44, 71	震顫舌…………………………… 88
傷寒病…………………………… 144	真苔……………………………… 92
上擾心神………………………… 214	身熱不揚……………………… 139
上焦熱盛………………………… 150	心陽虚………………………… 212
少神……………………………… 60	
昇提作用………………………… 302	**す**
小脈……………………………… 114	
衝脈………………………… 300, 301	水………………………………… 67
食思不振………………………… 197	水飲凌心……………………… 214
食積…… 29, 81, 185, 189, 233, 243, 253	睡眠……………………………… 219
濇脈……………………………… 114	頭汗……………………………… 150
除湿法…………………………… 24	頭痛………………………… 259, 274
除中……………………………… 197	
耳聾……………………………… 169	**せ**
神………………………… 59, 85, 105	
尋………………………………… 103	精………………………………… 299
津液……………………………… 86	正気…………………… 27, 68, 85
心火火旺………………………… 229	正気不足……………………… 28
心下痛…………………………… 248	青紫舌…………………………… 85
真寒仮熱………………………… 150	青舌……………………………… 85
心悸……………………………… 210	整体観…………………………… 25
心気虚…………………………… 212	怔忡……………………………… 210

365

索引

清熱法 …………………… 24
舌下静脈 ………………… 87
舌根 ……………………… 78
舌質 …………………… 78, 84
切診 …………………… 41, 75
舌診 ……………………… 78
舌尖 ……………………… 78
舌体 ……………………… 78
舌苔 …………………… 78, 89
舌中 ……………………… 78
舌辺 ……………………… 78
涎 ……………………… 208
戦汗 …………………… 147
疝気 …………………… 111
喘証 …………………… 71
全身痛 ………………… 296
染苔 …………………… 79

そ

総按 …………………… 102
蔵血作用 ……………… 300
相兼脈 ………………… 120
嘈雑感 ………………… 198
燥証 …………………… 23
瘦舌 …………………… 87
燥苔 …………………… 90
糙苔 …………………… 90
壮熱 …………………… 138
腠理閉塞 ……………… 144
促脈 …………………… 119

疎泄作用 ……………… 301

た

唾 ……………………… 208
帯脈 …………………… 301
代脈 …………………… 118
大脈 …………………… 116
多汗 …………………… 147
多寐 …………………… 238
単按 …………………… 102
痰飲 ……… 23, 24, 29, 69, 241, 257, 325
痰飲頭痛 ……………… 271
痰瘀痺証 ……………… 287
痰瘀痺阻 ……………… 287
痰火擾心 ……………… 215
但寒不熱 ……………… 137
短縮舌 ………………… 88
痰熱 …………………… 231
但熱不寒 ……………… 138
淡白舌 ………………… 84
短脈 …………………… 116

ち

地図状舌 ……………… 90
遅脈 …………………… 111
着痺 …………………… 285
中気下陥 ……………… 190
中取 …………………… 103
中暑 …………………… 229

中暑証	228
癥瘕	111
潮熱	139
脹満痛	244
長脈	116
著痺	285
沈細数脈	120
沈取	103
沈渋脈	120
沈遅脈	120
沈脈	107, 110

つ

痛痺	285

て

天癸	301
点舌	87

と

土	64
盗汗	146
動悸	210
統血作用	302
疼痛	239
動風	71
動脈	113
得神	59

督脈	300, 301
吐舌	88
呑酸	54
嫩舌	83, 86

な

内傷	260
内傷雑病	44
内傷頭痛	265
内風	88
難聴	169
濡脈	115

に

日晡潮熱	139
二便	173
尿失禁	194
任脈	300, 301

ね

熱証	23, 69, 251, 309, 317
熱性	243
熱秘	175
熱痺	286

の

納気作用	71

索引

納少 ･････････････････････････････ 197

は

白苔 ･････････････････････････････ 94
薄苔 ･････････････････････････････ 89
剝落舌 ･･･････････････････････････ 90
八綱脈 ･･･････････････････････････ 108
発熱 ･････････････････････････････ 132
反胃 ･････････････････････････････ 202
胖大舌 ･･･････････････････････････ 86
半表半裏 ･････････････････････････ 136

ひ

脾胃虚寒 ･････････････････････････ 258
鼻衄 ･････････････････････････････ 161
脾虚 ･･････････････ 184, 185, 190, 244, 332
鼻鈕 ･････････････････････････････ 163
痺証 ･････････････････････････････ 279
肥大舌 ･･･････････････････････････ 86
脾の運化作用 ･････････････････････ 300
微脈 ･････････････････････････････ 115
表気虚証 ･････････････････････････ 143
表証 ･････････････････････････････ 144

ふ

風寒湿痺 ･････････････････････････ 283
風寒頭痛 ･････････････････････････ 262
風湿熱痺 ･････････････････････････ 286

風証 ･････････････････････････････ 23
風痰 ･････････････････････････････ 88
風熱証 ･･･････････････････････････ 145
風熱頭痛 ･････････････････････････ 263
風痺 ･････････････････････････････ 284
不栄則痛 ･････････････････････････ 243
浮緩脈 ･･･････････････････････････ 120
浮緊脈 ･･･････････････････････････ 120
複合脈 ･･･････････････････････････ 120
腹痛 ･････････････････････････････ 295
伏脈 ･････････････････････････････ 110
浮取 ･････････････････････････････ 103
浮数脈 ･･･････････････････････････ 120
腐苔 ･････････････････････････････ 90
不痛則痛 ･････････････････････････ 239
浮脈 ･･･････････････････････ 20, 107, 109
不眠 ･････････････････････････････ 220
聞診 ･････････････････････････････ 41

へ

閉証 ･････････････････････････････ 111
平息 ･････････････････････････････ 105
平脈 ･････････････････････････････ 104

ほ

亡陰 ･････････････････････････････ 143
芒刺 ･････････････････････････････ 84, 87
暴瀉 ･････････････････････････････ 186
望色 ･････････････････････････････ 63

望神……………………………… 59
望診……………………………… 41, 59
亡陽……………………… 143, 147, 150
奔豚……………………………… 215

み

脈診……………………………… 100

む

無汗……………………………… 144
無根舌…………………………… 92
無根苔…………………………… 83
胸焼け…………………………… 209

も

妄行……………………………… 309
木 ……………………………… 65
目眩……………………………… 155
目昏……………………………… 157
問診……………………………… 41, 52

ゆ

有汗……………………………… 144
有根……………………………… 105
有根舌…………………………… 92
有根苔…………………………… 82
有神……………………………… 105

遊走痛…………………………… 244

よ

陽黄……………………………… 65
陽気虚脱………………………… 150
陽気不足………………………… 69
陽虚…………………… 150, 227, 317
陽盛……………………………… 228
陽盛不眠………………………… 221
腰痛……………………………… 297
陽明潮熱………………………… 139

り

裏急後重………………………… 188
六部定位………………………… 101
裏熱亢盛………………………… 147
癃閉……………………………… 194

れ

冷感……………………………… 130
冷痛……………………………… 244
冷秘……………………………… 178
裂紋……………………………… 86

ろ

弄舌……………………………… 88
老舌…………………………… 82, 86

索引

牢脈……………………………… 111
六綱脈…………………………… 107

わ

和胃降逆………………………… 201
歪斜舌…………………………… 88

方剤索引

あ

安中散 …………190, 198, 200, 203, 209,
　　　　　　　253, 254, 255, 256, 258

い

一貫煎 ………………… 255, 259, 333
胃苓散 ………………………… 198
胃苓湯 ……………… 188, 190, 192
茵蔯蒿湯 ……………… 181, 183, 199,
　　　　　　　200, 207, 208, 294
茵蔯五苓散 …… 148, 153, 189, 192, 199

う

右帰丸 ………………………… 196, 333
烏頭湯 ………………………… 285
温経湯 ……… 179, 311, 315, 323, 328
温衝湯 ………………………… 319
温腎調気湯 …………………… 323
温清飲 ……………140, 141, 171, 213,
　　　　　　　214, 234, 270, 319, 327
温清飲加黄耆末 ……………………… 148
温清飲合桃核承気湯 ………………… 315

え

益胃湯 ……………… 200, 205, 255, 259
益腎調経湯 …………………………… 315
越婢加朮湯 ………… 162, 163, 287, 291

お

黄耆桂枝五物湯 ……………………… 289
黄耆建中湯 …………………… 148, 163,
　　　　　　　255, 258, 289, 295
黄芩湯 ……………… 189, 192, 253, 254
黄連阿膠湯 ………………… 224, 225, 234
黄連解毒湯 ………… 162, 163, 190, 204,
　　　　　　　205, 208, 209, 214, 215, 216, 229,
　　　　　　　232, 234, 251, 253, 254, 256, 267,
　　　　　　　270, 271, 287, 319, 327
黄連湯 ……………… 198, 253, 254, 256
乙字湯 ………………………… 181, 183

か

化肝煎 ……………… 253, 254, 319
膈下逐瘀湯 ………… 255, 257, 294, 315
加減一陰煎 …………………… 323, 327

371

藿香正気散·················· 188, 192
葛根湯·················· 134, 136, 138,
　　　　145, 218, 263, 285, 296
葛根湯加川芎辛夷·············· 161, 263
葛根芩連湯·················· 189, 192
活絡丹······················· 152
加味帰脾湯·········· 157, 198, 225, 226,
　　　　232, 234, 269, 319, 327
加味四物湯·················· 269, 328
加味逍遙散·········· 137, 158, 177, 181,
　　　　195, 196, 214, 230, 232, 234, 272,
　　　　273, 311, 319, 323, 328, 333
冠心Ⅱ号方··············· 215, 216, 293
甘草湯······················· 218
甘麦大棗湯····················· 236
甘露消毒丹················ 139, 140, 208

き

桔梗石膏···················· 170, 218
帰腎丸······················ 319, 328
帰脾湯················ 181, 196, 212,
　　　　213, 227, 228, 289
芎帰調血飲·········· 212, 213, 225, 226,
　　　　232, 269, 273, 289, 311, 323
芎芷石膏湯····················· 264
姜黄散························ 323
羌活勝湿湯····················· 264
玉女煎························ 200
玉屏風散··· 145, 148, 151, 162, 163, 165
挙元煎························ 327

銀翹散·············· 136, 138, 140, 145, 161,
　　　　162, 170, 203, 207, 218, 264

く

九味羌活湯······················ 296
九味檳榔湯········ 174, 176, 178, 179, 181,
　　　　183, 255, 258, 286, 287, 290

け

桂枝加黄耆湯·············· 145, 148, 163
桂枝加芍薬大黄湯············ 174, 177,
　　　　178, 179, 181, 183
桂枝加芍薬湯·············· 181, 190, 192
桂枝加朮附湯············ 285, 290, 297
桂枝加竜骨牡蛎湯··· 148, 151, 153, 196,
　　　　212, 213, 226, 227, 228, 232, 234
桂枝湯······ 135, 136, 138, 145, 263, 285
桂枝人参湯·············· 228, 232, 268
桂枝茯苓丸············ 157, 181, 195,
　　　　198, 215, 216, 232, 234, 235, 272,
　　　　273, 287, 295, 311
桂枝附子湯······················ 285
桂芍知母湯·················· 286, 290
啓脾湯············ 190, 192, 198, 199, 333
血府逐瘀湯·········· 137, 140, 141, 148,
　　　　157, 215, 216, 232, 234, 235, 255,
　　　　257, 272, 293, 311, 315
蠲痺湯························ 285

こ

香蘇散 ……………… 161, 162, 190, 191,
　　　192, 203, 205, 238, 254, 257
交泰丸 ………………… 224, 225, 234
杞菊地黄丸 …………… 158, 160, 268, 270
五積散 ………………………… 285, 286, 296
牛車腎気丸 ……………………… 270, 290
呉茱萸湯 ……………… 195, 203, 204,
　　　253, 254, 263, 273, 315
五淋散 ……………………………… 195, 196
五苓散 …… 152, 157, 188, 192, 195, 199,
　　　203, 205, 207, 208, 271, 273, 333
五苓散合川芎茶調散 ……………… 265

さ

柴陥湯 ………………………………… 293
柴胡加竜骨牡蛎湯 ……… 151, 157, 169,
　　　183, 215, 216, 231, 232, 234, 267
柴胡清肝湯 …………………………… 236
柴胡疏肝散 …………………… 254, 257
柴胡疏肝湯 …………… 203, 204, 328
左帰飲 ………………………… 323, 328
左帰丸 ………………………… 157, 333
左金丸 ………………………… 253, 254
三黄瀉心湯 …… 181, 183, 209, 229, 232, 234
酸棗仁湯 … 213, 214, 224, 225, 232, 234
三仁湯 ………………………… 139, 140
三痺湯 ………………………………… 289
三物黄芩湯 　　　152, 153, 229

し

滋陰降火湯 ………………… 207, 319
滋陰至宝湯 ……………………… 293
四逆散 …… 141, 142, 158, 174, 176, 178,
　　　179, 190, 191, 192, 203, 204, 205,
　　　206, 218, 254, 255, 256, 257, 272,
　　　293, 294, 295, 311, 315, 319, 323
四逆湯 …………………………… 148, 151
四君子湯 ………………………… 198
滋血湯 …………………………… 328
四神丸 …………………………… 192
滋水清肝飲 ……………… 140, 141, 333
七物降下湯 …………… 268, 269, 273
失笑散 …………………… 255, 257, 327
柿蒂湯 …………………………… 205
四妙丸 …………………………… 287
四物湯 ………………… 177, 181, 215, 273,
　　　289, 311, 323, 327, 328
炙甘草湯 …………… 139, 140, 141, 153,
　　　207, 212, 213, 230, 234
芍薬甘草湯 ………………… 255, 259
十全大補湯 …… 152, 157, 158, 198, 212,
　　　213, 270, 289, 296, 315, 323, 328, 333
十味敗毒湯 ……………………… 218
朱砂安神丸 ……………………… 234
潤腸湯 ………… 174, 177, 178, 179, 183
小営煎 …………………………… 323
小建中湯 …… 141, 177, 181, 212, 213,
　　　234, 237, 255, 258, 295
小柴胡湯 ………… 136, 137, 199, 200,

索引

203, 204, 208, 294
生地黄散･･････････････････ 319
小青竜湯････････････ 161, 162, 165
舒鬱清肝湯･･････････････ 327
小半夏加茯苓湯･･･ 199, 203, 204, 255, 258
少腹逐瘀湯･･･････････ 295, 315, 327
逍遙散･･････････････････ 328
四苓湯･･･････････････････ 188
耳聾左慈丸････････････････ 169
辛夷清肺湯･････････ 162, 163, 264
身痛逐瘀湯･･･････････････ 287
真武湯･････ 192, 215, 228, 232, 234, 290
参苓白朮散･････････････････ 192

せ

清胃散･･････････････ 200, 204
清営湯･･･････････････････ 207
清化飲･･･････････････････ 319
清経散･･･････････････････ 319
清上防風湯････････････ 160, 161,
170, 264, 273, 287
清暑益気湯･･････････ 140, 141, 190,
192, 199, 230, 232
清心蓮子飲････････ 224, 225, 232, 234
清熱調血湯･････････････ 315
清肺湯･･････････････････ 293
清癒湯･･････････････････ 315
川芎茶調散･･････ 263, 265, 271, 273
宣痺湯･･････････････････ 287
旋覆花代赭石湯･･････ 205, 255, 258

そ

桑菊飲･･･････････ 136, 138, 140, 145,
160, 161, 162, 207, 273
蒼耳子散･･････････････ 162, 163
桑螵蛸散････････････････ 196
疎肝解鬱湯･･････････････ 323
疎経活血湯･･････････ 152, 287, 290

た

大黄甘草湯････････････ 174, 175,
178, 179, 181, 183
大黄牡丹皮湯･･････････ 181, 183
大建中湯･････････ 174, 178, 179,
188, 192, 255, 258, 295
大柴胡湯･････ 176, 178, 181, 183, 199,
203, 250, 254, 257, 267, 294
大承気湯･････ 139, 140, 148, 153, 174,
175, 176, 178, 179, 181, 183, 232,
233, 234, 253, 254, 257, 295
大防風湯･･････････ 289, 296, 297
大補元煎･････････････････ 270
脱花煎･･････････････････ 315

ち

竹筎温胆湯･･････ 148, 151, 162,
163, 169, 204, 206, 215, 216, 232,
234, 238, 271, 293
竹葉石膏湯･･････････････ 205

治打撲一方 …………………… 181, 183
治頭瘡一方 …………………… 183
知柏地黄丸 …………… 139, 140, 152,
　　　　　　　213, 214, 234, 268, 270
調胃承気湯 …………………… 174, 175,
　　　　　　　　　　178, 181, 183, 295
調肝湯 ………………………… 315
丁香散 ………………………… 205
釣藤散 ………………… 157, 169, 264,
　　　　　　　　　267, 269, 273, 274
腸癰湯 ………………… 255, 257, 293, 297
猪苓湯 ………………………… 195, 196, 297
沈香散 ………………………… 196

つ

通瘀煎 ………………………… 319
通竅活血湯 …………………… 272, 273
痛瀉要方 ……………………… 191, 192
通導散 ………………… 175, 181, 183, 207,
　　　　　　215, 216, 234, 295, 297, 311, 315

て

抵当丸 ………………………… 196
天王補心丹 …………… 139, 140, 153,
　　　　　　　213, 214, 224, 225, 234
天麻鉤藤飲 …………………… 157, 267

と

桃核承気湯 …………… 137, 140, 141, 148,
　　　　　151, 157, 174, 175, 181, 183, 195,
　　　　　207, 215, 216, 232, 234, 235, 255,
　　　　　257, 272, 273, 287, 293, 297, 311,
　　　　　315, 319, 327
桃核承気湯合四逆散 ………… 196
当帰四逆加呉茱萸生姜湯 …… 195,
　　　　　　　　　287, 295, 311, 315
当帰四逆湯加呉茱萸生姜湯 … 179
当帰芍薬散 …………… 181, 255, 257,
　　　　　　　　　272, 287, 311, 315, 328
当帰六黄湯 …………………… 148
導赤散 ………………………… 229, 234
導痰湯 ………………………… 328
独活寄生丸 …………… 289, 296, 297

に

二朮湯 ………………………… 265, 285, 296
二陳湯 ………………… 162, 163, 203, 204,
　　　　　　　　206, 208, 238, 293, 323, 328
女神散 ………………………… 224, 225, 268
人参湯 ………… 153, 177, 179, 181, 190, 192,
　　　　198, 199, 200, 203, 205, 206, 208, 209,
　　　　228, 232, 238, 252, 255, 258, 295
人参養栄湯 …… 157, 198, 212, 213, 225,
　　　　　　226, 232, 234, 268, 269, 289

索引

は

麦門冬湯……………153, 171, 200, 203, 205, 207, 209, 218, 255, 259, 319
八味地黄丸……148, 151, 152, 162, 163, 171, 195, 196, 208, 228, 232, 270, 289, 296, 297, 315, 319, 323, 333
八物湯………………………………… 270
半夏厚朴湯………………199, 203, 204, 215, 216, 234, 293
半夏瀉心湯………………189, 190, 192, 198, 199, 200, 203, 253, 254
半夏白朮天麻湯…157, 203, 271, 273, 276

ひ

白虎加人参湯…139, 140, 148, 199, 200, 207, 209, 230, 232, 264, 273, 287
白虎湯………… 139, 140, 170, 230, 264

ふ

茯苓飲………………………… 203, 204
附子理中湯……………192, 205, 238, 295

へ

平胃散…………148, 151, 190, 192, 198, 199, 200, 203, 204, 206, 208, 209, 232, 233, 234, 238, 254, 256, 293, 295, 296, 333

ほ

保陰煎……………………………… 327
防已黄耆湯…………… 285, 287, 290, 296
防風通聖散…… 148, 151, 175, 181, 183, 264
保元湯………………………… 212, 213
補中益気湯…… 141, 148, 157, 158, 165, 177, 190, 192, 195, 196, 198, 268, 273, 289, 319, 327, 333
保和丸………………………148, 190, 192, 198, 232, 233, 234

ま

麻黄湯………………………134, 136, 138, 145, 263, 285, 296
麻黄附子細辛湯…… 161, 162, 165, 263, 285
麻杏薏甘湯………………………… 265, 286
麻子仁丸………………………174, 175, 178, 179, 181, 183, 195, 200

み

妙香散………… 212, 213, 227, 228, 232

よ

養陰清肺湯………………………… 171
養心湯……………………………… 153
薏苡仁湯………………………… 286, 291
抑肝散…………………… 230, 236, 266

抑肝散加陳皮半夏……199, 212, 213, 218, 230, 232, 234, 266

り

六君子湯…153, 162, 163, 177, 190, 191, 192, 198, 199, 200, 203, 206, 208, 238, 250, 255, 258, 289, 295, 323

竜胆瀉肝湯………………148, 151, 153, 157, 160, 195, 200, 207, 209, 232, 234, 266, 267, 273, 297, 315

苓甘姜味辛夏仁湯……… 162, 163, 165

苓姜朮甘湯………………… 195, 285, 297

苓桂甘棗湯………………………… 215, 234

苓桂朮甘湯………………157, 207, 215, 234, 255, 258, 273

両地湯…………………………………… 319

良附丸……………………………… 253, 254

れ

連珠飲……………………………… 215, 234

連朴飲……………………………………… 153

ろ

六味地黄丸………… 140, 141, 152, 153, 157, 158, 169, 181, 196, 200, 207, 214, 270, 290, 296, 297, 315, 319, 323, 328, 333

【著者略歴】
三浦於菟（みうら・おと）

1947年	山梨県富士吉田市生まれ。
1973年	東邦大学医学部卒業後，東邦大学第二内科入局。
1979年	国立東静病院（現・国立病院機構静岡医療センター）内科に勤務。東静漢方研究会に所属し東洋医学の学習を開始。入院外来患者に漢方治療を行う。
1984～87年	中華人民共和国南京中医学院（現・南京中医薬大学）留学。
1987～88年	中華民国中国医薬学院留学。
2001～05年	日本医科大学東洋医学科助教授。
2005～13年	東邦大学医学部医療センター大森病院東洋医学科教授
2006年～	実践東洋医学講座を主催
現	吉祥寺東方医院長・東邦大学医学部客員教授・東邦大学薬学部非常勤講師
	日本東洋医学会専門医，日本東洋医学会指導医

主な著書　『東洋医学を知っていますか』－新潮選書－（新潮社），『大地－中国医学の実態と問題点－』（緑書房），『漢方上手』（源草社），『四季の漢方』（源草社），『未病息災』共著（源草社），『[新装版]実践漢薬学』（東洋学術出版社）など。

実践東洋医学　[第1巻　診断篇]

2018年5月1日　　　第1版　第1刷発行

著　者　　三浦　於菟
発行者　　井ノ上　匠
発行所　　東洋学術出版社
　　　　　〒272-0021　千葉県市川市八幡2-16-15-405
　　　　　販売部：電話047（321）4428　FAX 047（321）4429
　　　　　　　　　e-mail hanbai@chuui.co.jp
　　　　　編集部：電話047（335）6780　FAX 047（300）0565
　　　　　　　　　e-mail henshu@chuui.co.jp
　　　　　ホームページ　http://www.chuui.co.jp/

印刷・製本／丸井工文社
◎定価はカバーに表示してあります　　◎落丁，乱丁本はお取り替えいたします
2018Printed in Japan©　　　　　　　ISBN 978-4-904224-51-9　C3047

中国伝統医学の最大の聖典——
二大古籍に和訓と現代語訳。

● わかりやすいポピュラーなテキスト ● 東洋医学臨床家必読の書
● ［原文・注釈・和訓・現代語訳・解説・要点］の構成。
● A5判上製／函入／縦書。原文（大文字）と和訓は上下2段組。

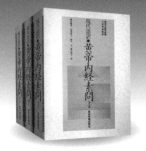

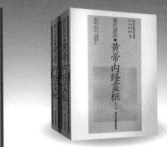

今、蘇る──東洋医学の「知」の源泉。

現代語訳◉黄帝内経素問［全3巻］
監訳／石田秀実（九州国際大学教授）
［上巻］512頁／定価 10,000円＋税
［中巻］458頁／定価 9,500円＋税
［下巻］634頁／定価 12,000円＋税
【全巻揃】定価 31,500円＋税

現代語訳◉黄帝内経霊枢［上下2巻］
監訳／石田秀実（九州国際大学教授）・
　　　白杉悦雄（東北芸術工科大学助教授）
［上巻］568頁／定価 11,000円＋税
［下巻］552頁／定価 11,000円＋税
［上・下巻揃］定価 22,000円＋税

中医基本用語辞典

中医学のハードルを越える。

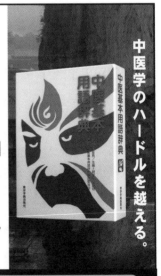

監修＝高金亮・主編＝劉桂平・孟静岩・翻訳＝中医基本用語辞典翻訳委員会

A5判／872頁／ビニールクロス装・函入り／定価…本体 8,000円＋税

■ **中医学を学ぶ人なら，必ず手元に置きたい「基本用語辞典」**
東洋医学・中医学の初学者，および臨床家にぴったりの辞典。医師・薬剤師・鍼灸師・看護師・栄養士など幅広い医療従事者，ならびに医学生・薬学生・鍼灸学生や，薬膳・気功・太極拳・中医美容など，中医学を学ぶ人すべての必携参考書。

■ **中医学を臨床で実践する人も，この1冊があればとても便利。**
中医病名に，代表的な弁証分型を併記。病名の解説とあわせて弁証分型ごとの治法・方剤名・配穴など，治療の際の参考になる情報がすぐに得られる。

中医学を学ぶための雑誌『中医臨床』（季刊）ますます面白く，実用的な内容になっています。

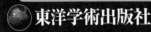 東洋学術出版社
販売部：〒272-0021 千葉県市川市八幡2-16-15-405 電話047-321-4428
フリーダイヤルFAX 0120-727-060　E-mail:hanbai@chuui.co.jp
ホームページ http://www.chuui.co.jp

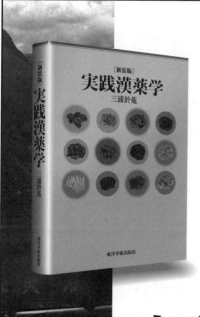

中医学の魅力に触れ，実践する

[季刊] 中医臨床

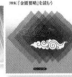

- ●定　　価　本体 1,600 円＋税（送料別）
- ●年間予約　本体 1,600 円＋税　4 冊（送料共）
- ●3 年予約　本体 1,440 円＋税　12 冊（送料共）

●──中国の中医に学ぶ

現代中医学を形づくった老中医の経験を土台にして，中医学はいまも進化をつづけています。本場中国の経験豊富な中医師の臨床や研究から，最新の中国中医事情に至るまで，編集部独自の視点で情報をピックアップして紹介します。翻訳文献・インタビュー・取材記事・解説記事・ニュース……など，多彩な内容です。

●──湯液とエキス製剤を両輪に

中医弁証の力を余すところなく発揮するには，湯液治療を身につけることが欠かせません。病因病機を審らかにして治法を導き，ポイントを押さえて処方を自由に構成します。一方エキス剤であっても限定付ながら，弁証能力を向上させることで臨機応変な運用が可能になります。各種入門講座や臨床報告の記事などから弁証論治を実践するコツを学べます。

●──古典の世界へ誘う

『内経』以来 2 千年にわたって連綿と続いてきた古典医学を高度に概括したものが現代中医学です。古典のなかには，再編成する過程でこぼれ落ちた智慧がたくさん残されています。しかし古典の世界は果てしなく広く，つかみどころがありません。そこで本誌では古典の世界へ誘う記事を随時企画しています。

●──薬と針灸の基礎理論は共通

中医学は薬も針も共通の生理観・病理観にもとづいている点が特徴です。針灸の記事だからといって医師や薬剤師の方にとって無関係なのではなく，逆に薬の記事のなかに鍼灸師に役立つ情報が詰まっています。好評の長期連載「弁証論治トレーニング」では，共通の症例を針と薬の双方からコメンテーターが易しく解説しています。

ご注文はフリーダイヤルFAXで
0120-727-060

東洋学術出版社

〒 272-0021　千葉県市川市八幡 2-16-15-405
電話：(047) 321-4428
E-mail：hanbai@chuui.co.jp
URL：http://www.chuui.co.jp